D1653157

Apothekengerechte Prüfvorschriften

Prüfung von Arzneistoffen, Chemikalien, Drogen und Zubereitungen im Apothekenlabor

von

Professor Dr. Peter Rohdewald
Institut für Pharmazeutische Chemie
der Westfälischen Wilhelms-Universität Münster

Professor Dr. Gerhard Rücker
Pharmazeutisches Institut der
Rheinischen Friedrich-Wilhelms-Universität Bonn

Professor Dr. Karl-Werner Glombitza
Institut für Pharmazeutische Biologie
der Rheinischen Friedrich-Wilhelms-Universität Bonn

Mit 6. Ergänzungslieferung

Deutscher Apotheker Verlag Stuttgart 1994

Ein Markenzeichen kann warenzeichenrechtlich geschützt sein, auch wenn ein Hinweis auf etwa bestehende Schutzrechte fehlt.

6. Ergänzungslieferung
ISBN 3-7692-1579-6

Grundwerk einschließlich 6. Ergänzungslieferung
ISBN 3-7692-1580-X

Jede Verwertung des Werkes außerhalb der Grenzen des Urheberrechtsgesetzes ist unzulässig und strafbar. Dies gilt insbesondere für Übersetzung, Nachdruck, Mikroverfilmung oder vergleichbare Verfahren sowie für die Speicherung in Datenverarbeitungsanlagen.
© 1994 Deutscher Apotheker Verlag, Birkenwaldstraße 44, 70191 Stuttgart
Printed in Germany
Satz und Druck: Karl Hofmann, Schorndorf

Vorwort zur 6. Ergänzungslieferung

Die Loseblattsammlung „Apothekengerechte Prüfvorschriften" erleichtert den Apotheken, die vorgeschriebenen Prüfungen von Chemikalien und Drogen schnell und effizient auszuführen. Die vorliegende 6. Ergänzungslieferung ist eine völlig überarbeitete Fassung des Drogenteils dieses Loseblattwerkes. Dabei wurden die Formulierungen und Vorgaben des DAB 10 berücksichtigt, die dort vorhandenen Vorschriften eingearbeitet oder zumindest sichergestellt, daß mit der empfohlenen Arbeitsweise eine dem DAB gleichwertige Aussage zur Identität und Qualität der Drogen möglich ist. Wie bisher gibt es in den „Apothekengerechten Prüfvorschriften" Monographien für Drogen, die im DAB nicht enthalten sind; und wie bisher wurden für die Apothekenpraxis weniger wichtige DAB-Drogen nicht in die Prüfvorschriften aufgenommen. Die Zahl der Monographien wird mit der 6. Ergänzungslieferung insgesamt nicht geändert. Wichtige Entscheidungen der Kommission E des Bundesgesundheitsamtes (Null- oder Negativ-Monographien) werden als Fußnote auf der ersten Seite der jeweiligen Monographie mit aufgeführt.

Die Drogenmonographien der „Apothekengerechten Prüfvorschriften" wurden nicht nur redaktionell — z. B. mit Blick auf das DAB 10 — überarbeitet. In vielen Fällen basiert die Überarbeitung auch auf experimentellen Arbeiten, um sicherzustellen, daß die Prüfvorschriften für den Apothekenbetrieb praxisgerecht sind.

Bonn, im Februar 1994   K.-W. Glombitza

Vorwort zur 5. Ergänzungslieferung

Sehr schnell nach Erscheinen des 1. und 2. Nachtrages zum DAB 9 wurde das DAB 10 in Kraft gesetzt. Dieses enthält auch die Monographien der beiden Nachträge mit einigen Veränderungen.

Die 5. Ergänzungslieferung umfaßt die Anpassung der Monographien aus diesen Nachträgen an das DAB 10.

Weitere Monographien der „Apothekengerechten Prüfvorschriften", insbesondere auch Drogenmonographien sollen so bald wie möglich in weiteren Ergänzungslieferungen an das DAB 10 angeglichen werden. Wir bitten die Benutzer um Verständnis, daß jetzt noch nicht alle Monographien an das DAB 10 angepaßt werden konnten. Einerseits sind Angleichungen an ein neues Arzneibuch erst nach dessen Erscheinen möglich, andererseits sind auch erhebliche experimentelle Arbeiten notwendig, die teilweise sehr viel Zeit beanspruchen.

Bonn und Münster, im August 1992

P. Rohdewald
G. Rücker

Vorwort zur 2. Ergänzungslieferung

Mit der 2. Ergänzungslieferung werden die Prüfvorschriften für Arzneistoffe, Chemikalien und Zubereitungen, soweit sie im DAB 9 aufgeführt sind oder im DAC neu bearbeitet wurden, auf die Anforderungen der neuen Arzneibücher umgestellt. Die Vorschriften für Substanzen, die nicht im DAB 9 vorkommen, wurden verbessert bzw. beibehalten.

Neben zahlreichen Prüfvorschriften, insbesondere den dünnschichtchromatographischen Verfahren, mußte auch die Nomenklatur an das DAB 9 angeglichen werden. Jedoch wurden, wo es sinnvoll erschien, auch Begriffe des vorher gültigen Arzneibuches beibehalten:

- Bei den Konzentrationsangaben für Lösungen wurde nicht die Abkürzung m (Masse) verwendet, sondern die Abkürzung G (Gewicht) beibehalten. Es heißt also nach wie vor G/G (Gewicht pro Gewicht) oder G/V (Gewicht pro Volumen).

- Bei Vergleichslösungen zur Durchführung der Grenzprüfungen wurde abweichend vom DAB 9 der Begriff der „Standardlösung" beibehalten. Es heißt also z. B. „Arsen-Standardlösung" und nicht „Arsen-Lösung" wie im DAB 9.

Im übrigen wurde für Monographien des DAB 9 die Nomenklatur dieses Arzneibuches möglichst vollständig übernommen. Wichtige Änderungen gegenüber dem vorher gültigen Arzneibuch sind:

Prüfung auf Klarheit und Opaleszenz

Opaleszenz-Stammsuspension statt bisher 0,2 M-Natriumchlorid-Lösung. Opaleszenz-Referenzsuspension statt bisher Chlorid-Verdünnung. Referenzsuspension statt bisher Vergleichslösung.

Prüfung der Färbung von Flüssigkeiten

Stammlösung statt bisher Farbstammlösung. Farbreferenzlösung statt bisher Farbstandardlösung. Farbvergleichslösung wie bisher.
Weitere Änderungen ergeben sich zwanglos aus dem Text, bzw. dem Stichwortregister.

Die Apothekengerechten Prüfvorschriften können in der Auswahl der zu prüfenden Stoffe nur dann apothekengerecht, d. h. praxisbezogen sein, wenn die Anwender Anregungen liefern, welche Stoffe neu aufgenommen werden sollten und welche Stoffe als obsolet anzusehen sind. Unsere Auswahl anhand der Großhandelsumsätze darf als ein praxisnahes Verfahren zur Ermittlung der aufzunehmenden Stoffe angesehen werden, wichtiger ist aber der direkte Dialog zwischen Anwender und Autoren.

Wir sind daher weiterhin dankbar für jede Anregung aus dem Apothekenlabor, sei es hinsichtlich der Stoffauswahl oder in Bezug auf eine Verbesserung der Prüfvorschriften. Ziel unserer gemeinsamen Bemühungen muß es sein, die Praktikabilität der Prüfung von Arzneistoffen und Zubereitungen im Apothekenlabor zu erhalten oder in den Fällen herzustellen, in denen die Arzneibuchanforderungen mit den Mitteln des Apothekenlabors nicht zu realisieren sind.

Wir möchten bei dieser Gelegenheit einer Reihe von Kollegen aus der Praxis für Verbesserungsvorschläge und Zuschriften danken, so den Herren K. E. Kaufmann, F. Kleinknecht und V. Rohr.

Für die Durchführung experimenteller Untersuchungen und die Anfertigung von Zeichnungen danken wir Frau A. Schulze Elfringhoff und Frau I. Stotzem, dem Verlag für die produktive und angenehme Zusammenarbeit.

Bonn und Münster, im Mai 1988

P. Rohdewald
G. Rücker

Vorwort zur 1. Ergänzungslieferung

Mit dieser ersten Ergänzungslieferung zu den „Apothekengerechten Prüfvorschriften" werden 111 Monographien für Drogen vorgelegt. Wegen der besonderen Eigenart der Prüfung pflanzlicher Drogen weichen Aufbau und Druckbild dieser Monographien von denen der Substanzen und Zubereitungen zum Teil erheblich ab. Die Abweichung betrifft jedoch nur Äußerlichkeiten. Die Aufbereitung der Prüfvorschriften und das Ziel, apothekenfreundliche Vorschriften zu verfassen, wurden unverändert beibehalten.

Die Monographien wurden in Anlehnung an das DAB 8 und das Europäische Arzneibuch erstellt. Viele der bearbeiteten Drogen werden auch im DAB 9 vertreten sein. Soweit eben möglich wurden im Vorgriff auf das demnächst erscheinende DAB 9 schon vorliegende Monographie-Entwürfe berücksichtigt und eingearbeitet. Das gilt natürlich auch für die in der letzten Zeit verabschiedeten Standardzulassungen. Das Arzneibuch läßt andere, gleichwertige Methoden ausdrücklich zu. Wir haben deshalb gelegentlich Prüfverfahren, die sich in den Praktika der Pharmazeutischen Biologie langjährig bewährt haben, verwendet, auch wenn sie von den Arzneibuchvorschriften abweichen.

Die ersten Schritte zur Erkennung einer Droge sind die Wahrnehmung und Prüfung morphologischer, mit dem bloßen Auge oder der Lupe erkennbarer Merkmale sowie die Feststellung von Geruch und Geschmack. Am Anfang der Prüfvorschrift steht deshalb nach der organoleptischen Prüfung eine Fotografie der Schnittdroge, die — aus Kostengründen — leider nur als Schwarz-Weiß-Aufnahme gebracht werden konnte, gefolgt von einer genauen Beschreibung der im Foto gezeigten Merkmale. Zur sicheren Identifizierung sind darüber hinaus mikroskopische und chemische, d. h. in der Regel dünnschichtchromatographische Methoden notwendig.

Wegen der geringen Akzeptanz mikroskopischer Untersuchungsverfahren, deren schwieriger Durchführbarkeit im Apothekenlabor und der oft rudimentären Beherrschung dieser Technik durch den Apotheker wurde diesem Teil besondere Aufmerksamkeit geschenkt. Es werden deshalb einfache Methoden zur Herstellung der mikroskopischen Präparate beschrieben, die sicherlich nicht immer die volle Zustimmung eines auf perfekte Präparationstechniken bedachten Biologen finden, aber für den vorgesehenen Zweck völlig ausreichen. Die Merkmale, auf die im anleitungsgemäß hergestellten mikroskopischen Präparat zu prüfen ist, werden jeweils in einer Zeichnung dargestellt und in einem auf die Zeichnung genau abgestimmten Text beschrieben. Im Arzneibuch beschriebene Strukturen, die in dieser Zeichnung nicht zu sehen sind, werden in der Regel nicht erwähnt. Die Beschreibungen sind somit zwar unvollständig, aber zur Identifizierung ausreichend.

Die Dünnschichtchromatographie ist eine wertvolle, aber nicht unproblematische Methode zur Drogenuntersuchung. Manchmal unterscheidet sich nämlich das Dünnschichtchromatogramm einer Verfälschung nur geringfügig von dem der zugelassenen Droge, aber oft differieren die Dünnschichtchromatogramme verschiedener Chargen oder Herkünfte der zugelassenen Droge in vielen Substanzflecken. Zur sicheren Beurteilung von Drogenchromatogrammen ist deshalb Erfahrung und eigentlich auch umfangreiches Vergleichsmaterial notwendig. Das in der Apotheke erzielte Chromatogramm wird deshalb oft nicht in allen Details mit dem hier dargestellten übereinstimmen. Bei Beachtung der als wichtig herausgestellten Flecke und einem systematischen Vergleich wird jedoch die Ähnlichkeit deutlich werden. Die einzelnen Flecke sind absichtlich nicht mit Schraffuren oder Punkten markiert, damit der Untersucher sie nach eigenen Erfahrungen mit Farbstift ausmalen kann.

Die Prüfvorschriften konnten nur durch die Hilfe vieler Mitarbeiter erstellt werden. Insbesondere danke ich Herrn Dr. W. Brandenburger für die genaue Durchsicht und Überarbeitung der morphologischen und anatomischen Be-

Vorwort zur 1. Ergänzungslieferung

schreibungen, Frau Ch. Nöst-Overbeck und Frau E. Neu für die sorgfältige Anfertigung der Chromatogramme. Für die Reinschrift des Manuskriptes danke ich Frau E. Gassen und Frau Dr. M. Koch, die mir auch durch Diskussionen und beim Korrekturlesen sehr geholfen hat.

Die morphologischen und anatomischen Zeichnungen wurden angefertigt von

Frau Dr. U. Friedrich:

Augentrostkraut	Majorankraut
Bärentraubenblätter	Mistelkraut (z. T.)
Beifußkraut	Odermennigkraut
Benediktenkraut	Orthosiphonblätter
Brennesselkraut	Primelwurzel
Bruchkraut	Ratanhiawurzel
Frauenmantelkraut	Rhabarber
Gänsefingerkraut	Rosmarinblätter
Goldrutenkraut	Salbeiblätter
Heidelbeerblätter	Schafgarbenkraut
Henna	Schöllkraut
Hirtentäschelkraut	Spitzwegerichkraut
Hopfenzapfen	Steinklee
Ingwer	Stiefmütterchenkraut
Johanniskraut	Tausendgüldenkraut
Kalmus	Teufelskrallenwurzel
Klettenwurzel	Thymian (z. T.)
Liebstöckelwurzel	Tormentillwurzel
Löwenzahn	Wermutkraut
Lungenkraut	

Herrn K. Jax:

Anis	Himbeerblätter
Birkenblätter	Korianderfrüchte
Bohnenhülsen	Kümmel (z. T.)
Brombeerblätter	Melissenblätter
Cascararinde	Rotes Sandelholz (z. T.)
Chinarinde	Sennesblätter
Eichenrinde	Sennesfrüchte
Faulbaumrinde	Wacholderbeeren (z. T.)
Fenchel	Weißdornblätter
Hamamelisrinde	Zimtrinde
Heidelbeeren	

Frau E. Scholl:

Angelikawurzel	Kamillenblüten
Arnikablüten	Lavendelblüten
Baldrianwurzel	Leinsamen
Bockshornsamen	Lindenblüten
Eibischwurzel	Malvenblüten
Enzianwurzel	Pfefferminzblätter
Hagebuttenkerne	Primelblüten
Hauhechelwurzel	Ringelblumenblüten
Heidekrautblüten	Römische Kamille
Heublumen	Schlehdornblüten
Hibiscusblüten	Süßholzwurzel
Holunderblüten	Taubnesselblüten
Huflattichblüten	Weißdornblüten
Ipecacuanhawurzel	Wollblumen

Dem Verlag danke ich für das Eingehen auf zahlreiche Wünsche und einen ausgewogenen Kompromiß zwischen dem Wünschbaren und dem Machbaren.

Bonn, im Juni 1986   K.-W. Glombitza

Vorwort zum Grundwerk

In den letzten Jahrzehnten haben immer mehr aufwendige Analysenverfahren Eingang in die Arzneibuchanalytik gefunden. Andere Prüfvorschriften sind unangemessen zeitraubend und arbeitsintensiv. Auch sind viele Substanzen und Zubereitungen, die für die Apotheke noch von Bedeutung sind, nicht mehr in gültigen Pharmakopoen aufgeführt, während andererseits in die modernen Arzneibücher Stoffe aufgenommen wurden, die für die Prüfpraxis des Apothekenlabors ohne Bedeutung sind. Dies hat zu einer gewissen Reserve des Offizinapothekers gegenüber den aktuellen Arzneibüchern beigetragen.

Das vorliegende Buch will den Gegebenheiten des Apothekenlabors durch die Auswahl der Stoffe und Prüfvorschriften Rechnung tragen und wendet sich ausschließlich an die in der öffentlichen Apotheke oder Krankenhausapotheke tätigen Apotheker und Pharmazeutisch-Technischen Assistenten, nicht an Industrieapotheker. Artikel, die anhand von Statistiken des Großhandels von Apotheken selten bezogen werden, wurden nicht aufgenommen, ohne Ansehen ihres Wertes als Arznei- oder Grundstoffe. Die für die Apotheke relevanten Artikel wurden nicht nur aus den aktuellen Arzneibüchern und dem DAC, sondern auch aus älteren Pharmakopoen übernommen. Im Interesse einer effektiveren Durchführung der Arzneimittelprüfung wurden auch Prüfungsvorschriften aus der Literatur oder aus eigener Entwicklung aufgenommen.

Durch die Gestaltung der Prüfvorschriften als Arbeitsvorschriften mit Kurzkommentar soll die Prüftätigkeit im Apotheken-Labor erleichtert werden. Die zu erzielenden Prüfergebnisse sind klar herausgestellt.

Eine wesentliche Zeitersparnis wird durch die Angabe der Zusammensetzung der meisten Reagenzien im Text der jeweiligen Prüfvorschriften erreicht. Aufwendig herzustellende Reagenzien sind im Reagenzienverzeichnis des Buches zu finden und mit „RV" gekennzeichnet. Das lästige Suchen nach Reagenzien und/oder Prüfvorschriften in mehreren Arzneibüchern entfällt somit, selbst das Nachschlagen aller Reagenzien innerhalb des gleichen Buches sollte so weit wie möglich eingeschränkt werden. Damit werden für die Durchführung der Arbeitsvorschriften die Reagenzienverzeichnisse der verschiedenen Arzneibücher nicht benötigt.

Es wurden nur diejenigen Arbeitsvorschriften ausgewählt, die nach unserer Ansicht für eine sichere Identifizierung benötigt werden. Aufgenommen wurden auch wichtige Untersuchungen zur Qualitätssicherung, die nicht in jedem Falle eine Gehaltsbestimmung einschließen. Bei der Auswahl der Prüfvorschriften haben die Autoren nach ihrem Ermessen entschieden; eine subjektive Setzung von Schwerpunkten ist daher nicht zu vermeiden. Weitere Prüfungen der Arzneibücher auf Qualität sind aufgeführt und danach gegliedert, ob sie im Apothekenlabor durchführbar sind oder nicht.

Insgesamt kann und soll das vorliegende Buch das Arzneibuch nicht ersetzen. Im Gegenteil soll, wie bereits ausgeführt, durch Sammlung apothekenrelevanter Vorschriften der Kollege in der Praxis wieder stärker an die Arzneibuch-Analytik herangeführt werden. Auf die Arzneibücher selbst und ihre Kommentare, die bekanntlich in jeder Apotheke vorhanden sind, wird daher ausdrücklich als zusätzliche Literatur verwiesen.

Schließlich muß noch darauf hingewiesen werden, daß es sich um einen ersten Versuch in dieser Hinsicht, wenn nicht sogar um ein Wagnis handelt. Nach wissenschaftlicher Erkenntnis bessere Verfahren haben wir bewußt dann nicht aufgenommen, wenn sie nicht in der öffentlichen Apotheke durchgeführt werden können, bzw. zu aufwendig sind. Die Kollegen in der Apotheke bitten wir um Nachsicht, wenn sich einige Prüfungsmethoden doch nicht als „apothekenrelevant" erweisen. Für kritische Äußerungen und Vorschläge sind wir offen und dankbar.

Die Prüfvorschriften erscheinen in Form einer Loseblattausgabe. In der ersten Grundlieferung sind die Drogen nicht enthalten. Baldmöglichst werden diese Prüfvorschriften nachgeliefert.

Die Form der Loseblattausgabe macht eine kostengünstige Aktualisierung und Ergänzung möglich.

Bei der Ausarbeitung des Buches haben uns eine Reihe von Mitarbeitern geholfen. Wir danken für diese Hilfe Frau E. Neu, Frau Ch. Nöst, Herrn Dr. J. Nießing, Frau E. Richter, Frau A. Schulze-Elfringhoff, Frau I. Stotzem und Frau Dr. J. Wentrot. Die meisten Abbildungen in den Drogenmonographien sind Originalzeichnungen. Wir danken Frau U. Friedrichs, Herrn K. Jax und Frau E. Scholl für die Anfertigung der Zeichnungen.

Bonn und Münster im Sommer 1984

Die Autoren

Inhaltsverzeichnis

Vorwort	III	Hinweise zur Dünnschicht-	
Abkürzungen	XIV	chromatographie von Drogen	XVII
Hinweise zur Prüfung von Arzneistoffen,		Reagenzienverzeichnis	R1
Chemikalien und Zubereitungen	XV		

Prüfvorschriften für Arzneistoffe, Chemikalien und Zubereitungen

Aceton	1	Benzaldehydcyanhydrin	89
Acetylsalicylsäure	3	Benzin	91
Acriflaviniumchlorid	7	Benzocain	95
Ätherweingeist	9	Benzoesäure	97
Agaricinsäure Sesquihydrat	11	Benzoeschmalz	101
Allylsenföl	13	Benzylalkohol	103
Aluminiumacetat-tartrat-Lösung	15	Benzylnicotinat	105
Aluminiumchlorid Hexahydrat	19	Bismutgallat, Basisches	107
Aluminiumchlorid, wasserfreies	20/1	Bittermandelwasser	109
Aluminiumkaliumsulfat	21	Blaugel, Silikagel	111
Ameisensäure, rote 85%	22/1	Bleipflastersalbe	113
Ameisensäure, wasserfreie	23	Blutegel	115
Ameisensäure, verdünnte	25	Brennesseltinktur aus dem Kraut	116/1
Ameisenspiritus	27	Brustelixier	117
p-Aminosalicylsäure	29	Calciumcarbonat	119
Ammoniaklösung, konzentrierte 26%	31	Calciumlactat-Pentahydrat	121
Ammoniaklösung 10%	35	Calciumlactat-Trihydrat	125
Ammoniumbituminosulfonat	37	Calciumpantothenat	127
Ammoniumbromid	39	Calciumphosphinat	131
Ammoniumcarbonat	41	Campher	133
Ammoniumchlorid	43	Campherspiritus	135
Amobarbital	45	Cetylalkohol	137
Anisöl	47	Cetylpalmitat	138/1
Apomorphinhydrochlorid	49	Cetylstearylalkohol, Emulgierender	139
Arabisches Gummi	53	Chinatinktur, Zusammengesetzte	141
Arabisches Gummi, Sprühgetrocknetes	55	Chinin	145
Arnikatinktur	57	Chininhydrochlorid	149
Ascorbinsäure	61	Chininsulfat	153
Atropinsulfat	65	Chloramphenicol	157
Avocadoöl	67	Chlorhexidinacetat	159
Baldrianfluidextrakt	71	Chloroform	161
Baldriantinktur	73	Citronellöl	162/1
Barbital	75	Citronenöl	163
Bariumsulfat	77	Citronensäure, wasserfreie	165
Belladonnaextrakt	81	Citronensäure-Monohydrat	169
Belladonnatinktur	85	Codeinphosphat-Hemihydrat	171

Codeinphosphat-Sesquihydrat	175
Coffein	177
Coffein-Monohydrat	179
Collodium	181
Cumarin	183
Dexamethason	185
Digitoxin	187
Diphenhydraminhydrochlorid	189
Dithranol	190/1
Emser Salz, künstliches	191
Ephedrinhydrochlorid	195
Ephedrinhydrogentartrat	197
Erdnußöl	201
Essigsäure 99%	203
Essigsäure 96%	207
Essigsäure, verdünnte	209
Ethacridinlactat	211
Ethanol 96%	213
Ethanol, wasserfreies	217
Ethanol 90%	219
Ethanol 70%	221
Ethanolhaltige Iod-Lösung	223
Ether zur Narkose	225
Ether	227
Ethylacetat	229
Ethylmorphinhydrochlorid	231
Eucalyptusöl	233
Fenchelöl	235
Folsäure	237
Formaldehyd-Lösung	239
Franzbranntwein	241
Franzbranntwein mit Campher	243
Franzbranntwein mit Fichtennadelnöl .	245
Fructose	247
Gelatine	248/1
Glucose, Wasserfreie	249
Glycerol	251
Glycerol 85%	253
Hamamelisrindenwasser	255
Harnstoff	257
Hartfett	259
Hartparaffin	261
Hefe-Trockenextrakt	263
Hexachlorophen	265
Himbeersirup	267
Hirtentäscheltinktur „Rademacher" ...	268/1
Holzteer	269
Hydrocortison	271
Hydrocortisonacetat	272/1
Hydrophile Salbe	273
Iod	275
Ipecacuanhatinktur	277
Isopropylalkohol	281
Isopropylalkohol 70%	285
Johannisöl	287
Jojobaöl	288/1
Kakaobutter	289
Kaliseife	290/1
Kaliumbromid	291
Kaliumcarbonat	293
Kaliumchlorid	295
Kaliumhydroxid	297
Kaliumiodid	299
Kaliumnitrat	301
Kaliumpermanganat	303
Kaliumsulfat	305
Kalmusöl	307
Karlsbader Salz, künstliches	309
Karmelitergeist	311
Kiefernnadelöl	312/1
Kieselerde, Gereinigte	312/3
Kohle, Medizinische	313
Krauseminzwasser	315
Kühlsalbe	316/1
Kümmelöl	317
Kupfersulfat-Pentahydrat	319
Lactose	321
Lanolin	323
Latschenkiefernöl	327
Lavendelöl	329
Lebertran	331
Leinöl	333
Magnesiumcarbonat, Leichtes basisches	335
Magnesiumcarbonat, Schweres basisches	337
Magnesiumoxid, Leichtes	339
Magnesiumperoxid	341
Magnesiumsulfat	343
Magnesiumsulfat, Getrocknetes	345
Majoransalbe	346/1
Mandelöl	347
Menthol	351
Menthol, Racemisches	355
Metamizol-Natrium	357
Methanol	360/1
Methyl-4-hydroxybenzoat	361
Methylnicotinat	363
Methylsalicylat	365
Metronidazol	366/1
Milchsäure	367
Morphinhydrochlorid	369
Myrrhentinktur	373
Natriumbromid	375
Natriumcarbonat-Decahydrat	377
Natriumcarbonat, Kristallwasserfreies .	379

Inhaltsverzeichnis

Natriumchlorid	380/1
Natriumcitrat	381
Natriumcyclamat	383
Natriumhydrogencarbonat	386/1
Natriumhydroxid	387
Natriumhypochlorit-Lösung	389
Natriumiodid	391
Natriumphosphinat-Monohydrat	393
Natriumsulfat-Decahydrat	397
Natriumsulfat, Wasserfreies	401
Natriumsulfat, Wasserfreies, rohes	402/1
Natriumtetraborat	403
Natriumthiosulfat	405
Natronwasserglas-Lösung	409
Nelkenöl	411
Nystatin	412/1
Oleyloleat	413
Olivenöl	415
Opiumtinktur	417
Oxalsäure	419
Oxeladindihydrogencitrat	421
D-(+)-Pantothenylalkohol	422/1
Papaverinhydrochlorid	423
Paracetamol	425
Paraffin, Dickflüssiges	429
Paraffin, Dünnflüssiges	431
Pepsin	433
Perubalsam	435
Petroleum	436/1
Pfefferminzöl	437
Pfefferminzplätzchen	441
Pfefferminzwasser	443
Phenazon	445
Phenobarbital	447
Phenol	449
Phenol, Verflüssigtes	451
Pilocarpinhydrochlorid	453
Piperazin-Hexahydrat	455
Polyethylenglykol 4000	458/1
Polysorbat 80	459
Pomeranzenblütenwasser	461
Pomeranzentinktur	463
Prednisolon	467
Prednisolonacetat	468/1
Prednison	469
Propylenglykol	471
Propyl-4-hydroxybenzoat	473
Quecksilberoxycyanid	477
Quecksilberpräzipitatsalbe	479
Quecksilbersulfid, Rotes	483
Rademachersche Stechkörnertinktur	485
Ratanhiatinktur	487
Resorcin	489
Riboflavin	491
Ringelblumentinktur	492/1
Rizinusöl	493
Rosenöl	495
Rosenwasser	497
Rosmarinöl	498/1
Rüböl	499
Saccharin-Natrium	501
Saccharose	505
Salbe, Weiche	509
Salbeiöl	510/1
Salicylamid	511
Salicylsäure	513
Salicylsäure/Vaselin 1:1	514/1
Salicylsalbe 10%	515
Salpetersäure, 65%	517
Salpetersäure 25%	519
Salpetersäure, Rohe	520/1
Salzsäure, 36%	521
Salzsäure 25%	523
Salzsäure, 10%	525
Salzsäure, Rohe	526/1
Schwefel, Feinverteilter	527
Schwefel	529
Schwefel, Sublimierter	531
Schwefelbänder auf Papier	532/1
Schwefelleber	532/3
Schweineschmalz	533
Scopolaminhydrobromid	535
Seifenspiritus	537
Sesamöl	539
Silbereiweiß-Acetyltannat	541
Silbernitrat	543
Siliciumoxid, Hochdisperses	545
Solutio Castellani	547
Solutio Castellani sine Fuchsin	549
Sonnenblumenöl	551
Sorbitol	553
Steinkohlenteer-Lösung	557
Streukügelchen	559
Strychninnitrat	561
Talkum	562/1
Tannin	563
Terpentinöl, Gereinigtes	565
Testosteronpropionat	566/1
Tetrachlorkohlenstoff	567
Theriak	569
Thiaminchloridhydrochlorid	571
Thiomersal	573
Thymianöl	574/1
Thymol	575

Inhaltsverzeichnis

Tinktur, Bittere	577
Ton, Weißer	579
Tormenhilltinktur	581
Traubenkernöl	582/1
Triamcinolonacetonid	583
Trichloressigsäure..................	585
Trichlorethylen, technisch...........	586/1
Triglyceride, Mittelkettige	586/3
Tyrothricin	587
Vaselin, Gelbes....................	589
Vaselin, Weißes	591
Vaselin für Augensalben	593
Wacholderbeeröl	594/1
Wachs, Gebleichtes	595
Wachs, Gelbes	597
Wasser, Gereinigtes	599
Wasser für Injektionszwecke	601
Wasserstoffperoxid-Lösung, 30%	603
Wasserstoffperoxid-Lösung, 3%	605
Weinsäure	607
Weizenkeimöl	608/1
Wismutnitrat, Basisches	609
Wollwachs.........................	611
Wollwachsalkohole	615
Wollwachsalkoholsalbe	616/1
Wollwachsalkoholsalbe, Wasserhaltige .	616/3
Xylol	616/5
Zimtöl	616/7
Zinkoxid	616/9
Zinkoxid, Rohes....................	616/11
Zinköl	616/13
Zinkoxidschüttelmixtur	616/15
Zinkpaste	616/17
Zinkpaste, Weiche	616/19
Zinksalbe	616/21
Zinksulfat	616/23
Zuckerplätzchen....................	616/25

Prüfvorschriften für Drogen

Aloe..............................	617
Angelikawurzel	619
Anis..............................	623
Arnikablüten	627
Augentrostkraut	633
Bärentraubenblätter	635
Bärlappsporen	639
Baldrianwurzel	641
Beifußkraut	645
Benediktenkraut....................	649
Birkenblätter......................	655
Bitterkleeblätter	659
Bockshornsamen	663
Bohnenhülsen......................	667
Brennesselkraut....................	669
Brombeerblätter	673
Bruchkraut	677
Cascararinde......................	681
Chinarinde	685
Eibischwurzel	691
Eichenrinde	695
Enzianwurzel	699
Faulbaumrinde.....................	705
Fenchel	709
Frauenmantelkraut	713
Gänsefingerkraut	717
Gewürznelken......................	721
Goldrutenkraut	725
Hagebuttenkerne	731
Hagebuttenschalen	733
Hamamelisrinde....................	737
Hauhechelwurzel	741
Heidekraut	745
Heidekrautblüten	747
Heidelbeerblätter	749
Heidelbeeren.......................	753
Henna	757
Heublumen........................	759
Hibiscusblüten	761
Himbeerblätter	765
Hirtentäschelkraut	767
Holunderblüten	771
Hopfenzapfen	775
Huflattichblätter	779
Huflattichblüten	785
Ingwer	789
Ipecacuanhawurzel	793
Isländisches Moos	799
Johanniskraut	803
Kalmus	807

Inhaltsverzeichnis

Kamillenblüten	813	Rosmarinblätter	943
Kardamomen	819	Safran	947
Kartoffelstärke	825	Salbeiblätter	951
Klettenwurzel	827	Sandelholz, Rotes	955
Koriander	831	Schachtelhalmkraut	959
Kümmel	835	Schafgarbenkraut	965
Lavendelblüten	839	Schlehdornblüten	971
Leinsamen	845	Schöllkraut	975
Liebstöckelwurzel	849	Senf, Schwarzer	979
Lindenblüten	855	Senf, Weißer	983
Löwenzahn	861	Sennesblätter	985
Lungenkraut	865	Sennesfrüchte	989
Maisstärke	869	Spitzwegerich	993
Majoran	871	Steinklee	997
Malvenblüten	875	Sternanisfrüchte	1001
Melissenblätter	879	Stiefmütterchenkraut	1007
Mistelkraut	883	Süßholzwurzel/Geschälte	
Muskatblüte	887	Süßholzwurzel	1011
Odermennigkraut	891	Taubnesselblüten, Weiße	1017
Orthosiphonblätter	895	Tausendguldenkraut	1021
Pfeffer, Schwarzer	899	Teufelskrallenwurzel	1027
Pfeffer, Weißer	903	Thymian	1031
Pfefferminzblätter	905	Tormentillwurzelstock	1037
Pomeranzenschale	909	Vanille	1041
Primelblüten	913	Wacholderbeeren	1045
Primelwurzel	917	Walnußblätter	1051
Ratanhiawurzel	923	Weißdornblätter mit Blüten	1055
Reisstärke	927	Weizenstärke	1061
Rhabarberwurzel	929	Wermutkraut	1063
Ringelblumenblüten	933	Wollblumen	1069
Römische Kamille	937	Zimt(rinde)	1073

Stichwortregister ... 1079

Abkürzungen

AB/DDR 2	Arzneibuch der Deutschen Demokratischen Republik, 2. Ausgabe
DAB 6, 7, 8 bzw. 9	Deutsches Arzneibuch, 6., 7., 8. bzw. 9. Ausgabe
DAB 7-R	Reagenz des DAB 7
DAC 79	Deutscher Arzneimittel-Codex 1979 und Ergänzungen 1981, 1982, 1983 und 1986
DRF	Deutsche Rezept-Formeln
EB 6	Ergänzungsbuch zum Deutschen Arzneibuch, 6. Ausgabe
F	Faktor von Normallösungen
G/G	Prozentgehalt Gewicht in Gewicht
G/V	Prozentgehalt Gewicht in Volumen
HAB	Homöopathisches Arzneibuch
Helv. V bis VI	Pharmacopoea Helvetica, V. bzw. VI. Ausgabe
ÖAB 9	Österreichisches Arzneibuch, 9. Ausgabe
Ph. Eur. I bis III	Europäisches Arzneibuch, Band I bis Band III
Ph. Eur. I-R	Reagenz der Ph. Eur. I
RV	Reagenzienverzeichnis
USP XX	The Pharmacopeia of the United States of America, XX. Ausgabe
V/V	Prozentgehalt Volumen in Volumen

Hinweise zur Prüfung von Arzneistoffen, Chemikalien und Zubereitungen

1. Für **Prüfverfahren,** die nicht ausführlicher beschrieben sind, gelten die Arbeitsvorschriften des gültigen Arzneibuches (z. B. Schmelzpunkt, Siedepunkt, Dünnschichtchromatographie).

2. Der zur Prüfung erforderliche **Substanzbedarf** bezieht sich bei „Identität" auf die Dünnschichtchromatographie und die Reaktionen, jedoch nicht auf die physikalischen Konstanten. Die Mengenangaben unter „Qualitätssicherung" geben die verbrauchte bzw. nicht wieder verwendbare Menge an und beziehen sich auf die Prüfungen, für welche eine Vorschrift angegeben ist.

3. Die **Lösungen und Reagenzien** entsprechen im allgemeinen denjenigen des gültigen Arzneibuches. Bei einfachen Lösungen ist die Konzentration im Text angegeben. Wenn nichts anderes vorgeschrieben ist, wird Wasser als Lösungsmittel verwendet. Die Angabe „Ethanol" ohne Konzentrationsangabe bedeutet „Ethanol 96% (V/V)".

4. Kompliziertere Reagenzien sind mit „RV" gekennzeichnet und im „Reagenzienverzeichnis" (RV) aufgeführt. Sie sind dort alphabetisch entsprechend der Bezeichnung der Arzneibücher geordnet. Wenn ein Reagenz unter der gleichen Bezeichnung in verschiedenen Konzentrationen (aus verschiedenen Arzneibüchern) vorkommt, so ist auf seine Herkunft hingewiesen (z. B. R1, R2, DAB7, DAB8, DAC 79).

5. Bei analytischen **Gewichts- oder Volumenangaben** darf die nicht mehr angegebene Stelle um ± 5 schwanken.

6. Bei **Volumenangaben** mit der Nennung einer Dezimalstelle ist analytische Genauigkeit erforderlich, d. h. die Verwendung entsprechender Pipetten oder Büretten.

7. „**Genau gewogen**" bedeutet, mit der Analysenwaage auf 4 Stellen nach dem Komma genau gewogen.

8. Die **Einwaagen** dürfen um nicht mehr als ± 10% vom vorgeschriebenen Wert abweichen.

9. **Trocknen** bis zum konstanten Gewicht bedeutet, daß nach erneuter Trocknung maximal eine Abweichung bis ± 0,5 mg von der vorhergehenden Wägung zulässig ist.

10. Bei **Trübungs- und Farbvergleichen** sind immer gleiche Flüssigkeitsmengen zu vergleichen, auch wenn dies nicht ausdrücklich angemerkt ist.

11. **Wasserbad** ohne zusätzliche Angabe bedeutet siedendes Wasserbad.

12. Für die Messung des **pH-Wertes** ist handelsübliches „Universalindikatorpapier" (Abstufung 1 pH-Einheit) oder handelsübliches „Spezialindikatorpapier" (Abstufung 0,2—0,3 pH-Einheiten) vorgesehen.

13. Die **Säurezahl** ist abweichend von den Bestimmungen des Arzneibuches als Grenzprüfung gestaltet.

14. Der **Ethanol-Gehalt** von Tinkturen u. a. wird abweichend vom Arzneibuch in Form eines Trübungstests bestimmt.

15. Die Angaben über die **Zusammensetzung von Fließmitteln für die Dünnschichtchromatographie** beziehen sich immer auf Volumenteile (z. B. bedeutet die Angabe „8+2", daß 8 Volumenteile der erstgenannten Flüssigkeit mit 2 Volumenteilen der zweitgenannten Flüssigkeit zu mischen sind).

16. Die angegebenen **Rf-Werte** können je nach den Versuchsbedingungen schwanken; es handelt sich lediglich um orientierende Angaben. Die Identität ist nur dann gesichert, wenn der Fleck auf der gleichen Höhe wie der Fleck der Vergleichssubstanz liegt.

17. **Bei dünnschichtchromatographischen Identitätsprüfungen von Monosubstanzen** darf, wenn nichts anderes angemerkt ist, nur der beschriebene Fleck vorliegen, keine zusätzlichen Flecke.

18. **Bei dünnschichtchromatographischen Identitätsprüfungen von Naturstoffen oder Zubereitungen** sind oft nur die wichtigsten Flecke angegeben. Es sind Schwankungen in der Intensitätsverteilung und der Fleckenzahl möglich, insbesondere, wenn die Trennbedingungen unterschiedlich sind. Die Chromatogramme der Drogenmonographien wurden mit Fertigplatten (Merck) erzielt. Bei Verwendung von Folien oder Erzeugnissen anderer Hersteller ist mit Abweichungen zu rechnen. Abzeichnungen von Chromatogrammen sind schematisiert. Unterschiedliche Fleckenfarben sind nicht durch graphische Mittel kenntlich gemacht. Die Fleckenfelder sind weiß gelassen, damit der Benutzer nach eigener Erfahrung die mit authetischem Material erzielten Färbungen eintragen kann.

19. **Einige Vergleichssubstanzen für die Dünnschichtchromatographie** befinden sich nicht im üblichen Reagenziensatz des Apothekers. Sie können aus dem Handel bezogen werden. Bei ätherischen Ölen kann notfalls auch das authentische ätherische Öl aufgetragen werden.

20. **DC auf Minifolien (5 × 10 cm):**
    - ▶ Folien selbst aus größeren Formaten schneiden
    - ▶ Auftragen der Lösung mit Mikrokapillaren
      außen ⌀ 0,6 mm
      innen ⌀ 0,48 mm
      Best.-Nr. 1412209, Länge 8 cm, Laborbedarf
      Willers, 4400 Münster, Sentmaringer Weg 66
    - ▶ Füllhöhe der Kapillaren: 1 cm = 1,5 μl
    - ▶ Becherglas mit Uhrglas, Marmeladenglas als Gefäß
    - ▶ Minimaler Lösungsmittelbedarf

Hinweise zur Dünnschichtchromatographie von Drogen

Zur Erreichung guter Dünnschichtchromatogramme muß unter exakter Einhaltung der angegebenen Vorschrift gearbeitet und bandförmig unter Zwischentrocknung aufgetragen werden. Wenn zur Abmessung der unbedingt einzuhaltenden Auftragemengen keine Microliterspritze zur Verfügung steht, kann auch eine Schmelzpunktkapillare genommen werden, die an einem Ende über einer kleinen Flamme erwärmt und zu einer kurzen, feinen Spitze ausgezogen wurde. In der Regel entsprechen 10 mm Flüssigkeitssäule in der Kapillare etwa 10 μl.

Die Chromatographie erfolgte immer mit Kammersättigung — wenn nicht ausdrücklich anders angegeben. Die Kammersättigung kann mit einem an die Kammerwand gelehnten Filterpapier oder einer alten, beschichteten Dünnschichtplatte erreicht werden, die jeweils mit dem Fließmittel gründlich benetzt wurden. Die dargestellten Chromatogramme wurden alle mit Merck-Fertigplatten gewonnen. Bei Verwendung von handgestrichenen Platten oder von Fertigplatten anderer Hersteller kann es zu Abweichungen kommen.

Quellenhinweis zu den Drogenabbildungen

Die Abbildungen zu folgenden Monographien wurden aus dem Buch Gassner: Mikroskopische Untersuchung pflanzlicher Lebensmittel, 4. Auflage 1973, G. Fischer Verlag, Stuttgart, entnommen.

Anis   Abb. 2
Fenchel   Abb. 2
Gewürznelken   Abb. 2, 3, 4, 5, 6
Hagebuttenschalen   Abb. 2, 3, 4
Kardamomen   Abb. 2, 3, 4, 5, 8
Kartoffelstärke   Abb. 1
Koriander   Abb. 2
Kümmel   Abb. 2
Maisstärke   Abb. 1
Muskatblüte   Abb. 2
Schwarzer Pfeffer   Abb. 2, 3, 4
Reisstärke   Abb. 1

Schwarzer Senf   Abb. 2 und 3
Weißer Senf   Abb. 2 und 3
Sternanisfrüchte   Abb. 1, 3, 4, 5, 6, 8, 9a, 9b, 10a, 10b
Vanille   Abb. 2, 4, 5
Weizenstärke   Abb. 1

Ferner wurden entnommen dem „Handbuch der Lebensmittelchemie" Band 6 folgende Abbildungen:

Vanille   Abb. 3 und 6

Reagenzienverzeichnis

Acetylierungsgemisch

25 g Acetanhydrid in 50 ml wasserfreiem Pyridin lösen. Gut verschlossen, vor Licht geschützt, aufbewahren.

Ammonium-Standardlösung (2,5 ppm NH$_4$)

0,741 g Ammoniumchlorid in Wasser zu 1000,0 ml lösen. Die Lösung 1 zu 100 verdünnen.

Ammonium-Standardlösung (1 ppm NH$_4$)

2 Volumteile Ammonium-Standardlösung (2,5 ppm NH$_4$) (RV) mit 3 Volumteilen Wasser verdünnen.

Anilin-Glucose-Lösung (Schweppes-Reagenz)

Lösung a: 1,0 g Glucose in 10 ml Wasser lösen.
Lösung b: 1,0 ml Anilin in 9 ml Methanol lösen.
Vor Gebrauch die Lösungen a und b mischen und mit n-Butanol auf 50 ml auffüllen.

Anisaldehyd-Essigsäure-Lösung

0,5 g Anisaldehyd in Essigsäure (98 % G/G) zu 10 ml lösen. Dicht verschlossen lagern.

Anisaldehyd-Lösung

0,5 ml Anisaldehyd mit 10 ml Essigsäure (98 % G/G), 85 ml Methanol und 5 ml Schwefelsäure (98 % G/G) in der angegebenen Reihenfolge vorsichtig mischen.

Antimon(III)-chlorid-Lösung

30 g Antimon(III)-chlorid rasch zweimal mit je 15 ml ethanolfreiem Chloroform abspülen. Die Spülflüssigkeit vollständig dekantieren. Die abgespülten Kristalle sofort in 100 ml ethanolfreiem Chloroform unter schwachem Erwärmen lösen. Dicht verschlossen über einigen Gramm wasserfreiem Natriumsulfat aufbewahren.

Arsen-Standardlösung (10 ppm As)

1,320 g Arsen(III)-oxid in 20,0 ml verdünnter Natriumhydroxid-Lösung (8 % G/V) lösen. 20,0 ml dieser Lösung mit Wasser zu 1000,0 ml auffüllen; diese Lösung 1 zu 100 verdünnen.

Blei-Standardlösung (10 ppm Pb)

1,598 g Blei(II)-nitrat in Wasser zu 1000,0 ml lösen; diese Lösung 1 zu 100 verdünnen.

Blei-Standardlösung (2 ppm Pb)

1 Volumteil Blei-Standardlösung (10 ppm Pb) (RV) mit 4 Volumteilen Wasser verdünnen.

Blei-Standardlösung (1 ppm Pb)

1 Volumteil Blei-Standardlösung (2 ppm Pb) (RV) mit 1 Volumteil Wasser verdünnen.

Bleiacetat-Lösung, basische

30,0 g Blei(II)-acetat mit 10,0 g Blei(II)-oxid verreiben. Nach Zusatz von 50 ml kohlendioxidfreiem Wasser die Mischung 1 Stunde lang unter gelegentlichem Umschütteln auf dem Wasserbad erwärmen und mit kohlendioxidfreiem Wasser auf das ursprüngliche Gewicht ergänzen. Weitere 50,0 ml kohlendioxidfreies Wasser hinzufügen. Erneut auf dem Wasserbad erwärmen und wieder mit kohlendioxidfreiem Wasser auf das ursprüngliche Gewicht ergänzen. Die Mischung 15 Stunden lang in einem geschlossenen Gefäß stehenlassen und filtrieren. Dicht verschlossen aufbewahren.

Blei(II)-salz-Lösung, alkalische (DAB 7)

1,70 g Blei(II)-acetat mit 50 ml Wasser versetzen. In dieser Lösung 3,10 g Natriumcitrat und 50,0 g Kaliumhydroxid lösen. Nach dem Abkühlen auf 100 ml verdünnen.

Brom-Lösung

3 g Kaliumbromid in 10 ml Wasser lösen und in dieser Lösung unter Rühren 3 g Brom lösen (Vorsicht! Abzug).

Bromcresolgrün-Lösung

50 mg Bromcresolgrün in 0,72 ml 0,1-Natriumhydroxid-Lösung und 20 ml Ethanol 96 % (V/V) lösen. Die Lösung mit Wasser zu 100 ml verdünnen. Umschlagsbereich: pH-Wert 3,6 (gelb) bis 5,2 (blau).

Bromphenolblau-Lösung

0,10 g Bromphenolblau in 1,5 ml 0,1 N-Natriumhydroxid-Lösung und 20 ml Ethanol 96 % (V/V) lösen. Die Lösung mit Wasser zu 100 ml verdünnen.
Umschlagsbereich: pH-Wert 2,8 (gelb) bis 4,4 (blau).

Bromphenolblau-Lösung R1

50 mg Bromphenolblau unter leichtem Erwärmen in 3,73 ml 0,02 N-Natriumhydroxid-Lösung lösen. Mit Wasser zu 100 ml verdünnen.

Reagenzienverzeichnis

Bromphenolblau-Lösung R2

0,2 g Bromphenolblau in 3 ml 0,1 N-Natriumhydroxid-Lösung und 10 ml Ethanol 96% (V/V) unter Erwärmen lösen. Nach dem Abkühlen mit Ethanol 96% (V/V) zu 100 ml verdünnen.

Bromthymolblau-Lösung R1

50 mg Bromthymolblau in 4 ml 0,02 N-Natriumhydroxid-Lösung und 20 ml Ethanol 96% (V/V) lösen. Die Lösung mit Wasser zu 100 ml verdünnen.
Umschlagsbereich: pH-Wert 5,8 (gelb) bis 7,4 (blau).

Bromwasser

3 ml Brom mit 100 ml Wasser bis zur Sättigung schütteln. Die Lösung über Brom und vor Licht geschützt aufbewahren.

Calciumsulfat-Lösung

5 g Calciumsulfat-Hemihydrat 1 Stunde mit 100 ml Wasser schütteln; anschließend filtrieren.

Calcon-Indikator (Verreibung)

100 mg Calcon mit 9,9 g wasserfreiem Natriumsulfat verreiben.

Chloralhydrat-Lösung (DAB 8)

100 g Chloralhydrat in Wasser zu 100 ml lösen.

Cloramin-T-Lösung 1%

1,00 g Chloramin-T in Wasser zu 100 ml lösen. Bei Bedarf frisch herstellen.

Chloramin-T-Lösung 2%

2,00 g Chloramin-T in Wasser zu 100 ml lösen. Bei Bedarf frisch herstellen.

Chlorid-Standardlösung (5 ppm Cl)

0,824 g Natriumchlorid in Wasser zu 1000,0 ml lösen; diese Lösung 1 zu 100 verdünnen.

Chlorid-Verdünnung I

1,0 ml 0,2 M-Natriumchlorid-Lösung mit Wasser zu 100,0 ml verdünnen (71 mg Cl^-/1 l).

Chlorid-Verdünnung II

20,0 ml Chlorid-Verdünnung I (RV) mit Wasser zu 100,0 ml verdünnen (14,2 mg Cl^-/1 l).

Chlorid-Verdünnung III

1,0 ml Chlorid-Verdünnung I (RV) mit Wasser zu 100,0 ml verdünnen (0,71 mg Cl^-/1 l).

Chrom-Schwefelsäure

Chrom(VI)-oxid in Schwefelsäure 96% (V/V) bis zur Sättigung lösen.

Citrat-Phosphat-Pufferlösung pH 6

50,5 ml Natriummonohydrogenphosphat-Lösung (9,0% G/V) und 49,5 ml 0,1 M-Citronensäure-Lösung mischen. Der pH-Wert muß 5,9 bis 6,1 betragen.

Cresolrot-Lösung

0,1 g Cresolrot in einer Mischung aus 2,65 ml 0,1 N-Natriumhydroxid-Lösung und 20 ml Ethanol 96% (V/V) lösen. Mit Wasser zu 100 ml verdünnen. Umschlagsbereich: pH-Wert 7,0 (gelb) bis 8,6 (purpurrot).

Cyclohexan R1

Cyclohexan, welches nach DAB 9 einer besonderen Prüfung auf minimale Fluoreszenz zu unterziehen ist.

Diazobenzolsulfonsäure-Lösung R1

0,9 g Sulfanilsäure in einer Mischung von 30 ml verdünnter Salzsäure (7,3% G/V) und 70 ml Wasser lösen. 3 ml dieser Lösung mit 3 ml einer Lösung von Natriumnitrit (5% G/V) versetzen. Die Lösung 5 Minuten in einer Eis-Wasser-Mischung kühlen, mit 12 ml Natriumnitrit-Lösung (5% G/V) versetzen und erneut kühlen. Anschließend mit Wasser zu 100 ml verdünnen und das Reagenz in einer Eis-Wasser-Mischung aufbewahren. Bei Bedarf frisch herstellen; nur 15 Minuten lang haltbar.

Dimethylaminobenzaldehyd-Reagenz

0,25 g Dimethylaminobenzaldehyd in einer Mischung aus 50 g wasserfreier Essigsäure (99,6% G/G), 5 g konz. Phosphorsäure (85% G/G) und 45 g Wasser lösen. Bei Bedarf frisch herstellen.

Dimethylaminobenzaldehyd-Lösung R1

0,2 g Dimethylaminobenzaldehyd in 20 ml Ethanol 96% (V/V) lösen. Die Lösung mit 0,5 ml Salzsäure (36,5% G/G) versetzen, mit Aktivkohle schütteln und anschließend filtrieren. Das Filtrat muß schwächer gefärbt sein als 0,0002 N-Iod-Lösung. Bei Bedarf frisch herstellen.

Dimethylgelb-Lösung

50 mg Dimethylgelb in 100 ml Ethanol 90 % (V/V) lösen.
Umschlagsbereich: pH-Wert 2,9 (rot) bis 4,0 (gelb).

Dimidiumbromid-Sulfanblau-Reagenz

0,5 g Dimidiumbromid und 0,25 g Sulfanblau getrennt jeweils in einer heißen Mischung aus 3 ml wasserfreiem Ethanol 99,5 % (V/V) und 27 ml Wasser lösen. Beide Lösungen mischen und mit einer Mischung aus 6,3 ml wasserfreiem Ethanol 99,5 % (V/V) und 183 ml Wasser verdünnen. 20 ml dieser Lösung mit einer Lösung von 20 ml Schwefelsäure (14 % G/V) in 250 ml Wasser mischen und mit Wasser zu 500 ml verdünnen.

Dinitrophenylhydrazin-Reagenz

0,2 g Dinitrophenylhydrazin in 20 ml Methanol lösen und mit 80 ml einer Mischung von gleichen Volumteilen Salzsäure R1 (25 % G/V) und Essigsäure (30 % G/V) versetzen. Bei Bedarf frisch herstellen.

Diphenylcarbazon-Quecksilber(II)-chlorid-Reagenz

Lösung I: 0,1 g Diphenylcarbazon in 50 ml wasserfreiem Ethanol 99,5 % (V/V) lösen.
Lösung II: 1 g Quecksilber(II)-chlorid in 50 ml wasserfreiem Ethanol 99,5 % (V/V) lösen.
Vor Gebrauch gleiche Volumenteile beider Lösungen mischen.

Dithizon-Lösung

25 mg Dithizon in 100 ml wasserfreiem Ethanol 99,5 % (V/V) lösen. Bei Bedarf frisch herstellen.

Dragendorffs-Reagenz

Eine Mischung von 0,85 g basischem Bismutnitrat, 40 ml Wasser und 10 ml Essigsäure (98,0 % G/G) mit einer Lösung von 8 g Kaliumiodid in 20 ml Wasser versetzen.

Dragendorffs Reagenz R1

100 g Weinsäure in 400 ml Wasser lösen. 8,5 g basisches Wismutnitrat zufügen und 1 Stunde schütteln. Mit 200 ml Kaliumiodid-Lösung (40 % G/V) versetzen, erneut schütteln und nach 24 Stunden filtrieren. Vor Licht geschützt aufbewahren.

Dragendorffs Reagenz, verdünntes

5 ml Dragendorffs Reagenz R1 mit einer Lösung von 10 g Weinsäure in 50 ml Wasser mischen.

Echtblausalz-Lösung, methanolische

0,5 g Echtblausalz B in 100 ml einer Mischung aus gleichen Volumteilen Methanol und Wasser lösen.

Eisen(III)-chlorid-Lösung, methanolische

5 ml Eisen(III)-chlorid-Lösung (10,5 % G/V) mit 20 ml Methanol mischen.

Eriochromschwarz-T-Mischindikator

1 g Eriochromschwarz T und 0,4 g Methylorange mit 100 g Natriumchlorid verreiben.

Essigsäureanhydrid-Schwefelsäure-Reagenz (Liebermann-Burchard-Reagenz)

5 ml Essigsäureanhydrid und 5 ml Schwefelsäure vorsichtig mischen und langsam zu 50 ml wasserfreiem Ethanol geben. Das Reagenz ist frisch herzustellen.

Ethanol, aldehydfreies

1200 ml Ethanol 96 % (V/V) mit einer Lösung von 2 g Silbernitrat in 5 ml Wasser und einer abgekühlten Lösung von 5 g Kaliumhydroxid in 10 ml Wasser mischen und einige Tage stehenlassen. Vor Gebrauch filtrieren und destillieren.

Ether, peroxidfreier

Ether, der folgender zusätzlicher Prüfung auf Peroxide entspricht: In einem 12-ml-Glasstopfenzylinder von etwa 1,5 cm Durchmesser, 8 ml Kaliumiodid-Stärke-Lösung (RV) einfüllen und mit dem Ether bis zum Rande auffüllen. Kräftig schütteln und 30 Min. lang stehenlassen. Es darf keine Färbung auftreten.

Farbreferenzlösung B (braun)

3,0 ml Stammlösung Gelb (RV), 3,0 ml Stammlösung Rot (RV) und 2,4 ml Stammlösung Blau (RV) mischen. 1,6 ml Salzsäure (1 % G/V) zufügen.

Farbreferenzlösung BG (bräunlich-gelb)

2,4 ml Stammlösung Gelb (RV), 1,0 ml Stammlösung Rot (RV) und 0,4 ml Stammlösung Blau (RV) mischen. 6,2 ml Salzsäure (1 % G/V) zufügen.

Reagenzienverzeichnis

Farbreferenzlösung G (gelb)

2,4 ml Stammlösung Gelb (RV) und 0,6 ml Stammlösung Rot (RV) mischen. 7,0 ml Salzsäure (1 % G/V) zufügen.

Farbreferenzlösung GG (grünlich-gelb)

9,6 ml Stammlösung Gelb (RV), 0,2 ml Stammlösung Rot (RV) und 0,2 ml Stammlösung Blau (RV) mischen.

Farbreferenzlösung R (rot)

1,0 ml Stammlösung Gelb (RV) und 2,0 ml Stammlösung Rot (RV) mischen. 7,0 ml Salzsäure (1 % G/V) zufügen.

Farbvergleichslösung B_2

2,00 ml Farbreferenzlösung B (RV) mit 2,00 ml Salzsäure (1 % G/V) mischen.

Farbvergleichslösung B_4

1,0 ml Farbreferenzlösung B (RV) mit 3,0 ml Salzsäure (1 % G/V) mischen.

Farbvergleichslösung B_5

0,50 ml Farbreferenzlösung B (RV) mit 3,50 ml Salzsäure (1 % G/V) mischen.

Farbvergleichslösung B_6

0,20 ml Farbreferenzlösung B (RV) mit 3,80 ml Salzsäure (1 % G/V) mischen.

Farbvergleichslösung B_7

0,10 ml Farbreferenzlösung B (RV) mit 3,90 ml Salzsäure (1 % G/V) mischen.

Farbvergleichslösung B_8

0,06 ml Farbreferenzlösung B (RV) mit 3,94 ml Salzsäure (1 % G/V) mischen.

Farbvergleichslösung BG_4

1,00 ml Farbreferenzlösung BG (RV) mit 3,00 ml Salzsäure (1 % G/V) mischen.

Farbvergleichslösung BG_5

0,50 ml Farbreferenzlösung BG (RV) mit 3,50 ml Salzsäure (1 % G/V) mischen.

Farbvergleichslösung BG_6

0,20 ml Farbreferenzlösung BG (RV) mit 3,80 ml Salzsäure (1 % G/V) mischen.

Farbvergleichslösung BG_7

0,10 ml Farbreferenzlösung BG (RV) mit 3,90 ml Salzsäure (1 % G/V) mischen.

Farbvergleichslösung G_3

2,00 ml Farbreferenzlösung G (RV) mit 2,00 ml Salzsäure (1 % G/V) mischen.

Farbvergleichslösung G_4

1,00 ml Farbreferenzlösung G (RV) mit 3,00 ml Salzsäure (1 % G/V) mischen.

Farbvergleichslösung G_5

0,50 ml Farbreferenzlösung G (RV) mit 3,50 ml Salzsäure (1 % G/V) mischen.

Farbvergleichslösung G_6

0,20 ml Farbreferenzlösung G (RV) mit 3,80 ml Salzsäure (1 % G/V) mischen.

Farbvergleichslösung G_7

0,10 ml Farbreferenzlösung G (RV) mit 3,90 ml Salzsäure (1 % G/V) mischen.

Farbvergleichslösung GG_6

0,06 ml Farbreferenzlösung GG (RV) mit 3,94 ml Salzsäure (1 % G/V) mischen.

Farbvergleichslösung GG_7

0,03 ml Farbreferenzlösung GG (RV) mit 3,97 ml Salzsäure (1 % G/V) mischen.

Farbvergleichslösung R_4

1,50 ml Farbreferenzlösung R (RV) mit 2,50 ml Salzsäure (1 % G/V) mischen.

Farbvergleichslösung R_5

1,00 ml Farbreferenzlösung R (RV) mit 3,00 ml Salzsäure (1 % G/V) mischen.

Fehlingsche Lösung

Lösung I: 6,92 g Kupfer(II)-sulfat in Wasser zu 100 ml lösen.

Lösung II: 34,6 g Kaliumnatriumtartrat und 10 g Natriumhydroxid in 80 ml Wasser lösen. Zum Sieden erhitzen, abkühlen und mit aufgekochtem und wieder abgekühltem Wasser zu 100 ml ergänzen.
Vor Gebrauch gleiche Volumenteile Lösung I und II mischen.

Formaldehyd-Schwefelsäure

3,0 ml Formaldehyd-Lösung (36% G/V) mit Schwefelsäure (96% G/G) zu 100 ml verdünnen. Bei Bedarf frisch herstellen.

Guajak-Tinktur

20 g zerstoßenes Guajakharz in einem geschlossenen Kolben mit 100 ml Ethanol 80% (V/V) unter gelegentlichem Schütteln 10 Tage lang mazerieren und filtrieren. Begrenzt haltbar.

Hydroxylaminhydrochlorid-Lösung R2

5,0 g Hydroxylaminhydrochlorid in 95 ml Ethanol 96% (V/V) lösen. Die Lösung mit 0,5 ml Bromphenolblau-Lösung R2 (RV) versetzen und mit 0,5 N-ethanolischer Kaliumhydroxid-Lösung mit Spezialindikatorpapier auf einen pH-Wert von 3,5 einstellen. Bei Bedarf frisch herstellen.

Hydroxylaminhydrochlorid-Lösung, ethanolische

3,5 g Hydroxylaminhydrochlorid in 95 ml Ethanol 60% (V/V) lösen. Nach Zusatz von 0,5 ml einer 0,2 proz. Lösung (G/V) von Methylorange in Ethanol 60% (V/V), mit 0,5 N-Kaliumhydroxid-Lösung in Ethanol 60% (V/V) bis zur kräftigen Gelbfärbung versetzen. Die Lösung mit Ethanol 60% (V/V) zu 100 ml verdünnen.

Hypophosphit-Reagenz

10 g Natriumhypophosphit unter leichtem Erwärmen in 20 ml Wasser lösen. Die Lösung mit Salzsäure (36,5% G/G) zu 100 ml verdünnen und nach dem Absetzenlassen dekantieren oder über Glaswolle filtrieren.

Iod-Chloroform

0,50 g Iod in 100 ml Chloroform lösen. Vor Licht geschützt aufbewahren.

Iod-Lösung

2 g Iod und 4 g Kaliumiodid in 10 ml Wasser lösen und mit Wasser zu 100 ml verdünnen.

Iodplatin-Reagenz

3 ml einer Lösung von Hexachloroplatin(IV)-wasserstoffsäure (10% G/V) mit 97 ml Wasser und 100 ml einer Lösung von Kaliumiodid (6% G/V) versetzen. In braunen Glasflaschen aufbewahren.

Kaliumhydroxid-Lösung, ethanolische

3 g Kaliumhydroxid in 5 ml Wasser lösen. Mit aldehydfreiem Ethanol (RV) zu 100 ml verdünnen, absetzen lassen und die klare Lösung abgießen. Bei Bedarf frisch herstellen.

Kaliumhydroxid-Lösung, methanolische

10 g Kaliumhydroxid in 30 ml Wasser lösen und mit Methanol zu 100 ml verdünnen.

Kaliumiodid-Lösung, gesättigte

Soviel Kaliumiodid in aufgekochtem und wieder abgekühltem Wasser lösen, daß ein Bodensatz bleibt. Die Lösung mit dem Bodensatz vor Licht geschützt aufbewahren.

Kaliumiodid-Stärke-Lösung

0,75 g Kaliumiodid in 100 ml Wasser lösen. Die Lösung zum Sieden erhitzen und unter Umrühren mit einer Suspension von 0,5 g löslicher Stärke in 35 ml Wasser versetzen. Die Lösung 2 Min. lang zum Sieden erhitzen und erkalten lassen.

Kaliumpermanganat-Lösung in Schwefelsäure

Vorsicht bei der Herstellung! Explosionsgefahr! Schutzbrille! 0,1 g Kaliumpermanganat vorsichtig unter Kühlung in 10 ml Schwefelsäure (96% G/G) lösen.

Kaliumpermanganat-Phosphorsäure

3 g Kaliumpermanganat in einer Mischung aus 15 ml konzentrierter Phosphorsäure (87% G/G) und 70 ml Wasser lösen. Mit Wasser zu 100 ml verdünnen.

Kaliumpermanganat-Phosphorsäure (DAC 86)

1,00 g gepulvertes Kaliumpermanganat und 10,0 g konzentrierter Phosphorsäure (87% G/G) in 50 ml Wasser lösen. Die Lösung mit Wasser zu 100,0 ml verdünnen.

Kobalt(II)-chlorid-Lösung

6,5 g Kobalt(II)-chlorid mit 8,0 ml verdünnter Salzsäure (7,3 % G/V) versetzen und mit Wasser zu 100 ml verdünnen.

Kresolrot-Lösung

0,10 g Kresolrot in einer Mischung von 2,65 ml 0,1 N-Natriumhydroxid-Lösung und 20 ml Ethanol 96 % (V/V) lösen. Die Lösung mit Wasser zu 100 ml verdünnen.
Umschlagsbereich: pH-Wert 7,2 (gelb) bis pH-Wert 8,6 (purpurrot).

Kristallviolett-Lösung

0,5 g Kristallviolett in 100 ml wasserfreier Essigsäure (99,6 % G/G) lösen.

Kupfer(II)-citrat-Lösung

25 g Kupfer(II)-sulfat, 50 g Citronensäure und 144 g wasserfreies Natriumcarbonat in Wasser lösen. Die Lösung mit Wasser zu 1000 ml verdünnen.

Kupfer(II)-nitrat-Lösung, ammoniakalische

100 mg Kupfer(II)-nitrat in 9 ml Wasser und 1 ml Ammoniak-Lösung (26 % G/G) lösen.

Kupfer-Standardlösung (10 ppm Cu)

0,393 g Kupfer(II)-sulfat-5-Wasser in Wasser zu 100,0 ml lösen. 10,0 ml dieser Lösung mit Wasser zu 1000,0 ml verdünnen.

Magnesiumuranylacetat-Lösung

3,2 g Uranylacetat, 10 g Magnesiumacetat, 2 ml Essigsäure (98 % G/G) und 30 ml Wasser auf dem Wasserbad bis zur vollständigen Lösung erwärmen. Die erkaltete Lösung mit 50 ml Ethanol 96 % (V/V) versetzen und mit Wasser zu 100 ml verdünnen. Nach 24 Stunden filtrieren.

Mayers Reagenz
(Kaliumquecksilberiodid-Lösung)

1,35 g Quecksilber(II)-chlorid in 50 ml Wasser lösen. Die Lösung mit 5 g Kaliumiodid versetzen und mit Wasser zu 100 ml verdünnen.

Methylorange-Lösung

0,1 g Methylorange in 80 ml Wasser lösen. Die Lösung mit Ethanol 96 % (V/V) zu 100 ml verdünnen.

Umschlagsbereich: pH-Wert 3,0 (rot) bis 4,4 (gelb).

Methylorange-Mischindikator-Lösung (DAB 7)

10 mg Methylorange in 10,0 ml Wasser lösen. Diese Lösung mit einer Lösung von 7,5 mg Methylenblau in 5,0 ml Wasser mischen. Bei Bedarf frisch herstellen.

Methylrot-Lösung

50 mg Methylrot in einer Mischung von 1,86 ml 0,1 N-Natriumhydroxid-Lösung und 50 ml Ethanol 96 % (V/V) lösen. Die Lösung mit Wasser zu 100 ml verdünnen.
Umschlagsbereich: pH-Wert 4,4 (rot) bis 6,0 (gelb).

Methylrot-Lösung II (DAB 7)

50 mg Methylrotnatrium in 100,0 ml Wasser lösen.

Methylrot-Mischindikator-Lösung

0,10 g Methylrot und 50 mg Methylenblau in 100 ml Ethanol 96 % (V/V) lösen.
Umschlagsbereich: pH-Wert 5,2 (rot-violett) bis 5,6 (grün).

Methylthymolblau-Indikator

In einem Mörser 1,0 g Methylthymolblau mit 100 g Kaliumnitrat verreiben.

Millons Reagenz

3 ml Quecksilber in 27 ml rauchender Salpetersäure (95 % G/G) lösen. Die Lösung mit dem gleichen Volumen Wasser verdünnen. Vor Licht geschützt lagern. 2 Monate haltbar.

Molybdänschwefelsäure R3

2,5 g Ammoniummolybdat unter Erhitzen in 20 ml Wasser lösen. Getrennt davon 28 ml Schwefelsäure (96 % G/G) tropfenweise zu 50 ml Wasser geben (Vorsicht!) und abkühlen. Beide Lösungen mischen und mit Wasser zu 100 ml verdünnen. In einer Plastikflasche aufbewahren.

Molybdatophosphorsäure 10 %

1,0 g Molybdatophosphorsäure in 9,0 ml Ethanol 96 % (V/V) lösen.

Reagenzienverzeichnis

Molybdatophosphorsäure 20 %

2,0 g Molybdatophosphorsäure in 8,0 ml Ethanol 96 % (V/V) lösen.

Molybdatophosphorsäure-Schwefelsäure-Lösung

60 ml Schwefelsäure vorsichtig zu 40 ml einer abgekühlten Lösung von Molybdatophosphorsäure (10 % G/V) geben. Bei Bedarf frisch herstellen.

2-Naphthol-Lösung

5 g frisch umkristallisiertes 2-Naphthol in 40 ml verdünnter Natriumhydroxid-Lösung (8,0 % G/V) lösen. Die Lösung mit Wasser zu 100 ml verdünnen. Bei Bedarf frisch herstellen.

Naphthylamin-Sulfanilsäure-Lösung

0,5 g Sulfanilsäure in 30 ml Essigsäure (30 % G/V) lösen. Die Lösung mit Wasser zu 150 ml verdünnen (Lösung A). 0,15 g 1-Naphthylamin in 30 ml Essigsäure (30 % G/V) lösen. Die Lösung mit Wasser zu 150 ml verdünnen und, falls erforderlich, unter Zusatz von Zinkstaub entfärben (Lösung B). Bei Bedarf gleiche Volumteile beider Lösungen mischen.

Naphthylethylendiamin-Sprühreagenz (DAC 86)

1,00 g Naphthylethylendiamindihydrochlorid in 50 ml Dimethylformamid lösen und mit verdünnter Salzsäure (7,3 % G/V) zu 100,0 ml verdünnen. Bei Bedarf frisch herstellen.

Natriumchlorid-Lösung, gesättigte

Natriumchlorid mit der doppelten Menge Wasser bis zur Sättigung schütteln; die Lösung vor Gebrauch filtrieren.

Natriumhexanitrocobaltat(III)-Lösung

5 g Kobalt(II)-nitrat in 20 ml Wasser lösen; die Lösung mit 1,5 ml Salpetersäure (6,5 % G/G) versetzen und mit Wasser zu 100 ml verdünnen. 30 g Natriumnitrit in Wasser lösen. Die Lösung mit Wasser zu 100 ml verdünnen. Beide Lösungen mischen und stehenlassen. Die klare Lösung wird verwendet. Begrenzt haltbar.

Natriumsulfid-Lösung

12 g Natriumsulfid in 45 ml einer Mischung von 30 ml Wasser und 87 ml Glycerol (85 % G/G) lösen. Die Lösung mit der gleichen Mischung zu 100 ml verdünnen.

Natriumbismutiodid-Lösung

Stammlösung: Eine Mischung von 2,6 g basischem Bismutcarbonat, 7,0 g Natriumiodid und 25 ml Essigsäure (98 % G/G) einige Minuten lang zum Sieden erhitzen. Nach 12 Stunden, falls erforderlich, durch einen Glassintertiegel filtrieren. 20 ml Filtrat mit 80 ml Ethylacetat versetzen.
Sprühlösung: 2 ml Stammlösung mit 20 ml Essigsäure (98 % G/G) und 40 ml Ethylacetat mischen. Stamm- und Sprühlösung dicht verschlossen aufbewahren.
Die Sprühlösung wird auf das Chromatogramm gesprüht, anschließend eine 0,4prozentige Lösung (G/V) von Schwefelsäure (96 % G/G). Das zweite Besprühen erhöht die Empfindlichkeit.

Neßlers Reagenz

11 g Kaliumiodid und 15 g Quecksilber(II)-iodid in Wasser lösen. Die Lösung mit Wasser zu 100 ml verdünnen. Bei Bedarf 1 Volumteil dieser Lösung mit 1 Volumteil einer Lösung von Natriumhydroxid (25 % G/V) mischen.

Ninhydrin-Lösung

0,20 g Ninhydrin in einer Mischung aus 5 ml Essigsäure (12 % G/V) und 95 ml 1-Butanol lösen.

Ninhydrin-Lösung R1

1,0 Ninhydrin in 50 ml Ethanol 96 % (G/V) lösen und mit 10 ml Essigsäure (98 % G/G) versetzen.

Nitrat-Standardlösung (2 ppm Nitrat)

0,815 g Kaliumnitrat in 500,0 ml Wasser lösen und die Lösung vor Gebrauch 1 zu 500 verdünnen.

Opaleszenz-Stammsuspension

0,250 g Hydrazinsulfat in 25,0 ml Wasser lösen und 6 Std. lang stehenlassen. 2,5 g Methenamin (Hexamethylentetramin) in 25,0 ml Wasser lösen. Beide Lösungen mischen und 24 Std. lang stehenlassen.

Höchstens 2 Monate in einem Erlenmeykolben mit Schliffstopfen aufbewahren. Vor Gebrauch schütteln.

Opaleszenz-Referenzsuspension

15,0 ml Opaleszenz-Stammsuspension (RV) mit Wasser zu 1000,0 ml verdünnen.
Bei Bedarf frisch herzustellen.

Oxalsäure-Schwefelsäure-Lösung

0,5 g Oxalsäure in einer erkalteten Mischung aus 5 ml Wasser und 5 ml Schwefelsäure (96% G/G) lösen.

Paracetamol, 4-Aminophenol-freies

Paracetamol so lange aus Wasser umkristallisieren, bis es der Prüfung des DAB 9 auf Abwesenheit von 4-Aminophenol entspricht.

Phenol, verflüssigtes (DAB 7)

10 g Phenol vorsichtig schmelzen und mit 1 ml Wasser mischen.

Phenolphthalein-Lösung

0,10 g Phenolphthalein in 80 ml Ethanol 96% (V/V) lösen. Die Lösung mit Wasser zu 100 ml verdünnen.
Umschlagsbereich: pH-Wert 8,2 (farblos) bis 10,0 (rot).

Phenolphthalein-Lösung R1

0,10 g Phenolphthalein in 10 ml Ethanol 96% (G/V) lösen.

Phenolphthalein-Lösung (DAB 8)

1,0 g Phenolphthalein in Ethanol 70% (V/V) zu 100 ml lösen.

Phenolrot-Lösung

0,10 g Phenolrot in 2,82 ml 0,1 N-Natriumhydroxid-Lösung und 20 ml Ethanol 96% (V/V) lösen. Die Lösung mit Wasser zu 100 ml verdünnen.
Umschlagsbereich: pH-Wert 6,8 (gelb) bis 8,4 (rotviolett).

Phenolrot-Lösung (DAB 7)

50,0 mg Phenolrot unter schwachem Erwärmen in 7,05 ml 0,02 N-Natriumhydroxid-Lösung lösen. Die Lösung mit Wasser zu 100,0 ml auffüllen.

Phosphat-Standardlösung (5 ppm PO_4)

72 mg Kaliumdihydrogenphosphat in Wasser zu 100,0 ml lösen. Vor Gebrauch 1 ml dieser Lösung mit Wasser auf 100 ml verdünnen.

Pufferlösung pH 3,5

5,0 g Ammoniumacetat in 5,0 ml Wasser und 7,6 ml Salzsäure (25% G/V) lösen. pH-Wert mit Spezial-Indikatorpapier bestimmen, falls erforderlich mit Salzsäure (7% G/V) oder Ammoniak-Lösung (10%), einstellen und die Lösung mit Wasser zu 20,0 ml verdünnen.

Pufferlösung pH 10,9

6,75 g Ammoniumchlorid in Ammoniaklösung (17,5% G/G) zu 100,0 ml lösen.

Quecksilber(II)-acetat-Lösung

3,19 g Quecksilber(II)-acetat in wasserfreier Essigsäure (99,6% G/G) lösen und die Lösung mit dem gleichen Lösungsmittel zu 100 ml verdünnen. Vor Gebrauch die Lösung mit 0,1 N-Perchlorsäure gegen Kristallviolett-Lösung (RV) neutralisieren.

Quecksilber(II)-sulfat-Lösung

1 g Quecksilber(II)-oxid in 4 ml Schwefelsäure (96% G/G) lösen. Die Lösung mit 20 ml Wasser verdünnen.

Referenzsuspension II

10,0 ml Opaleszenz-Referenzsuspension (RV) mit 90,0 ml Wasser mischen. Bei Bedarf frisch herzustellen.

Referenzsuspension IV

50,0 ml Opaleszenz-Referenzsuspension (RV) mit 50,0 ml Wasser mischen. Bei Bedarf frisch herzustellen.

Salpetersäure, bleifreie

Salpetersäure (65% G/G), die zusätzlich einer Prüfung auf Blei nach DAB 9 entsprechen muß.

Salzsäure-Eisessig-Reagenz

8 ml Salzsäure (36,5% G/G) und 2 ml Essigsäure (98% G/G) mischen.

Reagenzienverzeichnis

Schiffs Reagenz (Fuchsin-Schwefligsäure)

0,1 g Fuchsin in 60 ml Wasser lösen. Die Lösung in einer Eis-Kochsalz-Mischung abkühlen und mit einer abgekühlten Lösung von 2 g Natriumsulfit in 10 ml Wasser versetzen. 1 ml Salzsäure (36,5 % G/G) langsam, unter stetem Umschütteln hinzufügen. Die Lösung mit Wasser zu 100 ml verdünnen.
Wird die Lösung trübe, ist sie vor Gebrauch zu filtrieren. Färbt sich die Lösung bei der Aufbewahrung violett, so wird sie mit Aktivkohle entfärbt.
Lösung erst 12 Stunden nach Herstellung verwenden. Vor Licht geschützt aufbewahren.

Schwefelsäure 35 %, ethanolische

5 ml Schwefelsäure (96 % G/G) vorsichtig zu 15 ml Ethanol 96 % (V/V) zutropfen und danach noch 10 ml Ethanol 96 % (V/V) zugeben.

Silbernitrat-Lösung, ammoniakalische

2,5 g Silbernitrat in 80 ml Wasser lösen. Die Lösung tropfenweise mit verdünnter Ammoniak-Lösung R1 (10 % G/V) versetzen, bis sich der Niederschlag wieder gelöst hat und anschließend mit Wasser zu 100 ml verdünnen. Bei Bedarf frisch herstellen.

Stärke-Lösung

1,0 g lösliche Stärke mit 5 ml Wasser anreiben und die Mischung unter Umrühren in 100 ml siedendes Wasser geben, das 10 mg Quecksilber(II)-iodid enthält.

Stärke-Lösung, iodidfreie

Wie Stärke-Lösung (RV), aber ohne Zusatz von Quecksilber(II)-iodid. Bei Bedarf frisch herstellen.

Stärke-Lösung, konzentrierte

2,0 g lösliche Stärke mit 5 ml Wasser anreiben. Die Mischung unter Umrühren in 45 ml siedendes Wasser eingießen und 2 Min. lang zum Sieden erhitzen. Das Gemisch ist nach dem Erkalten gebrauchsfertig. Bei Bedarf frisch herstellen.

Stammlösung Blau

62,400 g Kupfer(II)-sulfat in etwa 900 ml einer Mischung von 25 ml Salzsäure (36,5 % G/G) und 975 ml Wasser lösen und mit dieser Mischung zu 1000,0 ml verdünnen.

Stammlösung Gelb

45,000 g Eisen(III)-chlorid in etwa 900 ml einer Mischung von 25 ml Salzsäure (36,5 % G/V) und 975 ml Wasser lösen und mit dieser Mischung zu 1000,0 ml verdünnen.

Stammlösung Rot

59,500 g Cobalt(II)-chlorid in etwa 900 ml einer Mischung von 25 ml Salzsäure (36,5 % G/V) und 975 ml Wasser lösen und mit dieser Mischung zu 1000,0 ml verdünnen.

Stammlösung Rot (DAB 7)

(Cobalt(II)-chlorid-Lösung)
6,50 g Cobalt(II)-chlorid mit 3,00 ml Salzsäure (22 % G/V) versetzen und mit Wasser zu 100 ml auffüllen.

Sulfat-Standardlösung (10 ppm SO_4)

1,814 g Kaliumsulfat in Wasser zu 1000,0 ml lösen. Die Lösung 1 zu 100 verdünnen.

Tetrazolblau-Lösung, alkalische

20 mg Tetrazolblau in 10 ml Wasser lösen. Mit einer Lösung von 3,6 g Natriumhydroxid in 30 ml Methanol mischen. Bei Bedarf frisch herstellen.

Thioacetamid-Reagenz

0,2 ml Thioacetamid-Lösung (4 % G/V) und 1 ml einer Mischung von 15 ml 1 N-Natriumhydroxid-Lösung, 5 ml Wasser und 20 ml Glycerol (85 % G/G) 20 Sekunden lang im Wasserbad erhitzen. Bei Bedarf frisch herstellen.

o-Tolidin-Sprühreagenz (DAC 79)

0,160 g o-Tolidin in 30 ml Essigsäure (30 % G/V) lösen und mit Wasser zu 500 ml verdünnen. In dieser Lösung anschließend 1,0 g Kaliumiodid lösen. Bei Bedarf frisch herstellen.

Trichloressigsäure-Kaliumhexacyanoferrat(III)-Eisen(III)-chlorid-Reagenz (TKE-Reagenz)

Lösung a: Trichloressigsäure (25 % G/V) in Chloroform
Lösung b: Kaliumhexacyanoferrat(III)-Lösung (1 % G/V) und Eisen(III)-chlorid-Lösung (5 % G/V) zu gleichen Teilen mischen.

Nach kräftigem Besprühen mit Lösung a wird die Platte 10 Min. lang auf 140 °C erhitzt und anschließend mit Lösung b besprüht.

Vanillin-Phosphorsäure

100 mg Vanillin in einer Mischung aus 3 ml konz. Phosphorsäure (85% G/G) und 5 ml Wasser lösen.

Vanillin-Schwefelsäure-Sprühreagenz (DAC 79)

0,50 g Vanillin in 80,0 ml Ethanol 96% (V/V) lösen. Die Lösung mit Schwefelsäure (96% G/G) zu 100,0 ml ergänzen.

Vergleichslösung A_1 (Trübungsvergleich)

0,05 ml Chlorid-Verdünnung III (RV), 1 ml verdünnte Salpetersäure (12,6% G/V), 0,2 ml Silbernitrat-Lösung R2 (1,7% G/V) und 0,75 ml Wasser mischen.

Vergleichslösung A_2 (Trübungsvergleich)

0,75 ml Chlorid-Verdünnung III (RV), 1,0 ml verdünnte Salpetersäure (12,6% G/V), 0,2 ml Silbernitrat-Lösung R2 (1,7% G/V) und 0,05 ml Wasser mischen.

Vergleichslösung A_3 (Trübungsvergleich)

0,15 ml Chlorid-Verdünnung II (RV), 1,0 ml verdünnte Salpetersäure (12,6% G/V), 0,2 ml Silbernitrat-Lösung R2 (1,7 G/V) und 0,65 ml Wasser mischen.

Vergleichslösung B_1 (Trübungsvergleich)

0,25 ml Chlorid-Verdünnung III (RV), 5,0 ml verdünnte Salpetersäure (12,6% G/V), 1,0 ml Silbernitrat-Lösung R2 (1,7% G/V) und 3,75 ml Wasser mischen.

Vergleichslösung B_2 (Trübungsvergleich)

3,75 ml Chlorid-Verdünnung III (RV), 5,0 ml verdünnte Salpetersäure (12,6% G/V), 1,0 ml Silbernitrat-Lösung R2 (1,7% G/V) und 0,25 ml Wasser mischen.

Vergleichslösung B_3 (Trübungsvergleich)

0,75 ml Chlorid-Verdünnung II (RV), 5,0 ml verdünnte Salpetersäure (12,6% G/V), 1,0 ml Silbernitrat-Lösung R2 (1,7% G/V) und 3,25 ml Wasser mischen.

Vergleichslösung B_4 (Trübungsvergleich)

1,25 ml Chlorid-Verdünnung II (RV), 5,0 ml verdünnte Salpetersäure (12,6% G/V), 1,0 ml Silbernitrat-Lösung R2 (1,7% G/V) und 2,75 ml Wasser mischen.

Xylenolorange-Indikator

1 Teil Xylenolorange mit 99 Teilen Kaliumnitrat verreiben.

Zinkiodid-Stärke-Lösung

Eine Lösung von 2 g Zink(II)-chlorid in 10 ml Wasser mit 0,4 g löslicher Stärke versetzen und die Mischung bis zur Lösung der Stärke kochen. Nach dem Abkühlen eine farblose Lösung von 0,1 g Zink als Feile und 0,2 g Iod in 1 ml Wasser hinzufügen. Die Lösung mit Wasser zu 100 ml verdünnen und filtrieren. Vor Licht geschützt aufbewahren.

Zinkstaub-Reduktionsgemisch

100 g Bariumsulfat, 1,0 g Zinkstaub und 10,0 g Mangan(II)-sulfat verreiben.

Zinn(II)-chlorid-Lösung

20 g Zinn mit 85 ml Salzsäure (36,5% G/G) bis zum Aufhören der Wasserstoffentwicklung erwärmen, anschließend erkalten lassen. Die Lösung über einem Überschuß von Zinn und vor Luft geschützt aufbewahren.

Teil 1

Acetylsalicylsäure (DAB 9)

Acidum acetylsalicylicum
Acidum acetylosalicylicum
Aspirin

Löslichkeit: Löslich in Ethanol, Ether und Chloroform; wenig löslich in Wasser.
Zur Prüfung erforderlich: Identität: Ca. 0,2 g.
Qualitätssicherung: 2,35 g.

Identität

1. Organoleptik:
Farblose Kristalle oder weißes, kristallines Pulver; geruchlos bis schwach nach Essigsäure riechend; saurer Geschmack.

2. Schmelzpunkt:
Ca. 143 °C (Sofortschmelzpunkt).

3. Dünnschichtchromatographie:
Kieselgel F_{254}
Untersuchungslösung:
a) 10 mg Substanz in 1 ml Chloroform.
b) 10 mg Substanz mit 0,5 ml verdünnter Natriumhydroxid-Lösung (8% G/V) 3 Min. erhitzen

▸ Erkalten lassen und mit verdünnter Salzsäure (7,3% G/V) ansäuern

▸ Mit 1 ml Cloroform schütteln.

Vergleichslösung: 10 mg authentische Substanz in 1 ml Chloroform.
Aufzutragende Menge: Je 10 µl der Chloroformlösungen.
Fließmittel: Petroläther (40 °C bis 60 °C)-Essigsäure (98% G/G) (9+1).
Laufhöhe: 12 cm.
Laufzeit: Ca. 60 Min.

▸ Abdunsten des Fließmittels

▸ Mit Eisen (III)-chlorid-Lösung R1 (10,5% G/V) besprühen.

In Untersuchungslösung (a) ein rotvioletter Fleck bei Rf ca. 0,1 in Höhe der Vergleichssubstanz. In Untersuchungslösung (b) ein rotvioletter Fleck bei Rf ca. 0,3 (Salicylsäure).

4. Reaktionen:
A. ▸ Etwa 50 mg Substanz in 2,5 ml Wasser einige Min. zum Sieden erhitzen

▸ Abkühlen und einige Tropfen Eisen (III)-chlorid-Lösung R1 (10,5% G/V) zufügen

▸ Mit Essigsäure (30% G/V) versetzen.

Rotviolette Färbung, die bei Zusatz von Essigsäure verschwindet (Eisen (III)-chlorid-Reaktion auf Phenole und Enole).

B. ▶ Etwa 100 mg Substanz mit 1 ml Ethanol 96 % (V/V) und 1 ml Schwefelsäure 96 % (G/G) erwärmen

▶ Geruch prüfen.

Geruch nach Ethylacetat (durch Verseifen der Acetylsalicylsäure entstandene Essigsäure wird zu Ethylacetat verestert).

Einige Untersuchungen zur Qualitätssicherung

1. Reinheit

A. Aussehen der Lösung:
▶ 1,0 g Substanz in 9 ml Ethanol 96 % (V/V) lösen

▶ Lösung in Neßler-Zylindern bei Tageslicht in 4 cm Schichtdicke von oben gegen einen dunklen Untergrund mit Ethanol 96 % (V/V) vergleichen (Trübungsvergleich)

▶ Die Proben in gleicher Weise gegen einen weißen Untergrund vergleichen (Farbvergleich).

Die Lösung muß klar und farblos sein. Trübungen und Färbungen zeigen Verunreinigungen an.

B. Schwermetalle:
a) ▶ 0,75 g Substanz in 9 ml Aceton lösen und mit Wasser zu 15 ml verdünnen

b) ▶ 12 ml der Lösung nach (a) mit 2 ml Pufferlösung pH 3,5 (RV) versetzen

▶ 1,2 ml Thioacetamid-Reagenz (RV) zufügen (Prüflösung)

c) ▶ 1 ml Blei-Standardlösung (100 ppm Pb) (RV) mit 60 ml Wasser und 40 ml Aceton verdünnen (Blei-Standardlösung 1 ppm Pb)

▶ 2 ml Lösung nach (a) mit 10 ml Blei-Standardlösung (1 ppm Pb) mischen

▶ 2 ml Pufferlösung pH 3,5 (RV) zufügen

▶ 1,2 ml Thioacetamid-Reagenz (RV) zufügen (Vergleichslösung)

▶ Nach 2 Min. Lösung (b) und (c) in Neßler-Zylindern bei Tageslicht von oben gegen einen weißen Untergrund vergleichen.

Die Prüflösung (b) darf nicht stärker braun gefärbt sein als die Vergleichslösung (c). Andernfalls liegen unzulässige Verunreinigungen durch Schwermetalle vor (Schwermetallsulfide).

C. Salicylsäure:
a) ▶ 0,10 g Substanz in einer Mischung von 5 ml Ethanol 96 % (V/V) und 15 ml Wasser lösen

▶ Mit 0,05 ml einer Lösung von Eisen (III)-chlorid (0,5 % G/V) versetzen (Prüflösung)

b) ▶ Gleichzeitig eine Mischung von 4 ml Ethanol 96 % (V/V), 0,1 ml Essigsäure (30 % G/V) und 15 ml Wasser mit 0,05 ml einer Lösung von Eisen(III)-chlorid (0,5 % G/V) versetzen

Teil 1 — Acetylsalicylsäure

- ▸ 1 ml einer Lösung von 5,0 mg Salicylsäure in 100 ml Ethanol 96 % (V/V) zugeben (Vergleichslösung)
- ▸ Nach 1 Min. Lösung (a) und (b) in Neßler-Zylindern bei Tageslicht von oben gegen einen weißen Untergrund vergleichen.

Die Prüflösung (a) darf nicht stärker gefärbt sein als die Vergleichslösung (b). Andernfalls liegen unzulässige Verunreinigungen durch freie Salicylsäure vor (Eisen (III)-chlorid-Reaktion auf Phenole und Enole).

2. Gehaltsbestimmung

- ▸ Etwa 0,500 g Substanz, genau gewogen, in 10 ml Ethanol 96 % (V/V) lösen
- ▸ 25,0 ml 0,5 N-Natriumhydroxid-Lösung zusetzen
- ▸ Kolben verschlossen 1 Std. lang stehenlassen
- ▸ 0,2 ml Phenolphthalein-Lösung (RV) zusetzen
- ▸ Mit 0,5 N-Salzsäure bis zur Entfärbung titrieren
- ▸ Unter gleichen Bedingungen Blindversuch durchführen.

Verseifung und Umsetzung der Corboxylgruppe mit Natronlauge.

1 ml 0,5 N-Natriumhydroxid-Lösung entspricht 45,04 mg Acetylsalicylsäure.
Verbrauch bei 0,5000 g Einwaage mindestens 11,05 ml und höchstens 11,21 ml 0,5 N-Natriumhydroxidlösung (F = 1,000).

Entspricht einem Gehalt von mindestens 99,5 % und höchstens 101,0 %.

Weitere Prüfungen (DAB 9)
In der Apotheke durchführbar: Trocknungsverlust, Sulfatasche.
Des weiteren: Verwandte Substanzen.

Teil 1

Aluminiumacetat-tartrat-Lösung
(DAB 9)

Aluminii acetatis tartratis solutio
Liquor Aluminii acetico-tartarici

Herstellung:

Aluminiumsulfat	30,0 Gew.-Teile
Essigsäure (99 % G/G)	10,9 Gew.-Teile
Calciumcarbonat	13,5 Gew.-Teile
Wasser	160,0 Gew.-Teile
Weinsäure	nach Bedarf

Das Aluminiumsulfat bei Raumtemperatur in 135 Teilen Wasser lösen und in diese Lösung das Calciumcarbonat in kleinen Anteilen unter ständigem Rühren eintragen (starke Gasentwicklung). Nach Beendigung der Gasentwicklung die Mischung aus 10,9 Teilen Essigsäure (99 % G/G) und 25 Teilen Wasser zusetzen. Mindestens 3 Tage unter gelegentlichem Rühren stehenlassen, bis keine Gasentwicklung mehr auftritt und der Niederschlag sich abgesetzt hat. Durch ein Faltenfilter filtrieren und in je 100 Teilen des Filtrats 3,5 Teile Weinsäure lösen.

Zur Prüfung erforderlich: Identität: Ca. 3 ml.
Qualitätssicherung: Ca. 13 ml.

Identität

1. Organoleptik:
Klare, farblose bis schwach gelbliche Flüssigkeit; Geruch nach Essigsäure; süßlicher zusammenziehender Geschmack.

2. Relative Dichte:
1,044 bis 1,058.

3. Reaktionen:

A. ▸ 2 ml Substanz mit 2 ml Wasser verdünnen

▸ 0,2 ml verdünnte Ammoniaklösung R1 (10 % G/V) zufügen

▸ Niederschlag abfiltrieren

▸ In 4 Teile teilen und getrennt auf Löslichkeit in Salzsäure (36,5 % G/G), Essigsäure (30 % G/V), verdünnter Natriumhydroxid-Lösung (8 % G/V) und konz. Ammoniak-Lösung (26 % G/V) prüfen.

Weißer, gallertartiger Niederschlag von Aluminiumhydroxid. Löslich in Salzsäure, Essigsäure und Natriumhydroxid-Lösung; unlöslich in Ammoniak-Lösung.

B. ▸ 1 ml Substanz mit 5 ml Wasser verdünnen

▸ Mit 0,3 ml Eisen(III)-chlorid-Lösung R1 (10,5 % G/V) versetzen

▸ 0,45 ml Salzsäure R1 (25 % G/V) zufügen.

Rotbraune Färbung, die nach Zusatz von Salzsäure verschwindet (Bildung rot bis rotbraun gefärbter Eisen-acetat-Komplexe, die durch Salzsäure zerstört werden).

C. ▶ 2 Tropfen Substanz mit 2 Tropfen einer Lösung von
Kaliumbromid (10% G/V) versetzen

▶ 2 Tropfen einer Lösung von Resorcin (2% G/V)
zufügen

▶ 3 ml Schwefelsäure (96% G/G) zufügen

▶ 5 bis 10 Min. im siedenden Wasserbad erhitzen

▶ Abkühlen und eingießen in Wasser.

Tiefblaue Färbung, die nach Eingießen in Wasser nach Rot umschlägt (Reaktion nach Pesez auf Weinsäure).

Einige Untersuchungen zur Qualitätssicherung

1. Reinheit

A. Aussehen der Substanz:
▶ Substanz in Neßler-Zylindern in 4 cm Schichtdicke von oben bei Tageslicht gegen einen dunklen Untergrund mit Wasser vergleichen (Trübungsvergleich)

▶ Die Proben in gleicher Weise gegen einen weißen Untergrund mit folgender Farbvergleichslösung vergleichen: 12,5 ml Farbreferenzlösung G mit 87,5 ml Salzsäure (1% G/V) mischen.

Die Substanz muß klar sein und darf nicht stärker gefärbt sein als die Farbvergleichslösung. Trübungen und stärkere Färbungen zeigen Verunreinigungen an (z. B. durch Eisensalze).

B. pH-Wert:
▶ 0,50 g Substanz mit Wasser zu 10,0 ml verdünnen

▶ Mit Spezialindikatorpapier pH-Wert prüfen

Der pH-Wert muß größer als 3,1 sein.

C. Hexacyanoferrat(II):
▶ 5 ml Lösung nach B. mit 0,1 ml Eisen(III)-chlorid-Lösung R2 (1,3% G/V) versetzen

▶ 15 Min. beobachten

Es darf innerhalb 15 Min. keine Blaufärbung auftreten, andernfalls liegen unzulässige Verunreinigungen durch Hexacyanoferrat(II) vor.

2. Gehaltsbestimmung

Aluminium:
▶ Ca. 2,500 g Substanz in einen 500 ml-Erlenmeyerkolben genau einwägen

▶ In 20 ml Ethanol lösen

▶ Mit 25,0 ml 0,1 M-Natriumedetat-Lösung versetzen

▶ Eine Mischung aus 5 ml einer Lösung von Ammoniumacetat (15,4% G/V) und 5 ml verdünnter Essigsäure (12% G/V) zufügen

▶ 2 Min. zum Sieden erhitzen

▶ Abkühlen und 50 ml Ethanol 96% (V/V) zufügen

Komplexometrische Bestimmung der Aluminium-Ionen durch Rücktitration.

Aluminiumacetat-tartrat-Lösung

- 3 ml einer frisch hergestellten Lösung von Dithizon (0,025 % G/V) in Ethanol 96 % (V/V) zufügen
- Rücktitration mit 0,1 M-Zinksulfat-Lösung bis zum Umschlag von Grünlichblau bis nach Rotviolett

1 ml 0,1 M-Natriumedetat-Lösung entspricht 2,698 mg Aluminium.

Verbrauch für 2,5000 g Einwaage mindestens 12,05 ml und höchstens 13,43 ml 0,1 M-Natriumedetat-Lösung (F = 1,000).

Entspricht einem Gehalt von mindestens 1,30 % und höchstens 1,45 % Aluminium.

Weitere Prüfungen (DAB 9)
In der Apotheke durchführbar: Acidität, Eisen, Schwermetalle, Calcium, Sulfat, Gehaltsbestimmung für Essigsäure.

Teil 1

Aluminiumchlorid Hexahydrat
(DAC 86, DAB 9-R)

Aluminiumchlorid · 6 H$_2$O
Aluminiumchlorid
Aluminii chloridum hexahydricum
Aluminium chloratum hexahydricum

Löslichkeit: Löslich in Wasser, Ethanol und Ether.
Zur Prüfung erforderlich: Identität: 0,4 g.
Qualitätssicherung: 0,75 g.

Identität

1. Organoleptik:
Farblose Kristalle oder weißes bis schwach gelbliches, kristallines Pulver; geruchlos; süßer, stark zusammenziehender Geschmack. Hygroskopisch.

2. Reaktionen:
A. ▶ Ca. 0,3 g Substanz in 5 ml Wasser lösen

   ▶ Mit Universalindikatorpapier pH-Wert prüfen

   pH-Wert ca. 3.

   ▶ Tropfenweise mit einer Mischung aus gleichen Volumenteilen Ammoniumchlorid-Lösung (10,7 % G/V) und verdünnter Ammoniaklösung R1 (10 % G/V) versetzen

   Weißer, gallertartiger Niederschlag von Aluminiumhydroxid. Löslich in Salzsäure, Essigsäure und Natriumhydroxid-Lösung; unlöslich in Ammoniaklösung.

   ▶ Niederschlag abfiltrieren, in 4 Teile teilen und getrennt auf Löslichkeit in Salzsäure (36,5 % G/G), Essigsäure (30 % G/V), verdünnter Natriumhydroxid-Lösung (8 % G/V) und konz. Ammoniaklösung (26 % G/V) prüfen.

B. ▶ Ca. 0,1 g Substanz in 2 ml Wasser lösen

   ▶ Mit verdünnter Salpetersäure (12,6 % G/V) ansäuern

   ▶ Tropfenweise mit Silbernitrat-Lösung R1 (4,25 % G/V) versetzen.

   Weißer, sich zusammenballender Niederschlag von Silberchlorid.

Einige Untersuchungen zur Qualitätssicherung

1. Reinheit

Aussehen der Lösung:
▶ 0,5 g Substanz in 10 ml Wasser lösen

▶ In Neßler-Zylindern bei Tageslicht in 4 cm Schichtdicke von oben gegen einen dunklen Untergrund mit Wasser vergleichen (Trübungsvergleich)

▶ Die gleichen Proben gegen einen weißen Untergrund vergleichen (Farbvergleich).

Die Lösung muß klar und farblos sein. Trübungen und Färbungen zeigen Verunreinigungen an.

2. Gehaltsbestimmung

- Ca. 0,250 g Substanz, genau gewogen, in einem 300-ml-Erlenmeyerkolben in 20 ml Wasser lösen
- 25,0 ml 0,05 M-Natriumedetat-Lösung zufügen
- 5 ml Ammoniumacetat-Lösung (15,5 % G/V) und 5 ml Essigsäure (12 % G/V) zufügen
- 2 Min. zum Sieden erhitzen
- Abkühlen und 50 ml wasserfreies Ethanol 99,5 % (V/V) und 3 ml Dithizon-Lösung (RV) zufügen
- Mit 0,1 M-Zinksulfatlösung bis zur Rotviolettfärbung zurücktitrieren.

Komplexometrische Bestimmung der Aluminium-Ionen durch Rücktitration.

1 ml 0,1 M-Natriumedetat-Lösung entspricht 24,14 mg Aluminiumchlorid Hexahydrat.

Verbrauch bei 0,2500 g Einwaage 10,05 ml bis 10,67 ml 0,1 M-Natriumedetat-Lösung (F = 1,000).

Entspricht einem Gehalt von 97 bis 103 % Aluminiumchloridhexahydrat.

Weitere Prüfungen (DAC 86)
In der Apotheke durchführbar: Schwermetalle, Eisen, Calcium, Magnesium, Sulfat.

Teil 1

Aluminiumkaliumsulfat (DAB 9)

Alumen[1])
Alaun
Kaliumalaun
Kaliumaluminiumsulfat

Löslichkeit: Löslich in Wasser und Glycerol; praktisch unlöslich in Ethanol.
Zur Prüfung erforderlich: Identität: 1,1 g.
Qualitätssicherung: 1 g.

Identität

1. Organoleptik:
Farblose, durchscheinende, kristalline Masse oder körniges Pulver; geruchlos; süßlicher, zusammenziehender Geschmack.

2. Reaktionen:

A. ▶ 0,5 g Substanz in 10 ml Wasser lösen

▶ Mit einer Mischung aus gleichen Volumenteilen Ammoniumchlorid-Lösung (10,7 % G/V) und verdünnter Ammoniaklösung R1 (10 % G/V) versetzen

▶ Niederschlag abfiltrieren, in 4 Teile teilen und getrennt auf Löslichkeit in Salzsäure (36,5 % G/G), Essigsäure (30 % G/V), verdünnter Natriumhydroxid-Lösung (8 % G/V) und konzentrierter Ammoniaklösung (25 % G/G) prüfen.

Weißer, gallertartiger Niederschlag von Aluminiumhydroxid. Löslich in Salzsäure, Essigsäure und Natriumhydroxidlösung; unlöslich in Ammoniaklösung.

B. ▶ 0,1 g Substanz in 3 ml Wasser lösen

▶ Mit Salzsäure (36,5 % G/G) ansäuern

▶ Mit Bariumchlorid-Lösung R1 (6,1 % G/V) versetzen.

Weißer Niederschlag von Bariumsulfat.

C. ▶ 0,5 g Substanz in 10 ml Wasser lösen

▶ Mit 0,5 g festem Natriumhydrogencarbonat schütteln

▶ Filtrieren

▶ 2 ml Filtrat mit 10 Tropfen einer gesättigten Lösung von Weinsäure versetzen und kühlen.

Abtrennung von Aluminium durch Fällung als Hydroxid.

Nach einigen Sekunden weißer, kristalliner Niederschlag von Kaliumhydrogentartrat.

Einige Untersuchungen zur Qualitätssicherung
Reinheit

A. **pH-Wert:**
▶ 1,0 g Substanz in Wasser zu 10,0 ml lösen

▶ Mit Spezialindikatorpapier pH-Wert prüfen.

pH-Wert 3,0 bis 3,5.

---

[1]) Aluminiumkaliumsulfat liegt als Dodekahydrat vor.

Aluminiumkaliumsulfat — Teil 1

B. **Aussehen der Lösung:**
   - Die Lösung nach A. auf 20,0 ml verdünnen
   - Lösung in Neßler-Zylindern bei Tageslicht in 4 cm Schichtdicke von oben gegen einen dunklen Untergrund mit Wasser vergleichen (Trübungsvergleich)
   - Die gleichen Proben gegen einen weißen Untergrund vergleichen (Farbvergleich).

   Die Lösung muß klar und farblos sein. Trübungen und Färbungen zeigen Verunreinigungen an.

C. **Schwermetalle:**
   a)
   - 12 ml Lösung nach B. mit 2 ml Pufferlösung pH 3,5 (RV) mischen
   - 1,2 ml Thioacetamid-Reagenz (RV) zusetzen (Prüflösung)

   b)
   - Gleichzeitig 10 ml Blei-Standardlösung (1 ppm Pb) (RV) mit 2 ml Lösung nach B. mischen
   - Mit 2 ml Pufferlösung pH 3,5 (RV) mischen
   - 1,2 ml Thioacetamid-Reagenz (RV) zusetzen (Vergleichslösung)
   - Nach 2 Min. Lösung (a) und (b) in Neßler-Zylindern bei Tageslicht von oben gegen einen weißen Untergrund vergleichen.

   Die Prüflösung (a) darf nicht stärker braun gefärbt sein als die Vergleichslösung (b), andernfalls liegen unzulässige Verunreinigungen durch Schwermetalle vor (Schwermetallsulfide).

Weitere Prüfungen (DAB 9)
In der Apotheke durchführbar: Ammonium, Eisen, Gehaltsbestimmung.

Teil 1

> # Ammoniak-Lösung, konzentrierte, 26%
> (DAB 9-R)
>
> Ammonii hydroxidi solutio
> 26 per centum
> Liquor Ammonii caustici
> triplex
> Salmiakgeist 26%

Löslichkeit: Mit Wasser und Ethanol in jedem Verhältnis mischbar.
Zur Prüfung erforderlich: Identität: Ca. 2,5 ml.
                             Qualitätssicherung: Ca. 66 ml.

Identität

1. Organoleptik:
Klare, farblose Flüssigkeit; stechender, charakteristischer Geruch. Wirkt auf die Schleimhäute ätzend.

2. Relative Dichte:
0,903 bis 0,909 (Tabelle Seite 33).

3. Reaktionen:

A. ▸ 0,5 ml Substanz in eine Porzellanschale geben   *Bildung eines weißen Nebels von Ammoniumchlorid.*
    ▸ Einen mit konzentrierter Salzsäure befeuchteten Glasstab darüber halten.

B. ▸ 1 Tropfen Substanz in 10 ml Wasser lösen
    ▸ 2 Tropfen dieser Mischung mit 5 ml Wasser verdünnen
    ▸ Mit Universalindikatorpapier pH-Wert prüfen   *pH-Wert ca. 8. Phenolphthalein schlägt nach Rot um.*
    ▸ 1 Tropfen Phenolphthalein-Lösung (RV) zufügen.

4. Gehaltsbestimmung[1]

▸ 50,0 ml 1 N-Salzsäure in einen Erlenmeyerkolben mit Glasstopfen einpipettieren   *Alkalimetrische Titration von Ammoniumhydroxid.*

▸ Kolben mit Inhalt genau wägen

▸ Etwa 2 ml Substanz hinzufügen

▸ Erneut genau wägen

▸ Methylrot-Mischindikator-Lösung (RV) zufügen

▸ Mit 1 N-Natriumhydroxid-Lösung bis zum Umschlag nach Grün titrieren.

1 ml 1 N-Salzsäure entspricht 17,03 mg Ammoniak.
Verbrauch bei 1,8000 g Einwaage zwischen 26,42 ml und 28,54 ml 1 N-Salzsäure (F = 1,000).   *Entspricht einem Gehalt von 25,0 bis 27,0% (G/G).*

---

[1] Der Gehalt läßt sich auch aus der relativen Dichte ermitteln (Tabelle Seite 33).

Apothekengerechte Prüfvorschriften 1988, 2. Erg.-Lfg.

Ammoniak-Lösung — Teil 1

Einige Untersuchungen zur Qualitätssicherung
Reinheit

A. Aussehen der Lösung:
- 2 ml Substanz mit 8 ml Wasser mischen
- In Neßler-Zylindern bei Tageslicht in 4 cm Schichtdicke von oben gegen einen dunklen Untergrund mit Wasser vergleichen (Trübungsvergleich)
- Die gleichen Proben in gleicher Weise gegen einen weißen Untergrund vergleichen (Farbvergleich).

Die Lösung muß klar und farblos sein. Trübungen und Färbungen zeigen Verunreinigungen an.

B. Verdampfungsrückstand:
- 55 ml Substanz auf dem Wasserbad bis zur Trockne eindampfen (Abzug)
- Bei 105 °C bis zur Gewichtskonstanz trocknen.

Der Verdampfungsrückstand darf höchstens 0,002 % betragen (G/V).

C. Schwermetalle:
a)
- Rückstand von B. mit 0,25 ml Essigsäure (12 % G/V) aufnehmen
- Mit destilliertem Wasser auf 20 ml auffüllen

b)
- 12 ml der Lösung nach (a) mit 2 ml Pufferlösung pH 3,5 (RV) mischen
- Mit 1,2 ml Thioacetamid-Reagenz (RV) versetzen (Prüflösung)

c)
- Gleichzeitig 2 ml Lösung nach (a) mit 10 ml Blei-Standardlösung (2 ppm Pb) versetzen
- 2 ml Pufferlösung pH 3,5 (RV) und 1,2 ml Thioacetamid-Lösung (RV) zufügen (Vergleichslösung)
- Nach 2 Min. Lösung (b) und (c) bei Tageslicht von oben gegen einen weißen Untergrund vergleichen.

Die Prüflösung (b) darf nicht stärker braun gefärbt sein als die Vergleichslösung (c), andernfalls liegen unzulässige Verunreinigungen durch Schwermetalle vor (Schwermetallsulfide).

D. Pyridin und oxidierbare Stoffe:
- Zu 100 ml verdünnter Schwefelsäure (9,8 % G/V) vorsichtig unter Kühlung 8,8 ml Substanz zufügen
- Mit 0,75 ml 0,01 N-Kaliumpermanganat-Lösung versetzen
- 5 Min. lang stehen lassen.

Während der Zugabe der Substanz zur Schwefelsäure darf kein Geruch nach Pyridin bzw. kein teerartiger Geruch wahrnehmbar sein. Die rosa Färbung muß mindestens 5 Min. erhalten bleiben.

Weitere Prüfungen (DAB 9-R)
In der Apotheke durchführbar: Eisen, Carbonat, Chlorid, Sulfat.
Des weiteren: Pyridin (photometrisch).

Teil 1 **Ammoniak-Lösung**

Ermittlung des Ammoniak-Gehaltes in Prozent (G/G) von Ammoniak-Lösungen aus der relativen Dichte bei 20 °C.

Relative Dichte	0,9788	0,9630	0,9592	0,9555	0,9518	0,9413	0,9246
% (G/G)	5	9	10	11	12	15	20
Relative Dichte	0,9213	0,9180	0,9148	0,9117	0,9086	0,9056	0,9026
% (G/G)	21	22	23	24	25	26	27
Relative Dichte	0,8996	0,8966	0,8936				
% (G/G)	28	29	30				

Teil 1

Ammoniak-Lösung 10 % (DAB 9)

Ammonii hydroxidi
solutio 10 per centum
Liquor Ammonii caustici
Salmiakgeist

Löslichkeit: Mit Wasser und Ethanol in jedem Verhältnis mischbar.
Zur Prüfung erforderlich: Identität: 6 ml.
Qualitätssicherung: ca. 80 ml.

Identität

1. Organoleptik:
Klare, farblose Flüssigkeit, stechender, charakteristischer Geruch. Wirkt auf die Schleimhäute ätzend.

2. Relative Dichte:
0,957 bis 0,961 (Tabelle Seite 33).

3. Reaktionen:
A. Wie bei konzentrierter Ammoniak-Lösung. — *Bildung eines weißen Nebels von Ammoniumchlorid.*

B. Wie bei konzentrierter Ammoniak-Lösung. Es ist von 0,5 ml Substanz auszugehen. — *pH-Wert ca. 9. Phenolphthalein schlägt nach Rot um.*

4. Gehaltsbestimmung[1]
Wie bei konzentrierter Ammoniak-Lösung, mit 5 ml Substanz.

1 ml 1 N-Salzsäure entspricht 17,03 mg Ammoniak.
Verbrauch bei 4,7000 g Einwaage zwischen 26,77 ml und 28,42 ml 1 N-Salzsäure (F = 1,000). — *Entspricht einem Gehalt von 9,7 bis 10,3 % (G/G).*

Einige Untersuchungen zur Qualitätssicherung
Reinheit

Die Untersuchungen entsprechen den für konzentrierte Ammoniak-Lösung vorgesehenen Verfahren mit entsprechend erhöhter Einwaage.

A. Aussehen der Lösung:
Die Vergleiche mit der unverdünnten Substanz ausführen.

B. Verdampfungsrückstand:
Es sind 50 ml Substanz, genau gewogen, einzudampfen. — *Der Rückstand darf höchstens 5 mg betragen.*

---

[1] Der Gehalt läßt sich auch aus der relativen Dichte ermitteln (Tabelle Seite 33).

Ammoniaklösung 10 %   Teil 1

C. Schwermetalle:
- a) ▶ Rückstand von B. mit 1 ml verdünnter Salpetersäure 12,5 % (G/V) aufnehmen
  - ▶ Mit destilliertem Wasser zu 20 ml verdünnen
- b) ▶ 3,0 ml der Lösung nach (a) mit Wasser zu 15 ml verdünnen
  - ▶ 12 ml dieser Lösung mit 2 ml Pufferlösung pH 3,5 (RV) mischen
  - ▶ Mit 1,2 ml Thioacetamid-Reagenz (RV) versetzen (Prüflösung)
- c) ▶ Gleichzeitig 2 ml Lösung nach (a) mit 10 ml Blei-Standardlösung (2 ppm Pb) versetzen
  - ▶ Mit 2 ml Pufferlösung pH 3,5 (RV) mischen
  - ▶ 1,2 ml Thioacetamid-Lösung (RV) zufügen
  - ▶ Nach 2 Min. Lösung (b) und (c) bei Tageslicht gegen einen weißen Untergrund vergleichen.

Die Prüflösung (b) darf nicht stärker braun gefärbt sein als die Vergleichslösung (c), andernfalls liegen unzulässige Verunreinigungen durch Schwermetalle vor (Schwermetallsulfide).

D. Reduzierende Substanzen:
- ▶ 20 ml verdünnte Schwefelsäure 9,8 % (G/V) in einem Becherglas mit Leitungswasser abkühlen
- ▶ Unter ständiger Kühlung vorsichtig tropfenweise 5,0 ml Substanz zufügen
- ▶ Mit 0,1 ml 0,1 N-Kaliumpermanganat-Lösung versetzen
- ▶ 5 Min. lang stehen lassen.

Die rosa Färbung muß mindestens 5 Min. lang bestehen bleiben.

Weitere Prüfungen (DAB 9)
In der Apotheke durchführbar: Carbonat, Chlorid, Sulfat, Calcium, Eisen.

Teil 1

Ammoniumbituminosulfonat (DAB 9)

Ammonii bituminosulfonas
Ammonium bituminosulfonicum
Ammonium sulfoichthyolicum
Ichthyol

Löslichkeit: Mischbar mit Wasser, Fetten, Glycerol, Vaselin; teilweise löslich in Ethanol 90 % (V/V) und Ether.

Zur Prüfung erforderlich: Identität: 0,5 g.
Qualitätssicherung: 3,0 g.

Identität

1. Organoleptik:
Zähe, teerartige, in dünner Schicht braune, in dicker Schicht schwarze Flüssigkeit von charakteristischem Geruch.

2. Reaktionen:

A. ▶ 0,5 g Substanz in 5 ml warmem Wasser lösen und abkühlen

▶ 2 ml Lösung mit Salzsäure (25 % G/V) versetzen.

Dunkler, harzartiger Niederschlag durch höhermolekulare Produkte.

B. 2 ml Lösung nach A. mit 0,5 ml verdünnter Natriumhydroxid-Lösung (8 % G/V) versetzen und erwärmen.

Geruch nach Ammoniak.

Einige Untersuchungen zur Qualitätssicherung

1. Reinheit

Alkalisch oder sauer reagierende Verunreinigungen:

▶ Ca. 2,500 g Substanz, genau gewogen, in 25 ml warmem Wasser lösen

▶ Lösung in einen 250-ml-Meßkolben spülen

▶ Mit 200 ml Natriumchlorid-Lösung (20 % G/G) versetzen und mit Wasser auf 250 ml auffüllen

▶ Filtrieren und die ersten 20 ml des Filtrats verwerfen

▶ 20,0 ml des Filtrats mit 0,10 ml Methylrot-Lösung (RV) versetzen (Prüflösung)

▶ Zu 10,0 ml Prüflösung 0,2 ml 0,02 N-Salzsäure zufügen

▶ Zu weiteren 10,0 ml Prüflösung 0,2 ml 0,02 N-Natriumhydroxid-Lösung zufügen.

Die mit Salzsäure versetzte Lösung muß rot gefärbt sein, andernfalls liegen alkalisch reagierende Verunreinigungen vor. Die mit Natriumhydroxid versetzte Lösung muß gelb gefärbt sein, andernfalls liegen sauer reagierende Verunreinigungen vor.

2. Gehaltsbestimmung

A. Gesamtammoniak:

- Weitere 100,0 ml des bei der Reinheitsprüfung erhaltenen Filtrats mit 25 ml Formaldehydlösung (36% G/V) versetzen, die zuvor mit 0,1 N-Natriumhydroxid-Lösung gegen Phenolphthalein-Lösung R1 (DAB 9) (RV) neutralisiert wurde

Formoltitration des Ammoniums.

- 1 ml Phenolphthalein-Lösung R1 (DAB 9) (RV) zufügen

- Mit 0,1 N-Natriumhydroxid-Lösung bis zur schwachen Rosafärbung titrieren.

1 ml 0,1 N-Natriumhydroxid-Lösung entspricht 1,703 mg Ammoniak.

Verbrauch bei 2,5000 g Einwaage (zur Reinheitsprüfung) mindestens 36,69 ml und höchstens 51,37 ml 0,1 N-Natriumhydroxid-Lösung (F = 1,000).

Entspricht einem Gehalt von mindestens 2,5 und höchstens 3,5% Gesamtammoniak.

B. Trockenrückstand:

- Etwa 0,500 g Substanz, genau gewogen, in einem Wägeglas (45 bis 55 mm Durchmesser, 20 bis 30 mm Höhe) mit einem Glasstab mit 2 ml Wasser verreiben

- Glasstab mit möglichst wenig Wasser abspülen

- Auf dem Wasserbad eindampfen (Abzug!)

- Rückstand 4 Std. lang bei 105 °C im Trockenschrank trocknen.

Der Trockenrückstand muß mindestens 50,0% und darf höchstens 56,0% betragen.

Weitere Prüfungen (DAB 9)
In der Apotheke durchführbar: Asche, Gesamtschwefel, Sulfatschwefel.

Teil 1

Ammoniumchlorid (DAB 9)

Ammonii chloridum
Ammonium chloratum

Löslichkeit: Löslich in Wasser.
Zur Prüfung erforderlich: Identität: Ca. 0,2 g.
Qualitätssicherung: 4,9 g.

Identität

1. Organoleptik:
Weißes Pulver oder farblose Kristalle; geruchlos; salziger Geschmack.

2. Reaktionen:

A. ▸ Eine erbsengroße Probe der Substanz mit einigen Tropfen konzentrierter Natriumhydroxid-Lösung (40 % G/V) in einem kleinen Mörser verreiben

   ▸ Angefeuchtetes Universalindikatorpapier über den Mörser halten

   ▸ Geruch prüfen.

   Alkalische Reaktion und Geruch nach Ammoniak zeigen Ammonium an.

B. ▸ 5 g Substanz in Wasser zu 50 ml lösen (Prüflösung)

   ▸ 2 ml Prüflösung mit einigen Tropfen verdünnter Salpetersäure (12,5 % G/V) versetzen

   ▸ Einige Tropfen Silbernitrat-Lösung R1 (4,25 % G/V) zusetzen

   ▸ Verdünnte Ammoniak-Lösung R1 (10 % G/V) zufügen.

   Es entsteht ein weißer Niederschlag (Silberchlorid), der in Ammoniak löslich ist.

Einige Untersuchungen zur Qualitätssicherung

1. Reinheit

A. Aussehen der Lösung:

▸ Prüflösung nach 2. B. in Neßler-Zylindern bei Tageslicht in 4 cm Schichtdicke von oben gegen einen dunklen Untergrund mit Wasser vergleichen (Trübungsvergleich)

▸ Die gleichen Proben in gleicher Weise gegen einen weißen Untergrund vergleichen (Farbvergleich).

Die Lösung muß klar und farblos sein. Trübungen und Färbungen zeigen Verunreinigungen an.

Ammoniumchlorid — Teil 1

B. **Sauer oder alkalisch reagierende Verunreinigungen:**
   - 10 ml Prüflösung nach 2. B. mit 1 Tropfen Methylrot-Lösung (RV) versetzen
   - Ist die Lösung rot gefärbt, 0,5 ml 0,01 N-Natriumhydroxid-Lösung zusetzen
   - Ist die Lösung nach Methylrot-Zusatz gelb gefärbt, 0,5 ml 0,01 N-Salzsäure zusetzen.

Nach Methylrot-Zusatz ist die Lösung entweder rot oder gelb gefärbt. Die zunächst rot gefärbte Lösung muß sich nach Zusatz von Natriumhydroxid gelb färben, andernfalls liegen sauer reagierende Verunreinigungen vor. Die zunächst gelb gefärbte Lösung muß sich mit Salzsäure rot färben, andernfalls liegen alkalisch reagierende Verunreinigungen vor.

C. **Schwermetalle:**
   a)
   - 12 ml Lösung nach 2. B. mit 1,2 ml Thioacetamid-Reagenz (RV) versetzen
   - 2 ml Pufferlösung pH 3,5 (RV) zufügen (Prüflösung)

   b)
   - Gleichzeitig 2 ml Lösung nach 2. B. mit 10 ml Blei-Standardlösung (1 ppm Pb) (RV) versetzen
   - 1,2 ml Thioacetamid-Reagenz (RV) hinzufügen
   - 2 ml Pufferlösung pH 3,5 (RV) zufügen (Vergleichslösung)
   - Nach 2 Min. Lösungen (a) und (b) gegen einen weißen Untergrund vergleichen.

Die Prüflösung (a) darf nicht stärker braun gefärbt sein als die Vergleichslösung (b), andernfalls liegen unzulässige Verunreinigungen durch Schwermetalle vor (Schwermetallsulfide).

D. **Bromid, Iodid:**
   - 10 ml Lösung nach 2. B. mit 5 Tropfen verdünnter Salzsäure (7,3 % G/V) und 2 Tropfen Chloramin-T-Lösung 2 % (RV) versetzen
   - Nach 1 Min. 2 ml Chloroform hinzufügen
   - Kräftig schütteln.

Die Chloroformschicht muß farblos bleiben, Gelb-, Braun- oder Violettfärbung zeigt Bromid oder Iodid an.

2. Gehaltsbestimmung

- 0,100 g Substanz, genau gewogen, in 20 ml Wasser lösen
- 5 ml gegen Phenolphthalein-Lösung (RV) neutralisierte Formaldehyd-Lösung (36 % G/V) zusetzen
- Nach 2 Min. 0,2 ml Phenolphthalein-Lösung (RV) hinzufügen
- Mit 0,1 N-Natriumhydroxid-Lösung langsam titrieren.

1 ml 0,1 N-Natriumhydroxid-Lösung entspricht 5,349 mg Ammoniumchlorid.
Verbrauch bei 0,1000 g Einwaage mindestens 18,60 ml und höchstens 18,69 ml 0,1 N-Natriumhydroxid-Lösung (F = 1,000).

Titration der bei der Umsetzung der Ammonium-Ionen mit Formaldehyd zu Hexamethylentetramin entstandenen Wasserstoff-Ionen.

Entspricht einem Gehalt von 99,5 bis 100 % Ammoniumchlorid.

Weitere Prüfungen (DAB 9)
In der Apotheke durchführbar: Calcium, Eisen, Sulfat, Trocknungsverlust, Sulfatasche.

Teil 1

Anisöl (DAB 9)

Anisi aetheroleum
Oleum Anisi
Pimpinella-anisum-Fruchtöl

Löslichkeit: Mischbar mit Ethanol 90% (V/V), Ether, Toluol, Chloroform, Petroläther, flüssigen Paraffinen und fetten Ölen; praktisch nicht mischbar mit Wasser.

Zur Prüfung erforderlich: Identität: Ca. 1 Tropfen.
Qualitätssicherung: Ca. 2 g (ohne Erstarrungstemperatur).

Identität

1. Organoleptik:
Klare, farblose bis blaßgelbe Flüssigkeit, gelegentlich Kristallmasse; würziger Geruch; aromatischer, süßlicher Geschmack.

2. Relative Dichte:
0,979 bis 0,994.

3. Dünnschichtchromatographie:
Kieselgel F_{254}.
Untersuchungslösung: 20 µl Substanz in 1,0 ml Toluol.
Vergleichslösung: Je 10 µl Anisaldehyd, Anethol und Fenchon in je 1,0 ml Toluol.
Aufzutragende Menge: Je 5 µl bandförmig (15 mm × 3 mm).
Fließmittel: Toluol-Ethylacetat (98 + 2).
Laufhöhe: 12 cm.
Laufzeit: 40 Min.

▸ Abdunsten des Fließmittels

▸ Unter der UV-Lampe (254 nm) Flecke markieren

▸ Besprühen mit Molybdatophosphorsäure 20% (RV)

▸ 10 Min. lang im Trockenschrank auf 100 °C erhitzen

▸ Nachsprühen der noch warmen Platte mit 3 ml Kaliumpermanganat-Lösung in Schwefelsäure (RV)

▸ 5 Min. lang auf 100 °C erhitzen.

Fluoreszenzmindernder Fleck bei Rf ca. 0,8 (Anethol). Nach Detektion mit Molybdatophosphorsäure mehrere Flecken, u. a. bei Rf ca. 0,3 (braun-Anisaldehyd), und 0,8 (blau-Anethol) in Höhe der Vergleichssubstanzen. Nach Detektion mit Kaliumpermanganat mehrere Flecken u. a. bei Rf ca. 0,3 (dunkelblau-Anisaldehyd), und 0,8 (dunkelblau-Anethol) in Höhe der Vergleichssubstanzen.

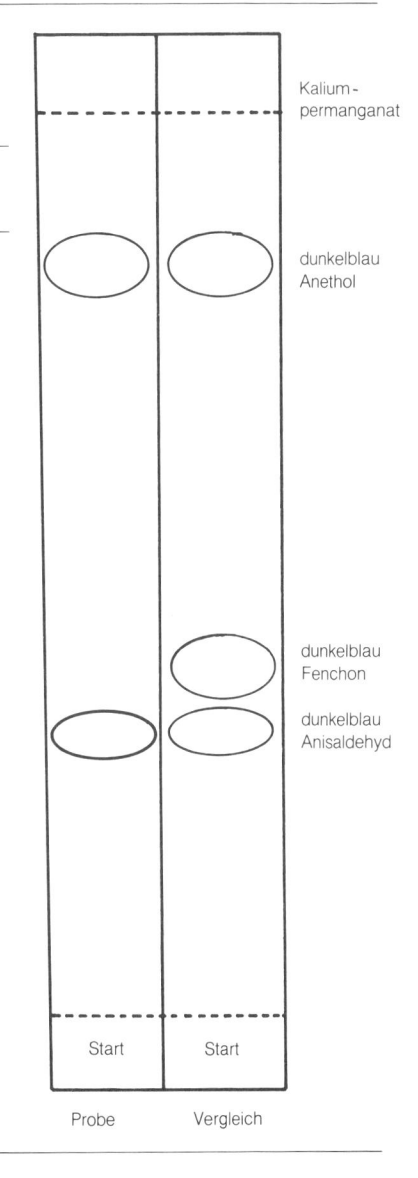

Kalium-permanganat

dunkelblau Anethol

dunkelblau Fenchon

dunkelblau Anisaldehyd

Start   Start

Probe   Vergleich

Einige Untersuchungen zur Qualitätssicherung

1. Reinheit

A. Fenchelöle:
Dünnschichtchromatographie: (vgl. Identität).

Ein dunkelblauer Fleck bei Rf ca 0,4—0,5 nach Detektion mit Kaliumpermanganat oberhalb von Anisaldehyd in Höhe der Vergleichssubstanz Fenchon zeigt Verunreinigungen durch Fenchelöle an.

B. Aussehen der Lösung:
- 1,0 ml Substanz in 3,0 ml Ethanol 90 % (V/V) lösen
- Lösung in Reagenzgläsern bei Tageslicht in 4 cm Schichtdicke von oben mit Ethanol 90 % (V/V) vergleichen (Trübungsvergleich).

Die Lösung muß klar sein. Trübungen zeigen Verunreinigungen an.

C. Fette Öle und verharzte ätherische Öle:
- 1 Tropfen Substanz auf Filterpapier tropfen
- 24 Std. liegen lassen.

Durchscheinender oder fettartiger Fleck zeigt fette Öle bzw. verharzte ätherische Öle an.

D. Fremde Ester:
- 1,0 ml Substanz in 3,0 ml einer frisch hergestellten 10prozentigen Lösung (G/V) von Kaliumhydroxid in Ethanol 96 % (V/V) lösen
- 2 Min. im siedenden Wasserbad erhitzen
- Abkühlen und 30 Min. stehenlassen.

Es darf sich kein kristalliner Niederschlag bilden. Andernfalls liegen Verunreinigungen durch fremde Ester vor.

2. Gehaltsbestimmung

Bestimmung der Erstarrungstemperatur (DAB 9) mit 6—8 g Substanz.

Die Erstarrungstemperatur muß zwischen +15 ° und +19 °C liegen. Dies entspricht einem Anetholgehalt von 80 % bis 90 %.

Weitere Prüfungen (DAB 9)
In der Apotheke durchführbar: Säurezahl, wasserlösliche Anteile, halogenhaltige Verunreinigungen.
Des weiteren: Brechungsindex.

Teil 1

Apomorphinhydrochlorid (DAB 9)

Apomorphini hydrochloridum[1])
Apomorphinum hydrochloricum

Löslichkeit: Wenig löslich in Wasser, Ethanol und Ether; praktisch unlöslich in Benzol und Chloroform.

Zur Prüfung erforderlich: Identität: Ca. 0,08 g.
Qualitätssicherung: Ca. 0,6 g.

Identität

1. Organoleptik:
Weiße oder grauweiße Kristalle oder mikrokristallines Pulver; geruchlos; schwach bitterer Geschmack. Grünfärbung unter dem Einfluß von Licht und Luft.

2. Schmelzpunkt:
293° bis 294 °C unter Zersetzung.

3. Dünnschichtchromatographie:
Kieselgel F_{254}.
Untersuchungslösung: 4 mg Substanz in 2 ml Methanol.
Vergleichslösung (a): 4 mg authentische Substanz in 2 ml Methanol.
Zur Prüfung auf Morphin (Qualitätssicherung C.) sind zusätzlich die Vergleichslösungen (b) und (c) aufzutragen.
Vergleichslösung (b): 1 mg Morphin in 1 ml Methanol.
Vergleichslösung (c): 1 ml Vergleichslösung (a) mit Methanol zu 50 ml verdünnen.
Aufzutragende Menge: Je 5 µl.
Fließmittel: Wasserfreie Ameisensäure-Wasser-Acetonitril-Ethylacetat-Dichlormethan (5+5+30+30+30).
Laufhöhe: 15 cm.
Laufzeit: Ca. 60 Min.

▶ Abdunsten des Fließmittels

▶ Unter der UV-Lampe (254 nm) Flecken markieren

▶ Besprühen mit Natriumnitrit-Lösung (3 % G/V)

▶ Einige Min. in eine leere Dünnschichtkammer stellen, die ein Schälchen mit Ammoniak-Lösung (32 % G/G) enthält

▶ Abdunsten des Ammoniaks (Abzug).

Gelblich fluoreszierender Fleck bei Rf ca. 0,35 in Höhe der Vergleichslösung (a). Nach Detektion orangeroter Fleck bei Rf ca. 0,35 in Höhe der Vergleichslösung (a).

---

[1]) Apomorphinhydrochlorid liegt als Halbhydrat vor.

Apothekengerechte Prüfvorschriften 1988, 2. Erg.-Lfg.

4. Reaktionen:

A. ▶ 50 mg Substanz in 5 ml Wasser lösen

    ▶ Mit Natriumhydrogencarbonat-Lösung (4,2 % G/V) versetzen bis ein bleibender weißer Niederschlag vorliegt, der sich allmählich grünlich färbt

    ▶ 0,25 ml 0,1 N-Iod-Lösung zusetzen

    ▶ Schütteln und filtrieren

    ▶ Niederschlag in drei Teile teilen

    ▶ Je einen Teil mit 1 ml Ethanol 97 % (G/V) bzw. 1 ml Chloroform bzw. 1 ml Ether schütteln.

Apomorphin wird als Base gefällt und mit Iod zu einem smaragdgrünen o-Chinon-Derivat oxidiert. Dieses löst sich in Ethanol mit grüner, in Chloroform mit violett-blauer und in Ether mit roter Farbe (Reaktion nach Pellagri).

B. ▶ 20 mg Substanz in 2 ml Wasser lösen

    ▶ Mit einigen Tropfen verdünnter Salpetersäure (12,6 % G/V) ansäuern

    ▶ Niederschlag abfiltrieren

    ▶ Filtrat mit Silbernitrat-Lösung (4,25 % G/V) versetzen.

Fällung von Apomorphinnitrat. Im Filtrat mit Silbernitrat weißer, sich zusammenballender, in Salpetersäure unlöslicher Niederschlag von Silberchlorid.

Einige Untersuchungen zur Qualitätssicherung
Reinheit

A. pH-Wert:
▶ 0,10 g Substanz in 10 ml Wasser lösen

▶ Mit Spezialindikatorpapier pH-Wert prüfen.

pH-Wert 4,0 bis 5,0.

B. Aussehen der Lösung:
▶ Lösung nach A. in Neßler-Zylindern bei Tageslicht in 4 cm Schichtdicke von oben gegen einen dunklen Untergrund mit Wasser vergleichen (Trübungsvergleich)

Die Lösung muß klar sein. Trübungen zeigen Verunreinigungen an.

▶ Lösung nach A. in gleicher Weise gegen einen weißen Untergrund mit folgender Farbvergleichslösung vergleichen:

▶ 5 mg Substanz in 100 ml Wasser lösen

▶ 1 ml dieser Lösung in einem Reagenzglas mit 6 ml Wasser verdünnen

▶ 1 ml Natriumhydrogencarbonat-Lösung (4,2 % G/V) zusetzen

▶ 0,5 ml 0,1 N-Iod-Lösung zusetzen

▶ Nach 30 Sek. 0,5 ml 0,1 N-Natriumthiosulfat-Lösung zusetzen

▶ Mit Wasser zu 10 ml verdünnen.

Die Prüflösung darf nicht stärker gefärbt sein als die Farbvergleichslösung. Eine stärkere Färbung zeigt Oxidations- und Zersetzungsprodukte an.

C. Morphin:
Dünnschichtchromatographie:
(vgl. Identität).

Nach Detektion darf in der Untersuchungslösung kein orangeroter Fleck bei Rf ca. 0,1 in Höhe von Vergleichslösung (b) erscheinen, der stärker als der Fleck bei Rf ca. 0,35 in Vergleichslösung (c) ist. Andernfalls liegen unzulässige Verunreinigungen durch Morphin vor.

D. Trocknungsverlust:
▶ Ca. 0,500 g Substanz, genau gewogen, im Trockenschrank bei 100° bis 105 °C bis zur Gewichtskonstanz trocknen.

Der Trocknungsverlust muß zwischen 2,5% und 4,2% liegen (die Substanz liegt als Halbhydrat vor).

Weitere Prüfungen (DAB 9)
In der Apotheke durchführbar: Sulfatasche, Gehaltsbestimmung.
Des weiteren: UV-Absorption, spezifische Drehung.

Teil 1

Arabisches Gummi (DAB 9)

Acaciae gummi
Gummi arabicum
Acacia-senegal-Gummi

Löslichkeit: Langsam löslich in Wasser; praktisch unlöslich in organischen Lösungsmitteln.
Zur Prüfung erforderlich: Identität: 5 g.
Qualitätssicherung: 1 g.

Identität

1. Organoleptik:
Rundliche Stücke von 1 bis 3 cm Durchmesser, gelblichweiß bis schwach bernsteinfarben, mit rissiger Oberfläche; leicht zerbrechlich in glasglänzende Stücke mit muscheligem Bruch; das Pulver ist gelblichweiß; geruchlos; fader und schleimiger Geschmack.

2. Reaktionen:

A. ▶ 1 g gepulverte Substanz in 2 ml Wasser lösen
▶ 2 ml Ethanol 96 % (V/V) hinzufügen
▶ Umschütteln.

Die Substanz löst sich sehr langsam, aber vollständig zu einer farblosen bis gelblichen Lösung; nach Ethanol-Zusatz entsteht eine weiße, steife Gallerte.

B. ▶ 4 g Substanz in 40 ml Wasser lösen (Prüflösung)
▶ 5 ml Prüflösung nach und nach mit 5 ml Ethanol 96 % (V/V) versetzen
▶ 0,5 ml Essigsäure (30 % G/V) hinzusetzen
▶ Filtrieren
▶ Dem Filtrat ca. 3 ml Ammoniumoxalat-Lösung (4 % G/V) hinzufügen.

Nach Ethanol-Zusatz trübt sich die Lösung, nach Essigsäure-Zusatz entsteht ein weißer Niederschlag (Arabinsäure), nach Ammoniumoxalat-Zusatz trübt sich das Filtrat (Calciumoxalat).

C. ▶ 2,5 ml Prüflösung nach B. mit 2,5 ml Wasser verdünnen
▶ 0,5 ml verdünnte Wasserstoffperoxid-Lösung (3 % G/V) und 0,5 ml Guajak-Tinktur (RV) hinzusetzen
▶ Umschütteln.

Nach einigen Minuten entsteht eine blaue oder blaugrüne Färbung (Peroxidasen der Substanz).

D. ▶ 1 ml Prüflösung nach B. mit 10 ml Wasser verdünnen
▶ Mit einigen ml basischer Bleiacetat-Lösung (RV) versetzen.

Nach einigen Minuten entsteht ein Niederschlag.

Apothekengerechte Prüfvorschriften 1988, 2. Erg.-Lfg.

Einige Untersuchungen zur Qualitätssicherung
Reinheit

A. Tragant:
- 2 ml Prüflösung nach 2. B. mit 8 ml Wasser und 0,2 ml Blei(II)-acetat-Lösung (9,5% G/V) versetzen
- Umschütteln.

Beim Schütteln muß die Lösung klar bleiben, eine Trübung zeigt Tragant an.

B. Stärke und Dextrin:
- 10 ml Prüflösung nach 2. B. aufkochen und wieder abkühlen
- 0,1 ml 0,1 N-Iod-Lösung hinzusetzen.

Die Lösung muß sich gelblich färben; eine blaue oder bräunlichrote Färbung zeigt Stärke oder Dextrin an (Agar).

C. Saccharose und Fructose:
- 1 ml Prüflösung nach 2. B., 4 ml Wasser, 0,1 g Resorcin und 2 ml Salzsäure (36,5% G/G) im Wasserbad erhitzen.

Die Lösung muß farblos bleiben, eine gelbe oder rosa Färbung zeigt Saccharose oder Fructose an.

D. Tannin:
- 10 ml Prüflösung nach 2. B. mit 0,1 ml Eisen(III)-chlorid-Lösung R1 (10,5% G/V) versetzen.

Es muß ein gallertartiger Niederschlag entstehen. Eine Färbung der Lösung oder ein tiefblauer Niederschlag zeigt Tannin an.

E. Trocknungsverlust:
Ca. 1,000 g gepulverte Substanz, genau gewogen, 2 Std. bei 105 °C im Trockenschrank trocknen.

Der Trocknungsverlust darf höchstens 15% betragen.

Weitere Prüfungen (DAB 9)
In der Apotheke durchführbar: Unlösliche Substanzen, Sulfatasche, Prüfung auf Agar und Sterculiagummi, DC (Identität).
Des weiteren: Optische Drehung, mikrobielle Verunreinigung.

Teil 1

| **Sprühgetrocknetes Arabisches Gummi** (DAB 9) | Acacia gummi dispersione desiccatum |

Löslichkeit: Das Pulver löst sich rasch in der doppelten Menge Wasser, praktisch unlöslich in organischen Lösungsmitteln.

Zur Prüfung erforderlich: Identität: 5 g.
Qualitätssicherung: 1 g.

Identität

1. Organoleptik:
Das in Ethanol suspendierte Pulver zeigt unter dem Mikroskop Hohlkugeln mit Durchmessern zwischen 4 und 40 µm.

2. Reaktionen:
Sprühgetrocknetes Arabisches Gummi liefert die gleichen Reaktionen wie Arabisches Gummi.

Einige Untersuchungen zur Qualitätssicherung
Reinheit

A. Die Prüfungen auf Tragant, Stärke und Dextrin, Saccharose, Fructose, Tannin wie bei Arabischem Gummi durchführen.

B. Trocknungsverlust:
Ca. 1,000 g gepulverte Substanz, genau gewogen, 2 Std. lang bei 105 °C im Trockenschrank trocknen.   *Der Trocknungsverlust darf höchstens 10% betragen.*

Weitere Prüfungen (DAB 9)
Wie bei Arabischem Gummi.

Teil 1

Arnikatinktur (DAB 10)
(Standardzulassung 5799.99.99)

Arnicae tinctura
Tinctura Arnicae
Arnikablütentinktur

Herstellung: Arnikablüten 1 Gew.-Teil
Ethanol 70% (V/V) 10 Gew.-Teile
Die Tinktur wird durch Perkolation hergestellt.
Zur Prüfung erforderlich: Identität: 5,5 ml.
Qualitätssicherung: Ca. 12 ml.

Identität

1. Organoleptik:
Gelbbraune, klare Flüssigkeit; aromatischer Geruch; schwach bitterer, brennender Geschmack.

2. Dünnschichtchromatographie:

A. Sesquiterpenlactone
Kieselgel F_{254} (Folie).
Untersuchungslösung: 2 ml Substanz mit 10 ml Wasser verdünnen, zweimal mit 2 ml Chloroform ausschütteln, Chloroform auf ca. 0,1 ml auf einem Uhrglas einengen.
Vergleichslösung: Gleich behandelte authentische Vergleichssubstanz.
Aufzutragende Menge: 3 mal 1 µl strichförmig (10 mm x 2 mm).
Fließmittel: Pentan-Ether (6,4 + 13,6).
Laufhöhe: 8 cm.
Laufzeit: Ca. 12 Min.

▶ Abdunsten des Fließmittels
▶ Flecke unter der UV-Lampe bei 254 und 365 nm markieren
▶ Mit Anisaldehyd-Lösung (RV) besprühen
▶ 10 bis 15 Min. auf 110 °C bis 120 °C erhitzen.

Die Substanz muß ein mit der authentischen Vergleichssubstanz übereinstimmendes Chromatogramm ergeben.

Arnikatinktur — Teil 1

B. Flavonoide
Kieselgel F$_{254}$ (Folie).
Untersuchungslösung: Substanz.
Vergleichslösung (a): Authentische Vergleichssubstanz oder (b) 1 mg Kaffeesäure + 1 mg Chlorogensäure + 2 mg Hyperosid + 2 mg Rutosid in 10 ml Methanol lösen.
Aufzutragende Menge: Je 5 μl strichförmig (1 cm × 2 mm)
Fließmittel: Ethylacetat-Ameisensäure-Wasser (16+2+2).
Laufhöhe: 8 cm.
Laufzeit: Ca. 30 Min.

▶ Fließmittel im Trockenschrank bei 120 °C abdunsten

▶ Besprühen der noch warmen Platte mit einer Lösung von Diphenylboryloxyethylamin (1 % G/V) in Methanol, anschließend mit einer Lösung von Macrogol 400 (Polyethylenglykol 400) (5 % G/V) in Methanol

▶ Nach ca. 15 Min. unter der UV-Lampe bei 365 nm betrachten.

Kaffeesäure blau — blau / blau / türkis / blau / schwach orange / orange / blau / orange / gelbblau

Hyperosid orange
Chlorogens hellblau
Rutosid orange

Die Substanz muß ein mit der authentischen Vergleichssubstanz übereinstimmendes Chromatogramm ergeben. In der Untersuchungslösung dürfen unterhalb der orangefluoreszierenden Zone des Rutosids keine gelben oder orangefarbigen Zonen auftreten (Calendula).

3. Reaktionen:

A. ▶ 0,5 ml Substanz mit Wasser auf 10 ml verdünnen

▶ 2 ml Verdünnung mit 0,2 ml verdünnter Ammoniak-Lösung R1 (10 % G/V) versetzen.

Die Mischung muß gelbgrün und klar sein.

B. ▶ 2 ml Verdünnung nach 3. A. mit 0,2 ml Eisen(III)-chlorid-Lösung R1 (10,5 % G/V) versetzen.

Die Mischung muß sich grünbraun färben.

C. ▶ Ca. 20 mg Borsäure in 3 ml Substanz lösen

▶ Einige Tropfen Schwefelsäure (96 % G/G) hinzusetzen

▶ Lösung in einem Reagenzglas aufkochen

▶ Dämpfe entzünden.

Die Dämpfe verbrennen mit gelber, grüngesäumter Flamme (Ethanol). Einheitliche Grünfärbung (Methanol) oder einheitliche Gelbfärbung (Isopropanol) darf nicht auftreten.

Teil 1 — **Arnikatinktur**

Einige Untersuchungen zur Qualitätssicherung
Reinheit

A. Ethanolgehalt:
- 2 ml Chloroform im Reagenzglas mit 6,20 ml Substanz mischen
- Umschütteln
- An der Reagenzglaswand ablaufenden Flüssigkeitsfilm gegen einen hellen Hintergrund in der Durchsicht betrachten
- 2,55 ml Substanz hinzufügen — wiederum Flüssigkeitsfilm betrachten.

Der Flüssigkeitsfilm muß nach dem 1. Zusatz der Substanz milchig trüb sein, nach dem 2. Zusatz der Substanz muß die milchige Trübung verschwunden sein. Andernfalls liegt ein zu hoher bzw. zu niedriger Ethanolgehalt vor (Ethanolgehalt 69 bis 63,5 % V/V).

B. Trockenrückstand:
- Ca. 3,000 g Substanz, genau gewogen, in einem Wägeglas auf dem siedenden Wasserbad zur Trockne eindampfen
- Rückstand im Trockenschrank 2 Std. lang bei 105 °C trocknen.

Der Trockenrückstand beträgt mindestens 1,7 %.

Weitere Prüfungen (DAB 10)
In der Apotheke durchführbar: Methanol, Isopropylalkohol.

Teil 1

Ascorbinsäure (DAB 10)
(Standardzulassung 2299.98.98)

Acidum ascorbicum
Acidum ascorbinicum
Vitamin C

Löslichkeit: Löslich in Wasser, Methanol und Ethanol; praktisch unlöslich in Benzol, Chloroform, Ether und Petroläther.
Zur Prüfung erforderlich: Identität: Ca. 0,06 g.
Qualitätssicherung: 3,2 g.

Identität

1. Organoleptik:
Farblose Kristalle oder weißes bis fast weißes, kristallines Pulver; praktisch geruchlos; saurer Geschmack; verfärbt sich an der Luft und bei Feuchtigkeit.

2. Schmelzpunkt:
Ca. 190 °C unter Zersetzung.

3. Dünnschichtchromatographie:
Kieselgel F_{254}.
Untersuchungslösung: 5 mg Substanz in 1 ml Ethanol.
Vergleichslösung: 5 mg authentische Substanz in 1 ml Ethanol.
Aufzutragende Menge: Je 10 µl.
Fließmittel: Ethanol 96 % (V/V) — verdünnte Essigsäure (10 % G/V) (9+1).
Laufhöhe: 12 cm.
Laufzeit: 140 Min.

▶ Abdunsten des Fließmittels

▶ Unter der UV-Lampe (254 nm) Flecke markieren

▶ Besprühen mit einer 0,04 prozentigen Lösung (G/V) von Dichlorphenolindophenolnatrium in Ethanol 50 % (V/V).

Fluoreszenzmindernder Fleck bei Rf. ca. 0,70 in Höhe der Vergleichssubstanz. Weißer Fleck auf blauem Untergrund bei Rf ca. 0,70 in Höhe der Vergleichssubstanz.

4. Reaktion:
▶ Ca. 50 mg Substanz in 1 ml Wasser lösen

▶ Mit verdünnter Salpetersäure (12,6 % G/V) ansäuern

▶ Mit einigen Tropfen Silbernitrat-Lösung R2 (1,7 % G/V) versetzen.

Grauer Niederschlag (Reduktion der Silberionen zu elementarem Silber).

Ascorbinsäure — Teil 1

Einige Untersuchungen zur Qualitätssicherung
1. Reinheit

A. pH-Wert:
- 1,0 g Substanz mit frisch aufgekochtem und wieder abgekühltem Wasser zu 20 ml lösen
- Mit Spezialindikatorpapier pH-Wert prüfen. — *pH-Wert 2,1 bis 2,6.*

B. Aussehen der Lösung:
- Lösung nach A. in Neßler-Zylindern bei Tageslicht in 4 cm Schichtdicke von oben gegen einen dunklen Untergrund mit Wasser vergleichen (Trübungsvergleich)
- Die Substanzlösung in gleicher Weise gegen einen weißen Untergrund mit Farbvergleichslösung BG_7 vergleichen (Farbvergleich).

Die Lösung muß klar sein. Sie darf nicht stärker gefärbt sein als die Farbvergleichslösung. Andernfalls liegen Verunreinigungen vor.

C. Schwermetalle:

a)
- 2,0 g Substanz mit 0,5 g Magnesiumoxid mischen
- in einem vorher ausgeglühten Prozellantiegel bei schwacher Rotglut bis zu einer homogenen, grau-weißen Masse veraschen
- weitere 30 Min. veraschen, erkalten lassen, mit einem Glasstab mischen und nochmals veraschen
- etwa 1 Std. lang auf 800 °C erhitzen
- erkalten lassen und Rückstand in zwei Portionen in je 5 ml Salzsäure (12,5 % V/V) aufnehmen
- vereinigen und einige Tropfen Phenolphthalein-Lösung (RV) zufügen
- bis zur Rosafärbung Ammoniak-Lösung 26 % zufügen
- Abkühlen lassen und gerade bis zur Entfärbung Essigsäure 98 % zusetzen
- 0,5 ml Essigsäure 98 % im Überschuß zusetzen
- falls erforderlich, filtrieren und das Filter nachwaschen
- Lösung auf 20 ml verdünnen

b)
- 12 ml Lösung nach (a) mit 2 ml Pufferlösung pH 3,5 (RV) versetzen
- 1,2 ml Thioacetamid-Reagenz (RV) zufügen (Prüflösung)

c)
- gleichzeitig 2 ml Blei-Standardlösung (10 ppm Pb) (RV) mit 0,5 g Magnesiumoxid mischen
- im Trockenschrank bei 100 ° bis 105 °C trocknen
- wie unter (a) beschrieben, veraschen und verarbeiten

- 10 ml der analog (a) auf 20 ml verdünnten Lösung mit 2 ml der Lösung nach (a) versetzen
- 2 ml Pufferlösung pH 3,5 (RV) zusetzen
- 1,2 ml Thioacetamid-Reagenz (RV) zufügen (Vergleichslösung)

d) ▸ nach 2 Min. Lösung (b) und (c) in Neßler-Zylindern bei Tageslicht von oben gegen einen weißen Untergrund vergleichen.

Die Prüflösung (b) darf nicht stärker braun gefärbt sein als die Vergleichslösung (c). Andernfalls liegen unzulässige Verunreinigungen durch Schwermetalle vor (Schwermetallsulfide).

D. Oxalsäure:
- Lösung nach A. mit verdünnter Natriumhydroxid-Lösung 8 % (G/V) gegen rotes Lackmuspapier neutralisieren
- Mit 1 ml Essigsäure (12 % G/V) versetzen
- 0,5 ml Calciumchlorid-Lösung (7,35 % G/V) zufügen.
- 1 Std. stehen lassen (Untersuchungslösung)
- Gleichzeitig 70 mg Oxalsäure in 500 ml Wasser lösen
- 5 ml dieser Lösung mit 1 ml verdünnter Essigsäure (12 % G/V) versetzen
- 0,5 ml Calciumchlorid-Lösung (7,35 % G/V) zufügen
- 1 Std. stehen lassen (Vergleichslösung)
- Untersuchungslösung und Vergleichslösung im diffusen Tageslicht gegen einen dunklen Untergrund vergleichen.

Die Untersuchungslösung darf keine stärkere Opaleszenz zeigen als die Vergleichslösung. Andernfalls liegen unzulässige Verunreinigungen durch Oxalsäure vor.

2. Gehaltsbestimmung

- Etwa 0,150 g Substanz, genau gewogen, mit einer Mischung von 80 ml frisch ausgekochtem und wieder abgekühltem Wasser und 10 ml Schwefelsäure (10 % G/V) versetzen
- Nach Zusatz von 1 ml Stärke-Lösung (RV) mit 0,1 N-Iod-Lösung bis zur anhaltenden Blaufärbung titrieren.

1 ml 0,1 N-Iod-Lösung entspricht 8,81 mg Ascorbinsäure. Verbrauch bei 0,1500 g Einwaage mindestens 16,82 und höchstens 17,11 ml 0,1 N-Iod-Lösung (F = 1,000).

Iodometrische Bestimmung der Ascorbinsäure, die dabei zur Dehydroascorbinsäure oxidiert wird.

Entspricht einem Gehalt von mindestens 99,0 % und höchstens 100,5 % Ascorbinsäure.

Weitere Prüfungen (DAB 10)
In der Apotheke durchführbar: Sulfatasche.
Des weiteren: UV-Absorption, IR-Absorptionsspektrum, spezifische Drehung, Kupfer (Atomabsorptionsspektroskopie), Eisen (Atomabsorptionsspektroskopie).

Teil 1

Atropinsulfat (DAB 9)

Atropini sulfas[1]
Atropinum sulfuricum

Löslichkeit: Löslich in Wasser, Ethanol und Glycerol; praktisch unlöslich in Chloroform und Ether.
Zur Prüfung erforderlich: Identität: Ca. 0,05 g.
Qualitätssicherung: 0,37 g.

Identität

1. Organoleptik:
Weißes, kristallines Pulver oder farblose Kristalle; geruchlos; die Substanz verwittert allmählich an trockener Luft.

2. Schmelzpunkt:
Nach Bestimmung des Trocknungsverlustes: Ca. 190 ° bis 194 °C unter Zersetzung.

3. Dünnschichtchromatographie:
Kieselgel F_{254}.
Untersuchungslösung: 40 mg Substanz in 2 ml Methanol.
Vergleichslösung (a): 5 mg authentische Substanz in 0,5 ml Methanol.
Zur Prüfung auf fremde Alkaloide und Zersetzungsprodukte (Qualitätssicherung B.) sind zusätzlich die Vergleichslösungen (b) und (c) aufzutragen.
Vergleichslösung (b): 1 ml Untersuchungslösung mit Methanol zu 100 ml verdünnen.
Vergleichslösung (c): 1 ml Vergleichslösung (b) mit Methanol zu 2 ml verdünnen.
Aufzutragende Menge: Je 10 µl.
Fließmittel: Aceton-Wasser-Ammoniak-Lösung (26% G/G) (90+7+3).
Laufhöhe: 12 cm.
Laufzeit: Ca. 35 Min.

▶ 15 Min. bei 100 bis 105 °C trocknen

▶ Unter der UV-Lampe (254 nm) Flecke markieren

▶ Besprühen mit verdünntem Dragendorffs-Reagenz (RV).

Hell fluoreszierender Fleck bei Rf ca. 0,4 in Höhe der Vergleichslösung (a). Nach Besprühen orangeroter Fleck bei Rf ca. 0,4 in Höhe der Vergleichslösung (a).

4. Reaktionen:
A. ▶ Ca. 1 mg Substanz mit etwa 0,2 ml rauchender Salpetersäure (95% G/G) in einer Porzellanschale auf dem Wasserbad zur Trockne eindampfen (Abzug!)

---

[1] Atropinsulfat liegt als Monohydrat vor.

▶ Rückstand erkalten lassen und in 2 ml Aceton lösen ▶ Mit 4 Tropfen einer Lösung von Kaliumhydroxid in Methanol (3% G/V) versetzen.	*Violettfärbung durch Bildung gefärbter Anionen (Reaktion nach Vitali).*
B. ▶ 10 mg Substanz in verdünnter Salzsäure (7,3% G/V) lösen ▶ Mit Bariumchlorid-Lösung R1 (6,1% G/V) versetzen.	*Feinkristalliner, weißer Niederschlag von Bariumsulfat.*

Einige Untersuchungen zur Qualitätssicherung
Reinheit

A. pH-Wert: ▶ 0,12 g Substanz in frisch ausgekochtem und wieder abgekühltem Wasser zu 6,0 ml lösen ▶ Mit Spezialindikatorpapier pH-Wert prüfen.	*pH-Wert 4,5 bis 6,2.*
B. Fremde Alkaloide und Zersetzungsprodukte: Dünnschichtchromatographie: (vgl. Identität).	*In der Untersuchungslösung darf keiner der Nebenflecke stärker sein als der Hauptfleck der Vergleichslösung (b). Höchstens ein Nebenfleck der Untersuchungslösung darf stärker sein als der Hauptfleck der Vergleichslösung (c). Andernfalls liegen unzulässige Verunreinigungen vor.*
C. Leicht oxidierbare Substanzen: ▶ 5 ml Lösung nach A. mit 5 ml Wasser verdünnen ▶ 0,1 ml 0,1 N-Kaliumpermanganat-Lösung zusetzen ▶ 3 Min. stehenlassen.	*Die Lösung darf sich innerhalb von 3 Min. nicht vollständig entfärben, andernfalls liegen Verunreinigungen durch oxidierbare Substanzen (z. B. Apoatropin) vor.*
D. Trocknungsverlust: ▶ Ca. 0,250 g Substanz, genau gewogen, im Trockenschrank bei 135 °C bis zur Gewichtskonstanz trocknen.	*Der Trocknungsverlust muß zwischen 2,0 und 4,0% liegen (die Substanz liegt als Monohydrat vor).*

Weitere Prüfungen (DAB 9)
In der Apotheke durchführbar: Sulfatasche.
Des weiteren: Optische Drehung, IR-Absorptionsspektrum, Apoatropin (photometrisch), Wasser (Karl-Fischer-Methode), Gehaltsbestimmung.

Teil 1

Baldriantinktur (DAB 10)
(Standardzulassung 6099.99.99)

Valerianae tinctura
Tinctura Valerianae
Baldrianwurzeltinktur

Herstellung: Baldrianwurzel, gepulvert (Siebnummer 710)   2 Gew.-Teile
                      Ethanol 70 % (V/V)   10 Gew.-Teile

Die Tinktur wird durch Perkolation hergestellt.
Zur Prüfung erforderlich: Identität: Ca. 4 ml.
                            Qualitätssicherung: Ca. 12 ml.

Identität

1. Organoleptik:
Dunkelbraune Flüssigkeit; starker Geruch nach Baldrian; Geschmack nach Baldrian.

2. Dünnschichtchromatographie:
Kieselgel F$_{254}$ (Folie).
Untersuchungslösung: Substanz.
Vergleichslösung:
a) Authentische Vergleichssubstanz
   oder
b) 1 mg Sudanrot + 1 mg Fluorescein
   in 2 ml Methanol lösen.
Aufzutragende Menge: Je 10 µl strichförmig
(1 cm × 2 mm).
Fließmittel: Hexan-Ethylacetat-Essigsäure
(99 % G/G) (13+7+0,1).
Laufhöhe: 8 cm.
Laufzeit: Ca. 10 Min.

▶ Fließmittel bei 110 °C 10 Min. lang abdunsten

▶ Besprühen mit Anisaldehyd-Lösung (RV)

▶ 5 bis 10 Min. lang bei 110 °C trocknen

▶ Auswerten bei Tageslicht.

Das Chromatogramm soll in Anzahl und Intensität der Flecken mit dem der authentischen Vergleichssubstanz übereinstimmen oder es muß in Höhe des Sudanrot eine blauviolette Zone auftreten (Valerensäure) sowie in Höhe des Fluoresceins eine blauviolette Zone zu erkennen sein (Hydroxyvalerensäure).

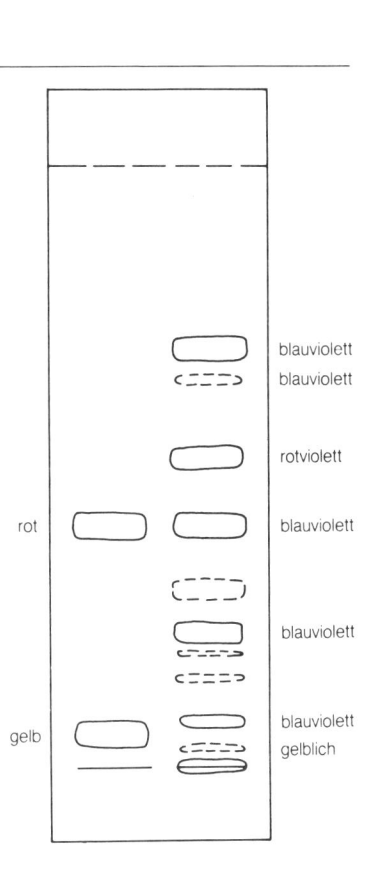

	blauviolett	
	blauviolett	
	rotviolett	
rot	blauviolett	
	blauviolett	
gelb	blauviolett	
	gelblich	

Baldriantinktur — Teil 1

3. Reaktion:
- Ca. 20 mg Borsäure in 3 ml Substanz lösen
- Einige Tropfen Schwefelsäure (96% G/G) zusetzen
- Lösung in einem Reagenzglas aufkochen
- Dämpfe entzünden.

Die Dämpfe verbrennen mit gelber, grüngesäumter Flamme (Ethanol). Einheitliche Grünfärbung (Methanol) oder einheitliche Gelbfärbung (Isopropanol) darf nicht auftreten.

Einige Untersuchungen zur Qualitätssicherung
Reinheit

A. Ethanolgehalt:
- 2 ml Chloroform im Reagenzglas mit 6,50 ml Substanz mischen
- Umschütteln
- An der Reagenzglaswand ablaufenden Flüssigkeitsfilm gegen einen hellen Hintergrund in der Durchsicht betrachten
- 2,65 ml Substanz hinzufügen
- Wiederum Flüssigkeitsfilm betrachten.

Der Flüssigkeitsfilm muß nach dem 1. Zusatz der Substanz milchig trüb sein, nach dem 2. Zusatz der Substanz muß die milchige Trübung verschwunden sein. Andernfalls liegt ein zu hoher bzw. zu niedriger Ethanolgehalt vor (Ethanolgehalt 69 bis 63,5% V/V).

B. Trockenrückstand:
- Ca. 3,000 g Substanz, genau gewogen, in einem Wägeglas auf dem siedenden Wasserbad zur Trockne eindampfen
- Rückstand im Trockenschrank 2 Std. bei 105 °C trocknen.

Der Trockenrückstand muß mindestens 3% betragen.

Weitere Prüfungen (DAB 10)
In der Apotheke durchführbar: Methanol, Isopropylalkohol.

Teil 1

Barbital (DAB 9)

Barbitalum
Acidum
 diaethylbarbituricum
Diäthylbarbitursäure
Veronal

Löslichkeit: Löslich in siedendem Wasser, Ethanol, Aceton und Ether und unter Salzbildung in Alkalihydroxid-, Alkalicarbonat- und Ammoniak-Lösungen; wenig löslich in Chloroform und Wasser (20 °C).

Zur Prüfung erforderlich: Identität: Ca. 0,02 g.
Qualitätssicherung: 0,7 g.

Identität

1. Organoleptik:
Farblose Kristalle oder weißes, kristallines Pulver; geruchlos; leicht bitterer Geschmack.

2. Schmelzpunkt:
188 ° bis 192 °C.
Der Mischschmelzpunkt mit authentischer Substanz muß innerhalb dieses Intervalls liegen.

3. Dünnschichtchromatographie:
Kieselgel F_{254}.
Untersuchungslösung: 10 mg Substanz in 1 ml Methanol.
Vergleichslösung (a): 10 mg authentische Substanz in 1 ml Methanol.
Zur Prüfung auf verwandte Substanzen (Qualitätssicherung C.) ist zusätzlich die Vergleichslösung (b) aufzutragen.
Vergleichslösung (b): 0,5 ml Vergleichslösung (a) mit 100 ml Methanol mischen.
Aufzutragende Menge: Je 20 µl.
Fließmittel: Dichlormethan-Methanol-Ammoniak-Lösung (26% G/G), (80+15+5).
Laufhöhe: 15 cm.
Laufzeit: ca. 90 Min.

▶ Abdunsten des Fließmittels

▶ Flecke unter der UV-Lampe markieren.

Fluoreszenzmindernder Fleck bei Rf ca. 0,7 in Höhe der Vergleichslösung (a).

Zur Prüfung auf verwandte Substanzen (Qualitätssicherung C.) ist zusätzlich folgende Detektion auszuführen:

▶ Besprühen mit Diphenylcarbazon-Quecksilber(II)-chlorid-Reagenz (RV)

▶ Trocknen der Platte an der Luft

▶ Besprühen mit frisch hergestellter ethanolischer Kaliumhydroxid-Lösung (0,6% G/V)

▶ 5 Min. lang auf 100 bis 105 °C erhitzen.

4. Reaktion:
- Ca. 5 mg Substanz in 3 ml Methanol lösen
- 0,1 ml einer wäßrigen Lösung von Cobalt(II)-nitrat (10 % G/V) und Calciumchlorid (10 % G/V) zufügen
- Unter Schütteln 0,1 ml Natriumhydroxid-Lösung (8 % G/V) zugeben.

Violettblaue Färbung bzw. violettblauer Niederschlag (Zwikker-Reaktion auf nicht am Stickstoff substituierte Barbiturate).

Einige Untersuchungen zur Qualitätssicherung
Reinheit

A. Aussehen der Lösung:
- 0,50 g Substanz in einer Mischung aus 2,0 ml verdünnter Natriumhydroxid-Lösung (8 % G/V) und 3,0 ml Wasser lösen
- Lösung in Neßler-Zylindern bei Tageslicht in 4 cm Schichtdicke von oben gegen einen dunklen Untergrund mit Wasser vergleichen (Trübungsvergleich).
- Die Probe in gleicher Weise gegen einen weißen Untergrund mit Farbvergleichslösung G_6 vergleichen (Farbvergleich).

Die Lösung muß klar sein und darf nicht stärker gefärbt sein als die Farbvergleichslösung. Andernfalls liegen Verunreinigungen vor.

B. Sauer reagierende Verunreinigungen:
- 0,20 g Substanz mit 10 ml Wasser 2 Min. lang zum Sieden erhitzen und filtrieren
- Filtrat unter Nachwaschen des Filters auf 10 ml ergänzen
- 0,15 ml Methylrot-Lösung (RV) zusetzen
- 0,1 ml 0,1 N-Natriumhydroxid-Lösung zusetzen.

Die Lösung muß nach Zusatz von Methylrot-Lösung orangegelb gefärbt sein. Nach Zusatz von Natriumhydroxid muß sie rein gelb gefärbt sein. Eine Orangefärbung zeigt sauer reagierende Verunreinigungen an.

C. Verwandte Substanzen:
Dünnschichtchromatographie:
(vgl. Identität).

Nach Detektion darf in der Untersuchungslösung keiner der Nebenflecke stärker sein als der Hauptfleck der Vergleichslösung (b).

Weitere Prüfungen (DAB 9)
In der Apotheke durchführbar: Trocknungsverlust, Sulfatasche, Gehaltsbestimmung.
Des weiteren: IR-Absorptionsspektrum.

Teil 1

Bariumsulfat (DAB 9)

Barii sulfas
Barium sulfuricum

Löslichkeit: Wenig löslich in Säuren und Alkalien; praktisch unlöslich in organischen Lösungsmitteln und Wasser.

Zur Prüfung erforderlich: Identität: 0,1 g.
Qualitätssicherung: 19,5 g.

Identität

1. Organoleptik:
Feines, schweres, weißes Pulver; frei von körnigen Teilchen; geruchlos; geschmacklos.

2. Reaktionen:

A. ▶ 0,1 g Substanz mit 2,5 ml einer Lösung von Natriumcarbonat (50 % G/V) 5 Min. lang zum Sieden erhitzen

▶ 5 ml Wasser zufügen und filtrieren

▶ Filtrat mit verdünnter Salzsäure (7,3 % G/V) ansäuern

▶ Mit Bariumchlorid-Lösung R1 (6,1 % G/V) versetzen.

Nachweis von Sulfat durch Fällung von weißem Bariumsulfat (teilweiser Aufschluß von Bariumsulfat durch Kochen mit Natriumcarbonat-Lösung).

B. ▶ Rückstand von A. dreimal mit wenig Wasser auswaschen

▶ Mit 2,5 ml verdünnter Salzsäure (7,3 % G/V) übergießen und filtrieren

▶ Filtrat mit 0,2 ml verdünnter Schwefelsäure (9,8 % G/V) versetzen.

Nachweis von Barium durch Fällung von weißem Bariumsulfat (das nach dem teilweisen Aufschluß im Rückstand befindliche Bariumcarbonat wird mit Salzsäure herausgelöst).

Einige Untersuchungen zur Qualitätssicherung
Reinheit

A. Lösliche Bariumsalze:

a) ▶ 7,5 g Substanz in einer Mischung von 15 ml Wasser und 22,5 ml verdünnter Essigsäure (12 % G/V) 5 Min. lang zum Sieden erhitzen und filtrieren

▶ Erkaltetes Filtrat mit Wasser zu 37,5 ml verdünnen

b) ▶ 10,0 ml Lösung nach (a) mit 1,0 ml verdünnter Schwefelsäure (9,8 % G/V) versetzen (Prüflösung)

c) ▶ 10,0 ml Lösung nach (a) mit 1,0 ml Wasser versetzen (Vergleichslösung)

▶ Nach 1. Std. Lösung (b) und (c) in Neßler-Zylindern bei Tageslicht von oben gegen einen dunklen Untergrund vergleichen.

Die Prüflösung (b) muß ebenso klar sein wie die Vergleichslösung (c). Andernfalls liegen unzulässige Verunreinigungen durch lösliche Bariumsalze vor (Fällung als Bariumsulfat).

Bariumsulfat — Teil 1

B. Schwermetalle:

a) ▶ 7,5 ml Lösung nach A. (a) mit Wasser zu 15 ml verdünnen

b) ▶ 12 ml dieser Lösung mit 2 ml Pufferlösung pH 3,5 (RV) versetzen

   ▶ 1,2 ml Thioacetamid-Reagenz (RV) zufügen (Prüflösung)

c) ▶ Gleichzeitig 2 ml Lösung nach (a) mit 10 ml Blei-Standardlösung (1 ppm Pb) (RV) mischen

   ▶ 2 ml Pufferlösung pH 3,5 (RV) zufügen

   ▶ 1,2 ml Thioacetamid-Reagenz (RV) zufügen (Vergleichslösung)

   ▶ Nach 2 Min. Lösung (b) und (c) in Neßler-Zylindern bei Tageslicht gegen einen weißen Untergrund vergleichen.

Die Prüflösung (b) darf nicht stärker braun gefärbt sein als die Vergleichslösung (c). Andernfalls liegen unzulässige Verunreinigungen durch Schwermetalle vor (Schwermetallsulfide).

C. Sauer oder alkalisch reagierende Verunreinigungen:

▶ 5,0 g Substanz mit 20 ml frisch ausgekochtem und wieder abgekühltem Wasser 5 Min. auf dem siedenden Wasserbad erwärmen und filtrieren

▶ 10 ml Filtrat mit 1 Tropfen Bromthymolblau-Lösung R1 (RV) versetzen

▶ Ist die Lösung gelb gefärbt, 0,5 ml 0,01 N-Natriumhydroxid-Lösung zugeben

▶ Ist die Lösung nach Bromthymolblau-Zusatz blau gefärbt, 0,5 ml 0,01 N-Salzsäure zugeben.

Nach Bromthymolblau-Zusatz ist die Lösung entweder gelb oder blau gefärbt. Färbt sich die zunächst gelbe Lösung mit Natriumhydroxid nicht blau, so liegen sauer reagierende Verunreinigungen vor. Färbt sich die zunächst blaue Lösung nach Salzsäure-Zusatz nicht gelb, so liegen alkalisch reagierende Verunreinigungen vor.

D. Oxidierbare Schwefelverbindungen:

a) ▶ 2,0 g Substanz mit 10 ml Wasser 30 Sek. schütteln und filtrieren

   ▶ Filtrat mit 0,2 ml Stärke-Lösung (RV) versetzen

   ▶ 0,2 g Kaliumiodid zufügen

   ▶ Lösung in zwei Hälften teilen

b) ▶ Zu einer Hälfte der Lösung nach (a) 1,0 ml einer frisch hergestellten Lösung von Kaliumiodat (0,00036 % G/V) zufügen

   ▶ 1 ml 1 N-Salzsäure zufügen (Prüflösung)

c) ▶ Zur zweiten Hälfte der Lösung nach (a) 1,0 ml Wasser zufügen

   ▶ 1 ml 1 N-Salzsäure zufügen (Vergleichslösung)

   ▶ Lösung (b) und (c) in Neßler-Zylindern bei Tageslicht gegen einen weißen Untergrund vergleichen.

Die Prüflösung (b) muß stärker blau gefärbt sein, als die Vergleichslösung (c). Andernfalls liegen unzulässige Verunreinigungen durch oxidierbare Schwefelverbindungen vor (Oxidation von oxidierbaren Schwefelverbindungen, z. B. Sulfid durch Iodat zu Sulfat. Nachweis des Iodat-Überschusses durch Umsetzung mit Iodid zu Iod und dessen Nachweis durch Iodstärke-Reaktion).

E. Sedimentation:
- 5,0 g Substanz in einen graduierten 50 ml Glasstopfenzylinder (Länge der Einteilung 140 mm), einfüllen
- Mit Wasser zu 50 ml versetzen
- 5 Min. lang schütteln
- 15 Min. lang stehenlassen.

Nach 15 Min. darf die Substanz nicht unter den Teilstrich 15 ml herabsinken.

Weitere Prüfungen (DAB 9)
In der Apotheke durchführbar: Säurelösliche Substanzen, Phosphat, Arsen, Glühverlust.

Teil 1

Belladonnaextrakt (DAB 9)

Belladonnae extractum
Extractum Belladonnae
Belladonnablätterextrakt

Löslichkeit: Löslich in Wasser; wenig löslich in Ethanol 70 % (V/V); praktisch unlöslich in Ethanol 90 % (V/V).

Zur Prüfung erforderlich: Identität: Ca. 0,25 g.
Qualitätssicherung: Ca. 1 g.

Identität

1. **Organoleptik:**
   Braune, pulverförmige oder spröde, poröse Substanz; hygroskopisch; aromatischer Geruch; bitterer Geschmack.

2. **Dünnschichtchromatographie:**
   A. Alkaloide:
   Kieselgel F_{254} (Folie).
   Untersuchungslösung: 0,1 g Extrakt mit 10 ml 0,1 N-Schwefelsäure 2 Min. schütteln.
   ▸ 1 ml Ammoniak-Lösung (26 % G/G) und 10 ml Ether zugeben und 1 Min. lang kräftig schütteln
   ▸ Die Etherphase mit ca. 1 g wasserfreiem Natriumsulfat 1 Min. lang kräftig schütteln
   ▸ Etherphase in einem kleinen, flachen Gefäß auf dem siedenden Wasserbad verdunsten lassen
   ▸ Rückstand in 0,5 ml Methanol lösen.

   Vergleichslösung: 1 mg Hyoscyaminsulfat und 1 mg Scopolaminhydrobromid in 1 ml Methanol lösen.
   Aufzutragende Menge: Je 10 µl strichförmig (1 cm × 2 mm).
   Fließmittel: Aceton-Ammoniak-Lösung (26 % G/G)-Wasser (18+0,6+1,4).
   Laufhöhe: 8 cm.
   Laufzeit: Ca. 15 Min.
   ▸ Abdunsten des Fließmittels bei 110 °C 10 Min.
   ▸ Chromatogramm bei 365 nm betrachten
   ▸ Mit Dragendorffs-Reagenz (RV) besprühen.
   ▸ Chromatogramm 30 Min. lang liegen lassen
   ▸ Chromatogramm mit 10 %iger Natriumnitrit-Lösung besprühen
   ▸ Nach 15 Min. bei Tageslicht betrachten.

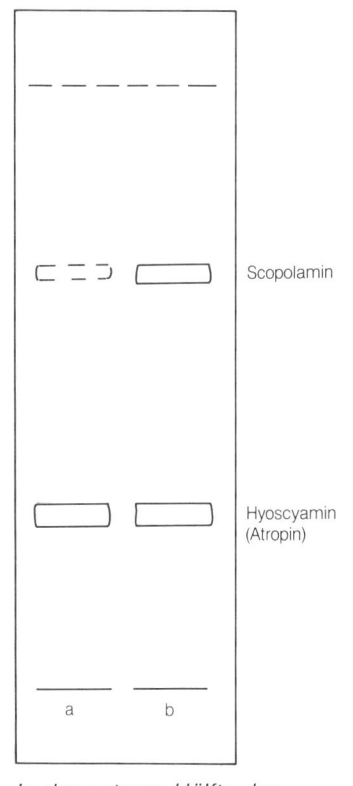

   Scopolamin

   Hyoscyamin (Atropin)

   a   b

   In der unteren Hälfte des Chromatogramms muß bei 365 nm eine hellblaue fluoreszierende Zone zu erkennen sein (Scopoletin). Nach Besprühen mit Dragendorffs-Reagenz R1 muß eine rotbraune Zone im unteren Drittel auftreten

Belladonnaextrakt Teil 1

(Hyoscyamin), die ihre Farbe nach Besprühen mit Natriumnitrit-Lösung nach braun, aber nicht nach grau (Atropin) ändert. Im oberen Drittel des Chromatogramms ist die schwächere, rotbraune Zone des Scopolamins nach Detektion mit Dragendorffs-Reagenz zu erkennen.

3. Reaktionen:

A. ▸ Ca. 0,2 g Substanz in 6 ml Wasser lösen (Prüflösung)

▸ 1 ml dieser Lösung mit 0,2 ml verdünnter Salzsäure (7,3 % G/V) und 0,15 ml Mayers Reagenz (RV) versetzen.

Es entsteht eine Trübung, die sich rasch verstärkt (Alkaloidnachweis).

B. ▸ 3 ml Prüflösung nach 3 A. mit 2 ml Wasser verdünnen

▸ Mit 5 ml Ether ausschütteln

▸ Ether abtrennen und Etherphase eindampfen

▸ Rückstand in 5 ml Wasser und 0,05 ml verdünnter Ammoniak-Lösung (10 % G/V) lösen.

Die ammoniakalische Lösung des Rückstandes fluoresziert blaugrün (Cumarinderivate aus Belladonnablättern).

Einige Untersuchungen zur Qualitätssicherung

A. Belladonnawurzelextrakt:
Kieselgel F_{254} (Folie).
Untersuchungslösung: 50 mg Extrakt in 1 ml Methanol 70 % (V/V) lösen.
Vergleichslösung: 1 mg Chlorogensäure + 1 mg Rutosid in 5 ml Methanol lösen.
Aufzutragende Menge: Je 6 µl strichförmig (1 cm × 2 mm)
Fließmittel: Ethylacetat-Ethylmethylketon-Ameisensäure-Wasser (10+6+2+2).
Laufhöhe: 8 cm.
Laufzeit: 30 Min.

▸ Fließmittel im Trockenschrank bei 120 °C abdunsten

▸ Besprühen der noch warmen Platte mit einer Lösung von Diphenylboryloxyethylamin (1 % G/V) in Methanol, anschließend mit einer Lösung von Macrogol 400 (Polyethylenglykol 400) (5 % G/V) in Methanol

▸ Nach ca. 15 Min. unter der UV-Lampe bei 365 nm betrachten.

In Höhe der orange fluoreszierenden Zone des Rutosids darf keine blaue Zone zu erkennen sein (Belladonnawurzelextrakt).

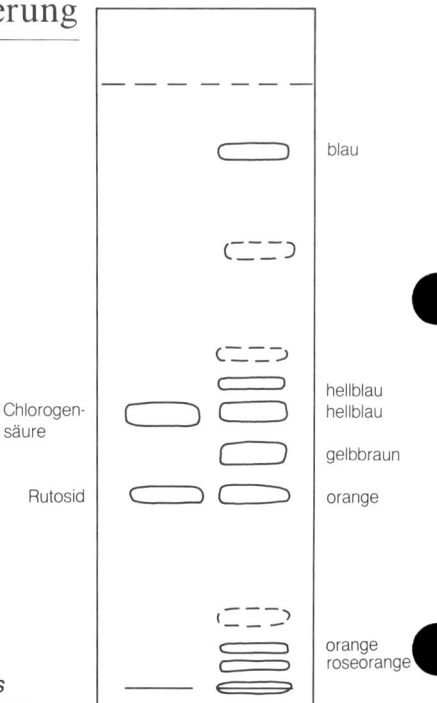

B. Trocknungsverlust:
▸ Ca. 1,000 g gepulverte Substanz, genau gewogen, im Trockenschrank 2 Std. lang bei 105 °C trocknen.

Der Trocknungsverlust darf höchstens 5% betragen.

Weitere Prüfungen (DAB 9)
In der Apotheke durchführbar: Gehaltsbestimmung.

Teil 1

Belladonnatinktur (DAB 10)

Belladonnae tinctura
Tinctura Belladonnae
Belladonnablättertinktur

Zur Prüfung erforderlich: Identität: 8 ml.
Qualitätssicherung: 12 ml.

Identität

1. Organoleptik:
Grünlichbraune Flüssigkeit; schwacher, charakteristischer Geruch; brennender, leicht bitterer Geschmack.

2. Dünnschichtchromatographie:
A. Alkaloide:
Kieselgel F_{254} (Folie).
Untersuchungslösung: 1 ml Substanz auf dem Uhrglas bis zur Trockne auf dem siedenden Wasserbad eindampfen, Rückstand in 0,1 ml Methanol 70 % (V/V) lösen.
Vergleichslösung: 1 mg Hyoscyaminsulfat und 1 mg Scopolaminhydrobromid in 1 ml Methanol lösen.
Aufzutragende Menge: Je 10 µl strichförmig (1 cm × 2 mm).
Fließmittel: Aceton-Ammoniak-Lösung (26 % G/G)-Wasser (18+0,6+1,4).
Laufhöhe: 8 cm.
Laufzeit: Ca. 15 Min.

▶ Abdunsten des Fließmittels bei 110 °C 10 Min. lang

▶ Chromatogramm bei 365 nm betrachten

▶ Mit Dragendorffs-Reagenz (RV) besprühen.

▶ Chromatogramm 30 Min. lang liegen lassen

▶ Chromatogramm mit 10 %iger Natriumnitrit-Lösung besprühen

▶ Nach 15 Min. bei Tageslicht betrachten.

In der unteren Hälfte des Chromatogramms muß bei 365 nm eine hellblaue fluoreszierende Zone zu erkennen sein (Scopoletin). Nach Besprühen mit Dragendorffs-Reagenz muß eine rotbraune Zone im unteren Drittel auftreten (Hyoscyamin), die ihre Farbe nach Besprühen mit Natrium-

Apothekengerechte Prüfvorschriften 1992, 5. Erg.-Lfg.

Belladonnatinktur Teil 1

nitrit-Lösung nach braun, aber nicht nach grau (Atropin) ändert. Im oberen Drittel des Chromatogramms kann eine schwache, rotbraune Zone zu erkennen sein (Scopolamin).

3. Reaktionen:

A. ▸ 3 ml Substanz im Reagenzglas zur Trockne eindampfen

   ▸ Rückstand in 5 ml Wasser aufnehmen

   ▸ Mit 1 Tropfen verdünnter Salzsäure (7,3 % G/V) versetzen, schütteln

   ▸ 1 ml Dragendorffs-Reagenz (RV) hinzusetzen.

Es muß ein rotbrauner, feiner Niederschlag entstehen (unspezifischer Alkaloid-Nachweis).

B. ▸ Ca. 20 mg Borsäure in 3 ml Substanz lösen

   ▸ Einige Tropfen Schwefelsäure (96 % G/G) hinzusetzen

   ▸ Lösung in einem Reagenzglas aufkochen

   ▸ Dämpfe entzünden.

Die Dämpfe verbrennen mit gelber, grüngesäumter Flamme (Ethanol). Einheitliche Grünfärbung (Methanol) oder einheitliche Gelbfärbung (Isopropanol) darf nicht auftreten.

Einige Untersuchungen zur Qualitätssicherung
Reinheit

A. Belladonnawurzeltinktur:
Kieselgel F_{254} (Folie).
Untersuchungslösung: Substanz.
Vergleichslösung: 1 mg Chlorogensäure + 1 mg Rutosid in 5 ml Methanol lösen.
Aufzutragende Menge: Untersuchungslösung 20 µl, Vergleichslösung 6 µl strichförmig (1 cm × 2 mm).
Fließmittel: Ethylacetat-Ethylmethylketon-Ameisensäure-Wasser (10+6+2+2).
Laufhöhe: 8 cm.
Laufzeit: 30 Min.

▸ Fließmittel im Trockenschrank bei 120 °C abdunsten

▸ Besprühen der noch warmen Platte mit einer Lösung von Diphenylboryloxyethylamin (1 % G/V) in Methanol, anschließend mit einer Lösung von Macrogol 400 (Polyethylenglykol 400) (5 % G/V) in Methanol

▸ Nach ca. 15 Min. unter der UV-Lampe bei 365 nm betrachten.

In Höhe der orange fluoreszierenden Zone des Rutosids darf keine blaue Zone zu erkennen sein (Belladonnawurzelextrakt).

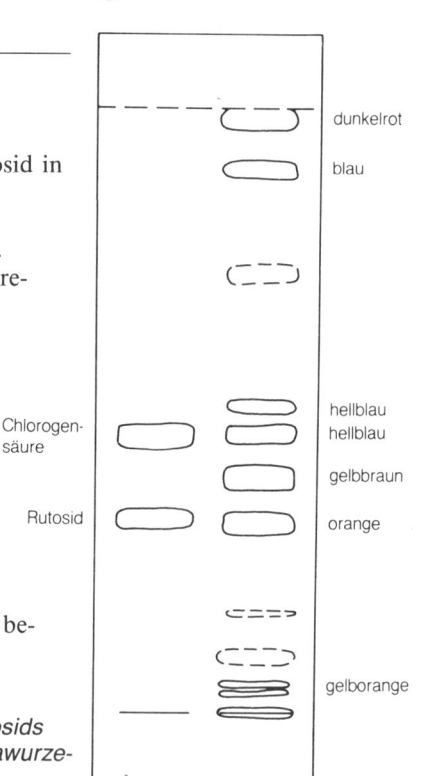

Chromatogramm-Zonen (von oben nach unten): dunkelrot, blau, (Chlorogensäure), hellblau / hellblau, gelbbraun, (Rutosid) orange, gelborange.

Teil 1 **Belladonnatinktur**

B. Ethanolgehalt:
- ▶ 2 ml Chloroform im Reagenzglas mit 6,25 ml Substanz mischen
- ▶ Umschütteln
- ▶ An der Reagenzglaswand ablaufenden Flüssigkeitsfilm gegen einen hellen Hintergrund in der Durchsicht betrachten
- ▶ 1,75 ml Substanz hinzufügen
- ▶ Wiederum Flüssigkeitsfilm nach dem Umschütteln betrachten.

Der Flüssigkeitsfilm muß nach dem 1. Zusatz der Substanz milchig trüb sein, nach dem 2. Zusatz der Substanz muß die milchige Trübung verschwunden sein. Andernfalls liegt ein zu hoher bzw. zu niedriger Ethanolgehalt vor (Ethanolgehalt 69 bis 65 % V/V).

C. Trockenrückstand:
- ▶ Ca. 3,000 g Substanz, genau gewogen, in einem Wägeglas auf dem siedenden Wasserbad zur Trockne eindampfen
- ▶ Rückstand im Trockenschrank 2 Std. lang bei 105 °C trocknen.

Der Trockenrückstand muß mindestens 1,0 % betragen.

Weitere Prüfungen (DAB 10)
In der Apotheke durchführbar: Methanol, Isopropylalkohol, Gehaltsbestimmung.

Teil 1

Benzin (DAB 10)

Benzinum
Benzinum Petrolei
Wundbenzin

Löslichkeit: Mischbar mit Ethanol, Ether, Chloroform, ätherischen und fetten Ölen (außer Rizinusöl); praktisch nicht mischbar mit Wasser.
Zur Prüfung erforderlich: Identität: Ca. 7 ml.
Qualitätssicherung: Ca. 91 ml.

Identität

1. Organoleptik:
Klare, farblose, leicht bewegliche, flüchtige, bei Tageslicht nicht fluoreszierende Flüssigkeit; charakteristischer Geruch.
Leicht entzündbar.

2. Destillationsbereich:
Mindestens 75 % (V/V) der Substanz zwischen 40 ° und 60 °C.

3. Relative Dichte:
0,642 bis 0,656.

4. Reaktionen:

A. ▸ 2 ml Substanz in einer Porzellanschale entzünden (Vorsicht!). — *Brennt mit leuchtender Flamme.*

B. ▸ 5 ml Substanz in einer Eis-Kochsalz-Mischung (4:1) abkühlen. — *Erstarrt nicht (der Erstarrungspunkt des Hexans liegt bei −69 °C, des Pentans bei −129,7 °C).*

Einige Untersuchungen zur Qualitätssicherung

Reinheit

A. Aussehen der Substanz:
a) ▸ Fluoreszenz der Substanz im Tageslicht prüfen
b) ▸ Substanz in Neßler-Zylindern in 4 cm Schichtdicke bei Tageslicht von oben gegen einen dunklen Untergrund mit Wasser vergleichen (Trübungsvergleich)
▸ Die gleichen Proben in gleicher Weise gegen einen weißen Untergrund vergleichen (Farbvergleich).

Die Substanz darf im Tageslicht nicht fluoreszieren. Sie muß klar und farblos sein. Trübungen und Färbungen zeigen Verunreinigungen an.

B. Fremder Geruch, nichtflüchtige Verunreinigungen:
▸ 5 ml Substanz langsam auf ein Filter tropfen lassen
▸ Geruch prüfen.

Bei und nach dem Verdunsten darf kein fremder Geruch auftreten. Es darf nach dem Verdunsten auf dem Papier kein transparenter Fleck auftreten.

Benzin — Teil 1

C. Alkalisch oder sauer reagierende Verunreinigungen:
- 10 ml Substanz mit 5 ml aufgekochtem und wieder abgekühltem Wasser und 0,25 ml Phenolrot-Lösung (RV) schütteln
- 0,05 ml 0,01 N-Natriumhydroxid-Lösung zufügen.

Die wässrige Schicht muß gelb gefärbt sein, Rotfärbung zeigt alkalisch reagierende Verunreinigungen an. Tritt nach Zusatz von Natriumhydroxid keine Rotfärbung auf, so liegen sauer reagierende Verunreinigungen vor.

D. Tetraethylblei:
- 10 ml Substanz mit 0,15 ml Iod-Lösung (RV) versetzen
- 2 Std. bei hellem Tageslicht oder 10 Min. bei direktem Sonnenlicht stehenlassen
- 1,5 ml verdünnte Natriumhydroxid-Lösung (8 % G/V) zusetzen
- 5 ml Thioacetamid-Reagenz (RV) zusetzen
- 2 bis 3 Min. schütteln und absetzen lassen.

An der Grenzschicht zwischen beiden Flüssigkeiten darf kein schwarzer oder brauner Niederschlag auftreten. Die Farbe der wässrigen Schicht darf nicht verändert werden (Tetraethylblei zersetzt sich im Licht. Blei wird als Sulfid gefällt).

E. Schwefelverbindungen, reduzierende Verunreinigungen:
- 10 ml Substanz mit 2 ml ammoniakalischer Silbernitrat-Lösung (RV) 15 Min. schütteln.

Die Lösung darf sich nicht verändern. Veränderungen zeigen unzulässige reduzierende Schwefelverbindungen und andere Verunreinigungen an.

F. Verhalten gegen Schwefelsäure:
- 5 ml Substanz 5 Min. mit 5 ml Schwefelsäure (96 % G/G) schütteln.

Die Schwefelsäure darf sich nicht verändern. Verfärbungen zeigen Verunreinigungen an.

G. Benzol:
- a)
  - 1,0 ml Substanz mit peroxidfreiem Ether (RV) zu 10,0 ml lösen
  - 0,20 ml dieser Lösung zu 5,0 ml Formaldehyd-Schwefelsäure (RV) geben, die sich in einem vorher mit Schwefelsäure gereinigten Reagenzglas befindet und kurz durchschütteln
  - 3 Min. stehenlassen (Prüflösung)
- b)
  - Gleichzeitig eine Mischung aus folgenden drei Lösungen herstellen (Vergleichslösung):
  - 2,5 ml einer Lösung von 4,51 g Eisen(III)-chlorid in 3,2 ml 6 N-Salzsäure und 96,8 ml Wasser
  - 1,7 ml einer Lösung von 6,50 g Kobalt(II)-chlorid in 3,00 ml 6 N-Salzsäure und 97 ml Wasser

▶ 0,8 ml einer Lösung von 6,242 g Kupfer (II)-sulfat in 100 ml Wasser ▶ Nach 3 Min. Lösung (a) und (b) gegen einen weißen Hintergrund vergleichen.	*Eine stärkere Färbung der Prüflösung (a) gegenüber der Vergleichslösung (b) zeigt stärkere Verunreinigung durch Benzol an.*
H. Nichtflüchtige Bestandteile: ▶ 50 ml Substanz in einer Porzellanschale auf dem Wasserbad eindampfen (Vorsicht!) ▶ Rückstand bei 100 ° bis 105 °C bis zur Gewichtskonstanz trocknen.	*Der Rückstand darf höchstens 0,001 % betragen.*

Weitere Prüfungen (DAB 10)
In der Apotheke durchführbar: Keine.
Des weiteren: Benzol durch Gaschromatographie, Hexan durch Gaschromatographie.

Teil 1

Benzocain (DAB 9)

Benzocainum
p-Aminobenzoesäure-
ethylester

Löslichkeit: Löslich in Ethanol, Ether, Chloroform; wenig löslich in Wasser.
Zur Prüfung erforderlich: Identität: 0,06 g.
Qualitätssicherung: 0,1 g.

Identität

1. Organoleptik:
Farblose Kristalle oder weißes kristallines Pulver; geruchlos; bitterer Geschmack, gefolgt von einer anästhesierenden Wirkung auf der Zunge.

2. Schmelzpunkt:
89° bis 92 °C.
Der Mischschmelzpunkt mit authentischer Substanz muß innerhalb dieses Intervalls liegen.

3. Reaktionen:
A. ▶ 5 mg Substanz in 10 ml Ethanol 96 % (V/V) lösen

▶ 2 ml der Lösung mit verdünnter Salzsäure 7,3 % (G/V) ansäuern

▶ 0,2 ml Natriumnitritlösung 10 % (G/V) zufügen

▶ Nach 1 bis 2 Min. 1 ml 2-Naphthol-Lösung (RV) zusetzen.

Orange- bis Rotfärbung bzw. ein Niederschlag mit gleicher Färbung (Diazotierung und Kupplung zu einem Azofarbstoff).

B. ▶ 50 mg Substanz mit 0,1 ml Essigsäure (30 % G/V) und 0,25 ml Schwefelsäure (96 % G/G) erhitzen.

Geruch nach Ethylacetat, welches durch Umesterung entsteht.

Einige Untersuchungen zur Qualitätssicherung
Reinheit

A. Aussehen der Lösung:
▶ 0,5 g Substanz in Ethanol 96 % (V/V) zu 10 ml lösen

▶ In Neßler-Zylindern bei Tageslicht in 4 cm Schichtdicke von oben gegen einen dunklen Untergrund mit Ethanol 96 % (V/V) vergleichen (Trübungsvergleich)

▶ Die Proben in gleicher Weise gegen einen weißen Untergrund vergleichen (Farbvergleich).

Die Lösung muß klar und farblos sein. Trübungen und Färbungen zeigen Verunreinigungen an.

B. Sauer oder alkalisch reagierende Substanzen:
- ▶ 10 ml Ethanol 96 % (V/V) mit 3 Tropfen Phenolphtalein-Lösung (RV) versetzen
- ▶ Ist die Lösung rot gefärbt, mit 0,1 N-Salzsäure bis zum Farbumschlag nach farblos neutralisieren
- ▶ 0,5 g Substanz und 10 ml Wasser zufügen
- ▶ 0,5 ml 0,01 N-Natriumhydroxid-Lösung zufügen.

Bei Zusatz der Substanz bleibt die Lösung farblos. Rotfärbung zeigt alkalisch reagierende Verunreinigungen an. Nach Zusatz der Natronlauge ist die Lösung rot gefärbt. Andernfalls liegen sauer reagierende Verunreinigungen vor.

Weitere Prüfungen (DAB 9)
In der Apotheke durchführbar: Trocknungsverlust, Sulfatasche.
Des weiteren: IR-Absorptionsspektrum, Gehaltsbestimmung.

Teil 1

Benzoesäure (DAB 9)

Acidum benzoicum
Acidum benzoicum
e resina

Löslichkeit: Löslich in siedendem Wasser, Alkalihydroxid-Lösungen, Ethanol, Ether, Chloroform und fetten Ölen; schwer löslich in Wasser (20 °C).

Zur Prüfung erforderlich: Identität: Ca. 2,5 g.
Qualitätssicherung: Ca. 0,3 g.

Identität

1. **Organoleptik:**
Farblose, schuppen- oder nadelförmige Kristalle oder weißes, kristallines Pulver; schwacher Geruch; erst süßlicher, dann schwach saurer und schließlich kratzender Geschmack.

2. **Schmelzpunkt:**
121 ° bis 123 °C.
Der Mischschmelzpunkt mit authentischer Substanz muß innerhalb dieses Intervalls liegen.

3. **Reaktionen:**
   A. ▶ 2,50 g Substanz in 20 ml 1 N-Natriumhydroxid-Lösung und 25 ml Ethanol 90% (V/V) lösen, auf 50 ml mit Wasser auffüllen (Prüflösung)

   ▶ 5 ml Prüflösung mit 0,05 ml Eisen(III)-chlorid-Lösung R1 (10,5% G/V) versetzen

   ▶ Umschütteln

   ▶ 2 ml Ether hinzusetzen

   ▶ Umschütteln.

   Mit Eisen(III)-chlorid fällt ein beigefarbener Niederschlag aus, der in Ether löslich ist (Eisenbenzoat).

   B. ▶ Eine Spatelspitze Substanz mit dem gleichen Volumen konz. Schwefelsäure im Reagenzglas anfeuchten

   ▶ Schwach erwärmen.

   An der Reagenzglaswand muß sich ein weißes Sublimat (Benzoesäure) bilden.

Einige Untersuchungen zur Qualitätssicherung

1. **Reinheit**

   A. **Aussehen der Lösung:**
   ▶ Prüflösung nach 3. A. in Neßler-Zylindern in 4 cm Schichthöhe von oben bei Tageslicht gegen einen dunklen Untergrund mit Wasser vergleichen (Trübungsvergleich)

   ▶ Die Proben in gleicher Weise gegen einen weißen Untergrund vergleichen (Farbvergleich).

   Die Lösung muß klar und farblos sein. Trübungen und Färbungen zeigen Verunreinigungen an.

Apothekengerechte Prüfvorschriften 1988, 2. Erg.-Lfg.

B. Schwermetalle:

a) ▶ 12 ml Prüflösung nach 3. mit 1,2 ml Thioacetamid-Reagenz (RV) versetzen

▶ 2 ml Pufferlösung pH 3,5 (RV) zufügen (Prüflösung)

b) ▶ Gleichzeitig 2 ml Blei-Standardlösung (10 ppm Pb) (RV), 3 ml Wasser, 5 ml Ethanol 90% (V/V), 2 ml Prüflösung nach 3. und 1,2 ml Thioacetamid-Reagenz (RV) mischen

▶ 2 ml Pufferlösung pH 3,5 (RV) zufügen (Vergleichslösung)

▶ Nach 2 Min. Lösungen (a) und (b) gegen einen weißen Untergrund vergleichen.

Die Prüflösung (a) darf nicht stärker braun gefärbt sein als die Vergleichslösung (b), andernfalls liegen unzulässige Verunreinigungen durch Schwermetalle vor (Schwermetallsulfide).

C. Oxidierbare Verunreinigungen:

▶ 5 ml Prüflösung nach 3. mit 5 ml Wasser und 0,2 ml 0,1 N-Kaliumpermanganat-Lösung mischen

▶ Nach 5 Min. betrachten.

Die Mischung muß nach 5 Min. rot gefärbt sein, andernfalls liegen oxidierbare Verunreinigungen vor (Zimtsäure).

D. Halogenverbindungen:

a) ▶ 0,16 g Substanz mit 0,4 g wasserfreiem Natriumcarbonat mischen

▶ Die Mischung in einem Porzellantiegel mit 0,2 g wasserfreiem Natriumcarbonat bedecken

▶ Erhitzen bis eine klare Schmelze entstanden ist

▶ Schmelzkuchen nach dem Erkalten in 10 ml verdünnter Salpetersäure (12,6% G/V) lösen

▶ Filtrieren

▶ 3 ml Filtrat im Neßler-Zylinder mit 7 ml Wasser und 3 Tropfen Silbernitrat-Lösung R1 (4,25% G/V) versetzen (Prüflösung)

b) ▶ 0,3 ml Chlorid-Verdünnung I (RV), 9,0 ml Wasser, 0,5 ml Salpetersäure (66,5% G/G), 0,12 g wasserfreies Natriumkarbonat und 3 Tropfen Silbernitrat-Lösung R1 (4,25% G/V) im Neßler-Zylinder mischen (Vergleichslösung)

▶ nach 2 Min. Lösungen (a) und (b) gegen einen dunklen Untergrund vergleichen.

Die Lösung des Schmelzkuchens gibt mit Silbernitrat-Lösung keine stärkere Trübung als die Vergleichslösung, andernfalls liegen unzulässige Mengen an Halogenverbindungen vor (Chlorbenzoesäuren).

2. Gehaltsbestimmung

▶ Ca. 0,200 g Substanz, genau gewogen, in 20 ml Ethanol 90% (V/V) lösen

▶ 0,15 ml Phenolrot-Lösung (RV) hinzufügen

▶ Mit 0,1 N-Natriumhydroxid-Lösung bis zum Farbumschlag titrieren.

Acidimetrische Titration der Benzoesäure in Ethanol.

1 ml 0,1 N-Natriumhydroxid-Lösung entspricht 12,21 mg Benzoesäure.

Verbrauch bei 0,2000 g Einwaage mindestens 16,21 ml und höchstens 16,38 ml 0,1 N-Natriumhydroxid-Lösung (F = 1,000).

Entspricht einem Gehalt von mindestens 99 bis 100% Benzoesäure.

Weitere Prüfungen (DAB 9)
In der Apotheke durchführbar: Sulfatasche, Verhalten gegen Schwefelsäure.

Teil 1

Benzylalkohol (DAB 10)

Alcoholum benzylicum
Alcohol benzylicus

Löslichkeit: Mischbar mit Ethanol, Ether, Chloroform, ätherischen und fetten Ölen und Wasser.
Zur Prüfung erforderlich: Identität: 0,1 ml.
Qualitätssicherung: Ca. 13 ml.

Identität

1. Organoleptik:
Klare, farblose, ölige, stark lichtbrechende Flüssigkeit; schwacher Geruch nach bitteren Mandeln; scharfer, brennender Geschmack.

2. Siedepunkt:
202° bis 207 °C.

3. Relative Dichte:
1,043 bis 1,049.

4. Reaktion:
- 0,1 ml Substanz mit 5 ml Kaliumpermanganat-Lösung (3 % G/V) mischen
- 1 ml Schwefelsäure (10 % G/V) zufügen und schütteln
- Geruch prüfen.

Oxidation zu Benzaldehyd mit charakteristischem „Bittermandelgeruch".

Einige Untersuchungen zur Qualitätssicherung
Reinheit

A. Löslichkeit:
- 1 ml Substanz in 30 ml Wasser schütteln
- Lösung in Neßler-Zylindern bei Tageslicht in 4 cm Schichtdicke von oben gegen einen dunklen Untergrund mit Wasser vergleichen (Trübungsvergleich)
- Die gleichen Proben gegen einen weißen Untergrund vergleichen (Farbvergleich).

Die Lösung muß klar und farblos sein. Trübungen und Färbungen zeigen Verunreinigungen an.

B. Sauer reagierende Verunreinigungen:
- 5,0 ml Ethanol 96 % (V/V) mit 0,5 ml Phenolphthalein-Lösung (RV) versetzen
- 5,0 ml Substanz zufügen
- 0,5 ml 0,1 N-Natriumhydroxid-Lösung zufügen.

Die Lösung muß nach Zusatz der Natriumhydroxid-Lösung mindestens rosa gefärbt sein. Andernfalls liegen sauer reagierende Verunreinigungen vor.

Benzylalkohol — Teil 1

C. Verdampfungsrückstand:
- ▶ 2,0 g Substanz in einer genau gewogenen Porzellanschale auf dem Wasserbad zur Trockne eindampfen (Abzug!)
- ▶ Rückstand 1 Std. lang im Trockenschrank bei 100—105 °C trocknen
- ▶ Erkalten lassen im Exsiccator und genau wägen.

Der Rückstand darf höchstens 1 mg (0,05 %) betragen.

D. Peroxidzahl:
- a) ▶ 5,000 g Substanz in einen 250 ml Erlenmeyerkolben mit Glasstopfen genau einwägen
- ▶ Mit einer Mischung aus 18 ml Essigsäure (98 % G/G) und 12 ml Chloroform lösen
- ▶ 0,5 ml gesätt. Kaliumiodid-Lösung (RV) zufügen
- ▶ Genau 1 Min. lang Umschütteln
- ▶ Mit 30 ml Wasser versetzen
- ▶ Langsam unter ständigem Umschütteln mit 0,01 N-Natriumthiosulfat-Lösung titrieren, bis die Gelbfärbung fast verschwunden ist
- ▶ 5 ml Stärke-Lösung (RV) zusetzen
- ▶ Unter kräftigem Schütteln bis zum Verschwinden der Blaufärbung weitertitrieren (Verbrauch: n_1 ml).
- b) ▶ Unter gleichen Bedingungen, jedoch ohne Substanz einen Blindversuch durchführen (Verbrauch: n_2 ml) (hierbei dürfen nicht mehr als 0,1 ml 0,01 N-Natriumthiosulfat-Lösung verbraucht werden).

Bestimmung des Peroxid-Sauerstoffs analog der Bestimmung der Peroxidzahl nach DAB 9.

Die Peroxidzahl darf höchstens 5 betragen.

$$\text{Peroxidzahl} = \frac{10 \cdot (n_1 - n_2)}{\text{Einwaage}}$$

Weitere Prüfungen (DAB 10)[1])
In der Apotheke durchführbar: Gehaltsbestimmung.
Des weiteren: Brechungsindex, Benzaldehyd und andere verwandte Substanzen (durch Gaschromatographie), Halogenverbindungen, Halogenide (photometrisch).

---

[1]) Zur parenteralen Anwendung sind die Anforderungen bei der Prüfung auf „Verunreinigungen durch Benzaldehyd und andere verwandte Substanzen" verschärft (Prüfung durch Gaschromatographie — nicht in der Apotheke durchführbar). In diesem Falle müssen alle Untersuchungen zur Qualitätssicherung nach DAB 10 durchgeführt werden.

Teil 1

Benzylnicotinat (DAC 86)

Benzylis nicotinas
Benzylium nicotinicum
Nicotinsäurebenzylester

Löslichkeit: Mischbar mit Ethanol, Ether und Chloroform; wenig mischbar mit Wasser.
Zur Prüfung erforderlich: Identität: Ca. 0,6 g.
Qualitätssicherung: Ca. 0,5 g.

Identität

1. Organoleptik:
Gelbliche bis gelblichbraune ölige, Flüssigkeit; stark hautreizend. Neigt bei Raumtemperatur zum Erstarren.

2. Relative Dichte:
1,568 bis 1,570.

3. Dünnschichtchromatographie:
Kieselgel F_{254}.
Untersuchungslösung: 5 mg Substanz in 1 ml Dichlormethan.
Vergleichslösung: 5 mg authentische Substanz in 1 ml Dichlormethan.
Aufzutragende Menge: Je 10 µl.
Fließmittel: Dichlormethan-Methanol (95+5).
Laufhöhe: 12 cm.
Laufzeit: Ca. 60 Min.

▶ Abdunsten des Fließmittels

▶ Unter der UV-Lampe (254 nm) Flecke markieren

▶ Besprühen mit Natriumbismutiodid-Lösung (RV) und anschließend mit wenig 0,4-prozentiger wässriger Lösung von Schwefelsäure (96% G/G).

Fluoreszenzmindernder Fleck bei Rf ca. 0,8 in Höhe der Vergleichssubstanz. Hellroter Fleck bei Rf ca. 0,8 in Höhe der Vergleichssubstanz.

4. Reaktion:
▶ 0,5 ml Substanz in 3 ml verdünnter Natriumhydroxid-Lösung (8% G/V) lösen

▶ Vorsichtig zum Sieden erhitzen

▶ Geruch prüfen und erkalten lassen

▶ Mit 1 ml Kaliumpermanganat-Lösung (3% G/V) versetzen

▶ Erneut Geruch prüfen.

Verseifung des Esters. Geruch nach Benzylalkohol. Dann Grün- und Braunfärbung der Lösung unter Oxidation des Benzylalkohols zu Benzaldehyd, der an seinem typischen Geruch erkannt wird.

Einige Untersuchungen zur Qualitätssicherung
Reinheit

A. Aussehen der Lösung:
- 0,5 g Substanz in Ethanol 96 % (V/V) zu 5,0 ml lösen
- In Neßler-Zylindern bei Tageslicht von oben gegen einen dunklen Untergrund in 4 cm Schichtdicke mit Ethanol 96 % (V/V) vergleichen (Trübungsvergleich)
- Die Prüflösung in gleicher Weise gegen einen weißen Untergrund mit Farbvergleichslösung BG$_5$ (RV) vergleichen (Farbvergleich).

Die Lösung muß klar sein und darf nicht stärker gefärbt sein als die Farbvergleichslösung. Trübungen und stärkere Färbungen zeigen Verunreinigungen an.

B. Sauer reagierende Verunreinigungen:
- 2,0 ml Lösung nach A. mit 0,1 ml Methylrot-Lösung (RV) versetzen
- 0,10 ml 0,05 N-Natriumhydroxid-Lösung zufügen.

Die Lösung muß nach Zusatz von Methylrot orangerot gefärbt sein. Tritt auf Zusatz von Natriumhydroxid keine Gelbfärbung auf, so liegen sauer reagierende Verunreinigungen vor.

Weitere Prüfungen (DAC 86)
In der Apotheke durchführbar: Organisch gebundenes Chlor, Chlorid, Sulfatasche, Gehaltsbestimmung.
Des weiteren: IR-Absorptionsspektrum, UV-Absorption, Brechungsindex.

Teil 1

Basisches Bismutgallat (DAB 10)

Bismuthi subgallas
Bismutum subgallicum
Basisches Wismutgallat

Löslichkeit: Löslich in Alkalihydroxid-Lösungen und Mineralsäuren unter chemischer Veränderung; praktisch unlöslich in Wasser, Ethanol und Ether.
Zur Prüfung erforderlich: Identität: Ca. 0,3 g.
Qualitätssicherung: 5 g.

Identität

1. Organoleptik:
Feines, gelbes, amorphes Pulver; geruchlos; geschmacklos.

2. Reaktionen:

A. ▶ Ca. 0,15 g Substanz im Reagenzglas durch vorsichtiges Erhitzen zum Verkohlen bringen (Abzug!)

▶ Rückstand in 0,3 ml Salpetersäure (65 % G/G) lösen

▶ Mit Wasser zu 1 ml verdünnen und filtrieren

▶ Mit 5 ml Wasser verdünnen

▶ Tropfenweise Kaliumiodid-Lösung (16,6 % G/V) zusetzen.

Zunächst schwarzer Niederschlag von Wismutiodid, der sich mit Kaliumiodid im Überschuß zum orangegelben Wimuttetraiodokomplex löst.

B. ▶ 0,1 g Substanz mit 5 ml Wasser und 0,1 ml Phosphorsäure (85 % G/G) versetzen

▶ 2 Min. lang zum Sieden erhitzen, erkalten lassen, filtrieren

▶ Filtrat mit 1,5 ml Eisen(III)-chlorid-Lösung R1 (10,5 % G/V) versetzen.

Blauschwarze Färbung (im Filtrat enthaltene Gallussäure bildet mit Eisen(III)-Ionen einen schwarzen Komplex).

Einige Untersuchungen zur Qualitätssicherung

Reinheit

A. Aussehen der Lösung:

▶ 1 g Substanz in einer Mischung aus 7,5 ml verdünnter Natriumhydroxid-Lösung (8 % G/V) und 2,5 ml Wasser in einem verschließbaren Prüfglas lösen und verschließen

▶ Bei Tageslicht von der Seite gegen einen dunklen Hintergrund mit 10,0 ml Wasser vergleichen (Trübungsvergleich).

Die Lösung muß klar sein. Trübungen zeigen Verunreinigungen an.

Basisches Bismutgallat — Teil 1

B. Sauer oder alkalisch reagierende Verunreinigungen:
- ▶ 1,5 g Substanz mit 15 ml Isopropylalkohol 1 Min. lang schütteln, zentrifugieren und dekantieren
- ▶ 10,0 ml Flüssigkeit mit 0,1 ml Phenolphthalein-Lösung R1 (RV) und 0,3 ml 0,01 N-Natriumhydroxid-Lösung versetzen
- ▶ Mit 0,4 ml 0,01 N-Salzsäure versetzen.

Die Lösung muß nach Zusatz von Natriumhydroxid rot gefärbt sein. Tritt keine Rotfärbung auf, so liegen sauer reagierende Verunreinigungen vor. Auf Zusatz von Salzsäure muß sich die Lösung wieder entfärben, andernfalls liegen alkalisch reagierende Verunreinigungen vor.

C. Blei:

a)
- ▶ 2,5 g Substanz in einer Porzellanschale vorsichtig bis zur Verkohlung der organischen Substanz erhitzen (Abzug!)
- ▶ Rückstand in 5 ml Salpetersäure (65% G/G) aufnehmen
- ▶ Mit ca. 15 ml Wasser versetzen, filtrieren und auf 25 ml auffüllen

b)
- ▶ 5 ml Lösung nach (a) mit 5 ml verdünnter Schwefelsäure (9,8% G/V) versetzen (Prüflösung)

c)
- ▶ 5 ml Lösung nach (a) mit 5 ml verdünnter Salpetersäure (12,6% G/V) versetzen (Vergleichslösung)
- ▶ Nach 1 Std. Lösung (b) und (c) in Neßler-Zylindern bei Tageslicht gegen einen dunklen Untergrund vergleichen (Trübungsvergleich).

Die Prüflösung (b) darf sich gegenüber der Vergleichslösung (c) nicht verändern. Andernfalls liegen Verunreinigungen durch Blei vor (Bleisulfat).

D. Kupfer:
- ▶ 2,5 ml Prüflösung nach C. (a) mit 2 ml Ammoniak-Lösung (17% G/V) versetzen
- ▶ Mit Wasser zu 50 ml verdünnen und filtrieren
- ▶ 10 ml Filtrat mit 1 ml Natriumdiethyldithiocarbamat-Lösung (0,1% G/V) versetzen (Prüflösung)
- ▶ Mit folgender Vergleichslösung vergleichen
- ▶ 0,25 ml Kupfer-Standardlösung (10 ppm Cu) (RV) mit 9,75 ml Wasser und 1 ml Natriumdiethyldithiocarbamat-Lösung (0,1% G/V) mischen.

Die Prüflösung darf nicht stärker gefärbt sein als die Vergleichslösung. Andernfalls liegen unzulässige Verunreinigungen durch Kupfer vor.

Weitere Prüfungen (DAB 10)
In der Apotheke durchführbar: Silber, mit Ammoniak nicht fällbare Verunreinigungen, Chlorid, Sulfat, Nitrat, Arsen, Trocknungsverlust, Gehaltsbestimmung.
Des weiteren: Blei (Atomabsorptionsspektroskopie).

Teil 1

Blaugel, Silikagel (Ph. Eur. I—R)

Löslichkeit: Teilweise löslich in Alkalihydroxid-Lösungen; praktisch unlöslich in Wasser und organischen Lösungsmitteln.

Zur Prüfung erforderlich: Identität: Ca. 0,1 g.
Qualitätssicherung: Ca. 2 g.

Identität

1. Organoleptik:
Blaue oder blaugrüne, transparente Partikel; geruchlos.

2. Reaktion:
▶ Einige Körner der Substanz im Reagenzglas mit Wasser übergießen.

Unter hörbarem Knistern färbt sich zunächst die äußere Schicht der Partikel rosa, später die gesamte Substanz; die Form der Partikel bleibt erhalten.

Einige Untersuchungen zur Qualitätssicherung

A. Trocknungsverlust:
▶ Ca. 2,000 g Substanz, genau gewogen, 3 Std. lang bei 105 °C im Trockenschrank trocknen.

Der Trocknungsverlust darf höchstens 2% betragen.

B. Wasseraufnahmevermögen:
▶ Die nach A. getrocknete Substanz in flacher Schicht in ein geeignetes Gefäß füllen
▶ Genau wägen
▶ In einer mit Filterpapier ausgekleideten Chromatographiekammer über einer 1 cm hohen Wasserschicht 24 Std. aufbewahren
▶ Genau wägen.

Die Gewichtszunahme muß mindestens 25% betragen, andernfalls ist das Wasseraufnahmevermögen zu gering.

Weitere Prüfungen (Ph. Eur. I—R): Keine.

Teil 1

Calciumlactat-Pentahydrat (DAB 9)

Calcii lactas pentahydricus[1]
Calcium lacticum
Milchsäure-Calciumsalz-5 Wasser

Löslichkeit: Löslich in Wasser; wenig löslich in Ethanol.
Zur Prüfung erforderlich: Identität: 0,62 g.
Reinheitsprüfung: 2,5 g.

Identität

1. Organoleptik:
Weißes oder fast weißes, kristallines oder gekörntes Pulver; geruchlos oder von leichtem, jedoch nicht unangenehmem Geruch; eigenartiger Geschmack. Verwittert leicht.

2. Reaktionen:

A. ▶ Ca. 0,1 g Substanz in 2 ml Wasser lösen

▶ Mit Ammoniumoxalat-Lösung (4 % G/V) versetzen

▶ Mischung in drei Teile teilen

▶ Einen Teil mit Essigsäure (30 % G/V) versetzen

▶ Zweiten Teil mit Ammoniaklösung (17 % G/G) versetzen

▶ Dritten Teil mit verdünnter Salzsäure (7,3 % G/V) versetzen.

Fällung von weißem Calciumoxalat, das in Essigsäure und Ammoniaklösung unlöslich, in Salzsäure löslich ist.

B. ▶ 20 mg Substanz in 5 ml Wasser lösen

▶ Mit 1 ml Bromwasser (RV) versetzen

▶ 0,5 ml verdünnte Schwefelsäure 9,8 % (G/V) zufügen

▶ Im Wasserbad bis zur Entfärbung erhitzen

▶ 4 g Ammoniumsulfat zufügen

▶ Ohne zu mischen tropfenweise 0,2 ml Natriumpentacyanonitrosylferrat-Lösung (10 % G/V) in verdünnter Schwefelsäure 9,8 % (G/V) zufügen

▶ Vorsichtig mit 1 ml Ammoniak-Lösung 26 % (G/V) überschichten ohne zu mischen (Tropfpipette)

▶ 30 Min. lang stehen lassen.

Dunkelgrüner Ring an der Berührungsfläche der beiden Schichten (Identitätsreaktion auf Lactat.)

3. Trocknungsverlust:
▶ Ca. 0,500 g Substanz, genau gewogen, bei 125 °C im Trockenschrank bis zur Gewichtskonstanz trocknen.

Der Trocknungsverlust muß mindestens 22,0 % und darf höchstens 27,0 % betragen (die Substanz liegt als Pentahydrat vor).

---

[1] Calciumlactat liegt meist als Pentahydrat vor. Es sind auch andere Hydrate im Handel, z. B. das Trihydrat mit 15 % bis 20 % Wasser.

Einige Untersuchungen zur Qualitätssicherung

1. Reinheit

A. Aussehen der Lösung:
- 2,0 g Substanz in Wasser zu 40 ml lösen
- Lösung in Neßler-Zylindern bei Tageslicht in 4 cm Schichtdicke von oben gegen einen dunklen Untergrund mit Referenzsuspension II (RV) vergleichen (Trübungsvergleich)
- Lösung in gleicher Weise gegen einen weißen Untergrund mit Farbvergleichslösung BG$_6$ vergleichen (Farbvergleich).

Die Lösung darf nicht stärker opaleszieren als die Referenzsuspension. Sie darf nicht stärker gefärbt sein als die Farbvergleichslösung. Trübungen und stärkere Färbungen zeigen Verunreinigungen an (z. B. durch Calciumcarbonat).

B. Sauer oder alkalisch reagierende Verunreinigungen:
- 10,0 ml Lösung nach A. mit einigen Tropfen Phenolphthalein-Lösung (RV) versetzen
- Ist die Lösung rot gefärbt, 0,5 ml 0,01 N-Salzsäure zufügen
- Ist die Lösung nach Phenolphthalein-Zusatz farblos, 2,0 ml 0,01 N-Natriumhydroxid-Lösung zufügen.

Nach Phenolphthalein-Zusatz färbt sich die Lösung entweder rot oder bleibt farblos. Entfärbt sich die zunächst rot gefärbte Lösung mit Salzsäure nicht, so liegen alkalisch reagierende Verunreinigungen vor. Färbt sich die zunächst farblose Lösung mit Natriumhydroxid nicht rot, so liegen sauer reagierende Verunreinigungen vor.

C. Barium
- 10 ml Lösung nach A. mit 1 ml Calciumsulfat-Lösung (RV) versetzen und 15 Min. lang stehenlassen
- In Neßler-Zylindern bei Tageslicht gegen einen dunklen Untergrund in 4 cm Schichtdicke von oben mit einer Mischung aus 10 ml Lösung nach A. und 1 ml Wasser vergleichen (Trübungsvergleich).

Die Lösung muß klar bleiben, andernfalls liegen unzulässige Verunreinigungen durch Barium vor (Bariumsulfat).

D. Schwermetalle:
a)
- 12 ml Lösung nach A. mit 2 ml Pufferlösung pH 3,5 (RV) versetzen
- 1,2 ml Thioacetamid-Reagenz (RV) zufügen (Prüflösung)

b)
- Gleichzeitig 2 ml Lösung nach A. mit 10 ml Blei-Standardlösung (1 ppm Pb) (RV) versetzen
- Mit 2 ml Pufferlösung pH 3,5 (RV) versetzen
- 1,2 ml Thioacetamid-Reagenz (RV) zufügen (Vergleichslösung)
- Nach 2 Min. Lösung (a) und (b) in Neßler-Zylindern bei Tageslicht von oben gegen einen weißen Untergrund vergleichen.

Die Prüflösung (a) darf nicht stärker braun gefärbt sein als die Vergleichslösung (b). Andernfalls liegen Verunreinigungen durch Schwermetalle vor (Schwermetallsulfide).

Calciumlactat-Pentahydrat

E. Flüchtige Fettsäuren:
- 0,5 g Substanz in einem Schliff-Kolben unter Umschütteln mit 1 ml Phosphorsäure (85 % G/G) vorsichtig 10 Min. auf ca. 50 °C erwärmen und Geruch prüfen.

Unangenehmer Geruch nach flüchtigen Fettsäuren zeigt Verunreinigungen durch solche Substanzen an.

2. Gehaltsbestimmung

- Ca. 0,200 g der nach Identitätsprüfung 3. getrockneten Substanz, genau gewogen, in einem 200-ml-Erlenmeyerkolben mit einigen ml Wasser versetzen

Komplexometrische Titration des Calciums.

- Mit Wasser zu etwa 300 ml verdünnen
- 6,0 ml Natriumhydroxid-Lösung (40 % G/V) zufügen
- Ca. 15 mg Calconcarbonsäure-Verreibung (RV) zusetzen
- Mit 0,1 M-Natriumedetat-Lösung bis zum Farbumschlag von Violett nach Tiefblau titrieren.

1 ml 0,1 M-Natriumedetat-Lösung entspricht 21,82 mg wasserfreiem Calciumlactat.
Verbrauch bei 0,200 Einwaage mindestens 8,98 ml und höchstens 9,35 ml 0,1 M-Natriumedetat-Lösung (F = 1,000).

Entspricht einem Gehalt von mindestens 98,0 % und höchstens 102,0 % getrocknetem Calciumlactat.

Weitere Prüfungen (DAB 9)
In der Apotheke durchführbar: Chlorid, Sulfat, Eisen, Magnesium- und Alkalisalze.

Teil 1

Calciumlactat-Trihydrat (DAB 9)

Calcii lactas trihydricus
Calcium lacticum
  trihydricum
Milchsäure-Calciumsalz-
3 Wasser

Löslichkeit, Organoleptik, Reaktionen wie Calciumlactat-Pentahydrat

Trocknungsverlust:
Wie Calciumlactat-Pentahydrat.

Der Trocknungsverlust muß mindestens 15,0 % und darf höchstens 20,0 % betragen (Trihydrat).

Einige Untersuchungen zur Qualitätssicherung

Wie Calciumlactat-Pentahydrat.

Teil 1

Calciumpantothenat (DAB 9)

Calcii pantothenas
Calcium pantothenicum
Calcium-D-pantothenat

Löslichkeit: Löslich in Wasser und Glycerol; wenig löslich in Ethanol; praktisch unlöslich in Aceton, Ether und Chloroform.

Zur Prüfung erforderlich: Identität: Ca. 0,2 g.
Qualitätssicherung: 2,6 g.

Identität

1. Organoleptik:
Weißes Pulver; geruchlos; bitterer Geschmack, auf der Zunge ein leichtes Wärmegefühl hervorrufend. Schwach hygroskopisch.

2. Dünnschichtchromatographie:
Kieselgel F_{254}.
Untersuchungslösung: 40 mg Substanz in 1 ml Wasser.
Vergleichslösung (a): 40 mg authentische Substanz in 1 ml Wasser.
Zur Prüfung auf β-Alanin (Qualitätssicherung D.) ist zusätzlich Vergleichslösung (b) aufzutragen.
Vergleichslösung (b): 10 mg β-Alanin in 50 ml Wasser.
Aufzutragende Menge: Je 5 µl.
Fließmittel: Ethanol-Wasser (65 + 35).
Laufhöhe: 12 cm.
Laufzeit: Ca. 3 Std.

▶ Abblasen des Fließmittels mit dem Kaltluftfön

▶ Besprühen mit Ninhydrin-Lösung R1 (RV)

▶ 10 Min. lang auf 110 °C erhitzen.

Blauer Fleck bei Rf ca. 0,7 in Höhe der Vergleichslösung (a).

3. Reaktionen:
A. ▶ Ca. 0,1 g Substanz in 2 ml Wasser lösen

▶ Mit Ammoniumoxalat-Lösung (4 % G/V) versetzen

▶ Mischung in drei Teile teilen

▶ Einen Teil mit Essigsäure (30 % G/V) versetzen

▶ Zweiten Teil mit Ammoniak-Lösung (17 % G/G) versetzen

▶ Dritten Teil mit verdünnter Salzsäure (7,3 % G/V) versetzen.

Fällung von weißem Calciumoxalat, das in Essigsäure und Ammoniaklösung unlöslich, in Salzsäure löslich ist.

B. ▶ 50 mg Substanz in 1 ml Wasser lösen

▶ 1 ml verdünnter Natriumhydroxid-Lösung (8 % G/V) zufügen

▶ 0,1 ml Kupfer(II)-sulfat-Lösung (12,5 % G/V) zufügen.

Blaufärbung infolge Komplexbildung mit dem β-Alanin-Teil.

Einige Untersuchungen zur Qualitätssicherung

1. Reinheit

A. pH-Wert:
- ▶ 1,0 g Substanz in Wasser zu 20,0 ml lösen
- ▶ Mit Universalindikatorpapier pH-Wert prüfen.

pH-Wert 6,8 bis 8,0.

B. Aussehen der Lösung:
- ▶ Lösung nach A. in Neßler-Zylindern bei Tageslicht in 4 cm Schichtdicke von oben gegen einen dunklen Untergrund mit Wasser vergleichen (Trübungsvergleich)
- ▶ Die gleichen Proben in gleicher Weise gegen einen weißen Untergrund vergleichen (Farbvergleich).

Die Lösung muß klar und farblos sein. Trübungen und Färbungen zeigen Verunreinigungen an.

C. Schwermetalle:

a) ▶ 12 ml Lösung nach A. mit 2 ml Pufferlösung pH 3,5 (RV) versetzen

▶ 1,2 ml Thioacetamid-Reagenz (RV) zufügen (Prüflösung)

b) ▶ Gleichzeitig 2 ml Lösung nach A. mit 10 ml Blei-Standardlösung (1 ppm Pb) (RV) versetzen

▶ Mit 2 ml Pufferlösung pH 3,5 (RV) versetzen

▶ 1,2 ml Thioacetamid-Reagenz (RV) zufügen (Vergleichslösung)

▶ Nach 2 Min. Lösung (a) und (b) in Neßler-Zylindern bei Tageslicht gegen einen weißen Untergrund vergleichen.

Die Prüflösung (a) darf nicht stärker braun gefärbt sein als die Vergleichslösung (b), andernfalls liegen unzulässige Verunreinigungen durch Schwermetalle vor (Schwermetallsulfide).

D. β-Alanin:
Dünnschichtchromatographie:
(vgl. Identität).

Nach Detektion darf in der Untersuchungslösung (a) ein Fleck bei Rf ca. 0,4 nicht größer oder stärker angefärbt sein als der entsprechende Fleck in der Vergleichslösung (b).

E. Trocknungsverlust:
- ▶ Ca. 1,000 g Substanz, genau gewogen, im Trockenschrank bei 100 ° bis 105 °C bis zur Gewichtskonstanz trocknen.

Der Trocknungsverlust darf höchstens 3,0 % betragen.

Teil 1   **Calciumpantothenat**

2. Gehaltsbestimmung

- Ca. 0,600 g der nach D. getrockneten Substanz, genau gewogen, in 150 ml Wasser lösen

    Komplexometrische Titration des Calciums.

- 5,0 ml 0,1 M-Zinksulfat-Lösung zufügen
- 10,0 ml Pufferlösung pH 10,9 (RV) zufügen
- 70 mg Eriochromschwarz-T-Mischindikator (RV) zufügen
- Mit 0,1 M-Natriumedetat-Lösung bis zum Umschlag nach Grün titrieren
- Vom Verbrauch an 0,1 M-Natriumedetat-Lösung 5,0 ml (für die 0,1 M-Zinksulfat-Lösung) abziehen.

1 ml 0,1 M-Natriumedetat-Lösung entspricht 4,008 mg Calcium.

Verbrauch bei 0,6000 g Einwaage mindestens 12,28 ml und höchstens 12,87 ml 0,1 M-Natriumedetat-Lösung (F = 1,000).

Entspricht einem Gehalt von mindestens 8,2 und höchstens 8,6 % Calcium.

Weitere Prüfungen (DAB 9)
In der Apotheke durchführbar: Chlorid.
Des weiteren: Spezifische Drehung, Gehaltsbestimmung (potentiometrisch).

Teil 1

Campherspiritus (DAB 10)
(Standardzulassung 6299.99.99)

Spiritus camphoratus
Kampferspiritus

Herstellung: Campher   1 Gew.-Teil
 Ethanol 90 % (V/V)   7 Gew.-Teile
 Wasser   2 Gew.-Teile

Campher wird in Ethanol gelöst und das Wasser hinzugefügt.
Zur Prüfung erforderlich: Identität: Ca. 3 ml.
 Qualitätssicherung: 15 g.

Identität

1. Organoleptik:
Klare, farblose Flüssigkeit; starker Geruch nach Campher; Geschmack nach Campher.

2. Relative Dichte:
0,880 bis 0,885.

3. Reaktion:
- Ca. 20 mg Borsäure in 3 ml Substanz lösen
- Einige Tropfen Schwefelsäure (96 % G/G) hinzusetzen
- Lösung in einem Reagenzglas aufkochen
- Dämpfe entzünden.

Die Dämpfe verbrennen mit gelber, grüngesäumter Flamme (Ethanol). Einheitliche Grünfärbung (Methanol) oder einheitliche Gelbfärbung (Isopropylalkohol) darf nicht auftreten.

Einige Untersuchungen zur Qualitätssicherung

1. Reinheit

Ethanolgehalt:

- 2 ml Chloroform im Reagenzglas mit 4,85 ml Substanz mischen
- Umschütteln
- An der Reagenzglaswand ablaufenden Flüssigkeitsfilm gegen einen hellen Hintergrund in der Durchsicht betrachten
- 1,62 ml Substanz hinzufügen
- Wiederum Flüssigkeitsfilm nach dem Umschütteln betrachten.

Der Flüssigkeitsfilm muß nach dem 1. Zusatz der Substanz milchig trüb sein, nach dem 2. Zusatz der Substanz muß die milchige Trübung verschwunden sein. Andernfalls liegt ein zu hoher bzw. zu niedriger Ethanolgehalt vor (Ethanolgehalt 69,5 bis 66 % V/V).

2. Gehaltsbestimmung

▶ 10,00 g Substanz von 20 °C unter Umschwenken in kleinen Anteilen aus einer Feinbürette mit Wasser versetzen bis zur bleibenden Campherabscheidung.

Der Verbrauch bis zur Campherabscheidung muß 4,8 ml bis 5,5 ml betragen (zeigt im Zusammenhang mit der relativen Dichte den vorgeschriebenen Camphergehalt an).

Weitere Prüfungen (DAB 10)
In der Apotheke durchführbar: Höhersiedende Verunreinigungen, Methanol, Isopropylalkohol, Identität.
Des weiteren: Brechungsindex, Gehaltsbestimmung (Absorption).

Teil 1

Cetylpalmitat (DAB 9, 1. NT)   Cetylii palmitas

Löslichkeit: Leicht löslich in Benzin und Chloroform, löslich in siedendem Ethanol; praktisch unlöslich in Wasser und Ethanol (bei 20 °C).
Zur Prüfung erforderlich: Identität: Ca. 0,5 g.
                         Qualitätssicherung: Ca. 8 g.

Identität

1. Organoleptik:
Weiße, sich fettig anfühlende Schuppen oder Stücke mit muscheligem Bruch; schwacher, typischer Geruch und Geschmack.

2. Tropfpunkt:
46 bis 49 °C.

3. Dünnschichtchromatographie:
HPTLC-Fertigplatten RP-18 F_{254}.
Untersuchungslösung: 20 mg Substanz in 1 ml Chloroform.
Vergleichslösung: 20 mg authentische Vergleichssubstanz in 1 ml Chloroform.
Aufzutragende Menge: Je 2 Tropfen.
Fließmittel: Acetonitril-Ethylacetat (1+1).
Laufhöhe: 8 cm (zweimal).
Laufzeit: Zweimal je ca. 15 Min.

- Substanz 0,5 cm vom unteren Plattenrand auftragen
- 1 cm vom unteren Plattenrand mit Bleistift seitliche Markierung anbringen
- In Ether bis zu dieser Markierung laufen lassen
- Trocknen
- Vorgang wiederholen
- Dann im angegebenen Fließmittel laufen lassen
- Abdunsten des Fließmittels
- Mit Molybdatophosphorsäure 10 % (RV) besprühen
- Ca. 10 Min. lang auf 120 °C erhitzen.

Die Substanz wird durch das mehrfache Entwickeln in Ether zu einer schmalen Startzone konzentriert.

Die Substanz muß ein mit der authentischen Vergleichssubstanz übereinstimmendes Chromatogramm ergeben. Blaue Flecke auf gelbem Grund.

Einige Untersuchungen zur Qualitätssicherung
Reinheit

A. Verdorbenheit:
- Geruch und Geschmack der geschmolzenen Substanz prüfen.

Ranziger Geruch und Geschmack zeigen Verdorbenheit an.

B. Aussehen der Lösung:
- 2 g Substanz in 10 ml Chloroform lösen (Prüflösung)
- Prüflösung in Neßler-Zylindern in 4 cm Schichthöhe bei Tageslicht von oben gegen einen dunklen Untergrund mit Chloroform vergleichen (Trübungsvergleich)
- Prüfung in Neßler-Zylindern in gleicher Weise gegen einen weißen Untergrund mit Farbvergleichslösung G_6 (RV) durchführen (Farbvergleich).

Die Prüflösung muß klar sein und darf nicht stärker gefärbt sein als Farbvergleichslösung G_6, andernfalls liegen Verunreinigungen vor.

C. Alkalisch reagierende Verunreinigungen:
- 10 ml Prüflösung nach B. mit 0,1 ml Bromthymolblau-Lösung R1 (RV) versetzen.

Die Prüflösung darf sich nicht blau färben, andernfalls liegen alkalische Verunreinigungen vor.

D. Paraffine:
- 0,250 g Substanz in 20 ml siedendem Ethanol 96 % (V/V) lösen.

Die Substanz muß sich klar lösen. Das Abscheiden von Tropfen zeigt Paraffine an.

E. Säurezahl:
- 25 ml eines Gemisches aus gleichen Teilen Ethanol 96 % (V/V) und Ether mit 1 ml Phenolphthalein-Lösung (R1) (RV) versetzen
- 0,1 N-Kaliumhydroxid-Lösung bis zur 15 Sek. lang bestehenbleibenden Rosafärbung zusetzen
- 5,61 g Substanz in diesem Gemisch lösen
- 1,50 ml 0,1 N-Kaliumhydroxid-Lösung zusetzen.

Es muß nach Zugabe der 0,1 N-Kaliumhydroxid-Lösung eine mindestens 15 Sek. lang bestehenbleibende Rosafärbung auftreten. Andernfalls ist die Säurezahl zu hoch (freie Säuren aus verseiftem Öl).

Weitere Prüfungen (DAB 9, 1. NT)
In der Apotheke durchführbar: Verseifungszahl, Peroxidzahl, Unverseifbare Anteile, Schwermetalle, Asche.
Des weiteren: Brechungsindex.

Teil 1

Emulgierender Cetylstearylalkohol
(DAB 9)

Alcohol cetylicus et
  stearylicus emulsificans
Alcohol cetylstearylicus
  emulsificans
Lanette N

Löslichkeit: Leicht löslich in siedendem Ethanol; teilweise löslich in Ether, Chloroform und Petroläther; die Schmelze bildet mit der gleichen Menge warmen Wassers eine stabile Emulsion.

Zur Prüfung erforderlich: Identität: Ca. 0,2 g.
Qualitätssicherung: 1,5 g.

Identität

1. Organoleptik:
Weiße bis gelblichweiße, wachsartige Masse; schwacher, aber charakteristischer Geruch und Geschmack.

2. Reaktionen:

A. ▶ Eine etwa erbsengroße Substanzprobe langsam auf der Magnesiarinne verbrennen

 ▶ Die Magnesiarinne mit den verkohlten Substanzresten in einem Reagenzglas mit 5 ml Wasser auslaugen

 ▶ Filtrieren

 ▶ Mit Bariumchlorid-Lösung R2 (3,65 % G/V) versetzen.

Substanz schäumt beim starken Erhitzen, der Rückstand gibt einen weißen Niederschlag (Bariumsulfat).

B. ▶ Ca. 50 mg Substanz und einen Kristall Methylenblau mit 10 ml Wasser von etwa 60 °C kräftig schütteln

 ▶ 2 ml Chloroform hinzufügen, kräftig schütteln.

Die Chloroformphase muß sich blau färben (Ionenpaarextraktion des Methylenblaus durch das Cetylstearylsulfat)

Einige Untersuchungen zur Qualitätssicherung

1. Reinheit

Alkalisch oder sauer reagierende Verunreinigungen:

▶ 0,5 g Substanz im siedendem Wasserbad unter Umschütteln mit 20 ml Ethanol 90% (V/V) mischen

▶ Auf Zimmertemperatur abkühlen

▶ 0,1 ml Phenolphthalein-Lösung (DAB 8) (RV) zusetzen

▶ 0,1 ml 0,1 N-Natriumhydroxid-Lösung hinzufügen.

Die Mischung muß nach Zusatz von Phenolphthalein farblos sein; Rotfärbung zeigt alkalisch reagierende Verunreinigungen an. Nach Zusatz von Natriumhydroxid muß Rotfärbung auftreten, andernfalls liegen sauer reagierende Verunreinigungen vor.

2. Gehaltsbestimmung (cetylstearylschwefelsaures Natrium):

▸ Ca. 0,3 g Substanz, genau gewogen, mit 25 ml Chloroform kräftig schütteln

▸ 50 ml Wasser und 10 ml Dimidiumbromid-Sulfanblau-Reagenz (RV) hinzusetzen

▸ Mit 0,004 M-Benzethoniumchlorid-Lösung titrieren (dabei immer wieder Trennung der Schichten abwarten) bis zur Entfärbung der rosa-gefärbten Chloroformschicht und Auftreten einer graublauen Färbung.

1 ml 0,004 M-Benzethoniumchlorid-Lösung entspricht 1,434 mg Natriumcetylstearylsulfat.
Verbrauch bei einer Einwaage von 0,3000 g mindestens 14,64 ml 0,004 M-Benzethoniumchlorid-Lösung.

In Chloroform löst sich ein Ionenpaar aus Cetylstearyl-Schwefelsäure und Dimidium-Kation mit rosa Farbe. Durch das Benzethonium-Kation wird das Dimidium-Ion aus der Ionenpaarbildung verdrängt. Der Überschuß von Benzethonium-Ionen bildet mit Sulfanblau ein zweites Ionenpaar, das die Chloroformphase blau färbt.

Weitere Prüfungen (DAB 9)
In der Apotheke durchführbar: Gehaltsbestimmung (Fettalkohole).

Teil 1

Zusammengesetzte Chinatinktur
(DAB 10) (Standardzulassung 8799.99.99)

Chinae tinctura composita
Tinctura Chinae composita

Herstellung:

Chinarinde, frisch gepulvert		10 Gew.-Teile
Pomeranzenschale, frisch gepulvert		4 Gew.-Teile
Enzianwurzel, frisch gepulvert		4 Gew.-Teile
Zimt, frisch gepulvert		2 Gew.-Teile
Ethanol 70% (V/V)		nach Bedarf

Die Tinktur wird aus den gepulverten Drogen (Siebnummer 710) durch Perkolation hergestellt. Aus 20 Teilen Drogenmischung werden ca. 100 Teile Tinktur erhalten.

Zur Prüfung erforderlich: Identität: Ca. 3 ml.
Qualitätssicherung: Ca. 30 g.

Identität

1. Organoleptik:
Rotbraune, klare Flüssigkeit; würziger Geruch; würziger, bitterer Geschmack.

2. Dünnschichtchromatographie:
Kieselgel F_{254} (Folie).
Untersuchungslösung: Substanz.
Vergleichslösungen a): Authentische Vergleichssubstanz oder
b) 2 mg Chininhydrochlorid + 1 mg Chlorogensäure in 4 ml Methanol.
Aufzutragende Menge: Je 10 µl strichförmig (1 cm × 2 mm)
Fließmittel: Ethylacetat-Ethylmethylketon-Ameisensäure-Wasser (10+6+2+2).
Laufhöhe: 8 cm.
Laufzeit: Ca. 30 Min.

▶ Abdunsten des Fließmittels im Trockenschrank bei 120 °C

▶ Die Platte unter UV-Lampe bei 365 nm betrachten

▶ Platte erneut in den Trockenschrank legen

▶ Die noch warme Platte besprühen mit einer Lösung von Diphenylboryloxyethylamin (1% G/V) in Methanol, anschließend mit einer Lösung von Macrogol 400 (Polyethylenglykol 400) (5% G/V) in Methanol

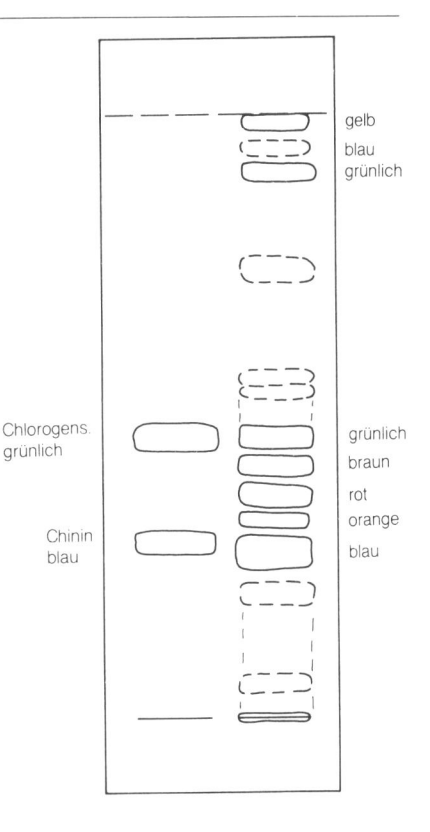

Chlorogens. grünlich
Chinin blau

gelb
blau
grünlich

grünlich
braun
rot
orange
blau

▸ Nach ca. 15 Min. unter der UV-Lampe bei 365 nm erneut betrachten.	Die Substanz muß ein mit der authentischen Vergleichssubstanz übereinstimmendes Chromatogramm ergeben. Im unteren Bereich des Chromatogramms sind das blau fluoreszierende Chinin und unmittelbar darüber das orange fluoreszierende Rutosid (Pommeranzenschale) zu erkennen. Unmittelbar oberhalb der Rutosid-Zone liegt die rot fluoreszierende Zone des Eriocitrins (Pommeranzenschale), die auch im Tageslicht als rot gefärbte Zone sichtbar ist. Auf der Höhe der Chlorogensäure ist eine grünlich fluoreszierende Zone (Chinarinde) zu erkennen und in der Fließmittelfront eine gelbe Zone (Enzianwurzel). Weitere schwach fluoreszierende Zonen können im Chromatogramm auftreten.
3. Reaktion: ▸ Ca. 20 mg Borsäure in 3 ml Substanz lösen ▸ Einige Tropfen Schwefelsäure (96 % G/G) hinzusetzen ▸ Lösung in einem Reagenzglas aufkochen ▸ Dämpfe entzünden.	Die Dämpfe verbrennen mit gelber, grüngesäumter Flamme (Ethanol). Einheitliche Grünfärbung (Methanol) oder einheitliche Gelbfärbung (Isopropanol) darf nicht auftreten.

Einige Untersuchungen zur Qualitätssicherung
1. Reinheit

A. Ethanolgehalt:

| ▸ 2 ml Chloroform im Reagenzglas mit 6,10 ml Substanz mischen
▸ Umschütteln
▸ An der Reagenzglaswand ablaufenden Flüssigkeitsfilm gegen einen hellen Hintergrund in der Durchsicht betrachten
▸ 2,10 ml Substanz hinzufügen
▸ Wiederum Flüssigkeitsfilm nach dem Umschütteln betrachten. | Der Flüssigkeitsfilm muß nach dem 1. Zusatz der Substanz milchig trüb sein, nach dem 2. Zusatz der Substanz muß die milchige Trübung verschwunden sein. Andernfalls liegt ein zu hoher bzw. zu niedriger Ethanolgehalt vor (Ethanolgehalt 68 bis 63,5 % V/V). |

Teil 1   **Zusammengesetzte Chinatinktur**

B. Trockenrückstand:
- Ca. 3,000 g Substanz, genau gewogen, in einem breiten Wägeglas auf dem siedenden Wasserbad zur Trockne eindampfen
- Rückstand im Trockenschrank 2 Std. lang bei 105 °C trocknen.

Der Trockenrückstand muß mindestens 5% betragen.

2. Gehaltsbestimmung

A. Bitterwert:
- 1 ml Substanz mit Wasser auf 360 ml verdünnen
- 10 ml dieser Verdünnung 30 Sek. lang im Mund behalten und dabei den seitlichen und oberen Zungengrund benetzen
- Ausspucken
- Falls kein bitterer Geschmack bemerkt wird noch 1 Min. lang warten
- Tritt dann kein bitterer Geschmack auf, 1 ml Substanz mit Wasser auf 260 ml verdünnen
- Prüfung wie oben wiederholen
- Tritt bitterer Geschmack auf, so ist das individuelle Empfinden für den bitteren Geschmack festzustellen (DAB 9, S. 96, Ermittlung des Korrekturfaktors) und die Prüfung mit der entsprechenden Verdünnung zu wiederholen.

Schmeckt die Verdünnung 1:360 bitter, so liegt der Bitterwert über der Mindestanforderung oder entspricht dieser (Bitterwert nach DAB 9 = 300). Schmeckt die Verdünnung 1:260 nicht bitter, so liegt der Bitterwert unter der Arzneibuchanforderung. Wird bei der Verdünnung 1:260 ein bitterer Geschmack wahrgenommen, so ist die individuelle Wahrnehmungsschwelle für den bitteren Geschmack zunächst festzustellen, bevor mit der entsprechenden Verdünnung die Grenzprüfung durchgeführt werden kann. Dabei muß ein bitterer Geschmack bemerkt werden, sonst ist der Bitterwert der Substanz zu niedrig. (Die Verdünnungen 1:360 und 1:260 entsprechen den Grenzprüfungen bei einer empfindlichen bzw. unempfindlichen Reaktion auf den bitteren Geschmack).

Weitere Prüfungen (DAB 10)
In der Apotheke durchführbar: Isopropylalkohol, Methanol.

Teil 1

Chlorhexidinacetat (DAC 86)

Chlorhexidini acetas
Chlorhexidinum aceticum

Löslichkeit: Löslich in Ethanol 96 % (V/V) und Wasser; praktisch unlöslich in Glycerol, Propylenglykol, Ether und Petroläther.

Zur Prüfung erforderlich: Identität: Ca. 0,4 g.
Qualitätssicherung: 1,3 g.

Identität

1. Organoleptik:
Weißes bis gelbweißes, kristallines Pulver; geruchlos.

2. Reaktionen:

A. ▶ 0,1 g Substanz in 5 ml einer Lösung von Cetrimid (5 % G/V) lösen

▶ 1 ml Bromwasser (RV) und 0,6 ml konzentrierte Natriumhydroxid-Lösung (40 % G/V) hinzufügen.

Die Lösung färbt sich tiefrot.

B. ▶ 0,2 g Substanz mit 1 ml Ethanol 90 % (V/V) und 1 ml Schwefelsäure (96 % G/G) vorsichtig erwärmen

▶ Geruch prüfen.

Es tritt Geruch nach Ethylacetat auf.

C. ▶ Die Substanz an einem ausgeglühten Kupferdraht oder Pfennigstück in der Bunsenflamme erhitzen.

Die Substanz färbt die nichtleuchtende Flamme grün (Chlor).

Einige Untersuchungen zur Qualitätssicherung

1. Reinheit

Trocknungsverlust:
▶ Ca. 1,000 g Substanz, genau gewogen, 2 Std. lang im Trockenschrank bei 105 °C trocknen.

Der Trocknungsverlust beträgt höchstens 3,5 %.

2. Gehaltsbestimmung

▶ Ca. 0,300 g der unter Trocknungsverlust erhaltenen Substanz, genau gewogen, in 20 ml wasserfreier Essigsäure (99,6 % G/G) unter leichtem Erwärmen auf dem Wasserbad lösen

▶ Nach dem Abkühlen 0,1 ml Naphtolbenzein-Lösung (0,2 % G/V) in wasserfreier Essigsäure (99,6 % G/G) hinzufügen

▶ Mit 0,1 N-Perchlorsäure-Lösung bis zum Farbumschlag nach Grün titrieren.

Bestimmung des Chlorhexidinacetats durch Titration im wasserfreien Medium.

1 ml 0,1 N-Perchlorsäure-Lösung entspricht 15,64 mg Chlorhexidinacetat.

Verbrauch bei einer Einwaage von 0,3000 g mindestens 18,70 ml 0,1 N-Perchlorsäure-Lösung.

Entspricht einem Gehalt von mindestens 97,5 % Chlorhexidinacetat.

Weitere Prüfungen (DAC 86)
In der Apotheke durchführbar: Chloranilin, Sulfatasche.
Des weiteren: IR-Spektrum.

Teil 1

Chloroform (DAB 9)

Chloroformium
Trichlormethan

Löslichkeit: Mischbar mit Ethanol, Ether, Benzin, Benzol, Petroläther, fetten und ätherischen Ölen; wenig mischbar mit Wasser.

Bemerkung: Chloroform enthält 0,6 bis 1,0 % (G/G) wasserfreies Ethanol als Stabilisator, welches die Peroxidbildung verzögert und entstandenes Phosgen entgiftet.

Zur Prüfung erforderlich: Identität: 0,3 ml.
  Qualitätssicherung: 112 ml.

Identität

1. **Organoleptik:**
   Klare, farblose, flüchtige Flüssigkeit; charakteristischer Geruch; brennend süßer Geschmack.

2. **Siedetemperatur:**
   59 ° bis 62 °C.

3. **Relative Dichte:**
   1,479 bis 1,484.

4. **Reaktion:**
   A. ▶ 20 mg Resorcin in 2 ml Natriumhydroxid-Lösung (8,5 % G/V) lösen
      ▶ 0,1 ml Substanz zufügen und erhitzen.   *Es tritt eine beständige Rotfärbung auf.*

   B. ▶ 0,2 ml Substanz mit 1 ml Fehling'scher Lösung (RV) mischen
      ▶ Einige Minuten kochen.   *Es bildet sich ein roter Niederschlag.*

Einige Untersuchungen zur Qualitätssicherung
Reinheit

A. **Aussehen der Substanz:**
   ▶ Substanz in Neßler-Zylindern bei Tageslicht in 4 cm Schichtdicke von oben gegen einen dunklen Untergrund mit Wasser vergleichen (Trübungsvergleich)
   ▶ Die gleichen Proben in gleicher Weise gegen einen weißen Untergrund vergleichen (Farbvergleich).   *Die Substanz muß klar und farblos sein. Trübungen und Färbungen zeigen Verunreinigungen an.*

B. **Fremder Geruch:**
   ▶ 5 ml Substanz langsam auf ein Filter tropfen
   ▶ Geruch prüfen.   *Bei und nach dem Verdunsten darf kein fremder Geruch auftreten. Andernfalls liegen (höher siedende) Verunreinigungen vor.*

Apothekengerechte Prüfvorschriften 1988, 2. Erg.-Lfg.

C. Alkalisch oder sauer reagierende Verunreinigungen:
- 25 ml Substanz 5 Min. lang mit 25 ml Wasser schütteln
- Wäßrige Phase abtrennen
- pH-Wert mit Universalindikatorpapier prüfen
- 0,25 ml Phenolrot-Lösung (RV) zufügen
- 0,05 ml 0,01 N-Natriumhydroxid-Lösung zufügen.

pH-Wert ca. 6,0. Die Lösung muß nach Zugabe von Phenolrot gelb gefärbt sein. Rotfärbung zeigt alkalisch reagierende Verunreinigungen an. Tritt auf Zusatz von Natriumhydroxid keine Rotfärbung auf, so liegen sauer reagierende Verunreinigungen vor.

D. Chlor:
- 2 ml Substanz mit einer Mischung aus 0,5 ml Zinkiodid-Stärke-Lösung (RV) und 2 ml Wasser schütteln.

Es darf keine Blaufärbung auftreten (als Verunreinigung vorliegendes Chlor oxidiert Iodid zu Iod. Iodstärke-Reaktion).

E. Verhalten gegen Schwefelsäure:
- 20 ml Substanz mit 15 ml Schwefelsäure (96% G/G) in einem Glasstopfenglas mischen
- Unter häufigem Umschütteln unter Lichtausschluß 1 Std. stehen lassen
- Im durchfallenden Licht betrachten.

Die Chloroformschicht bzw. die Säure müssen farblos sein, andernfalls liegen leicht oxidierbare Verunreinigungen vor.

F. Nichtflüchtige Bestandteile:
- 50,0 ml Substanz in einer Porzellanschale auf dem Wasserbad verdunsten (Abzug!)
- Bei 100° bis 105 °C bis zur Gewichtskonstanz trocknen.

Der Rückstand darf höchstens 0,002% (G/V) betragen.

Weitere Prüfungen (DAB 9)
In der Apotheke durchführbar: Chlorid.

Teil 1

Wasserfreie Citronensäure (DAB 9)   Acidum citricum anhydricum

Löslichkeit: Leicht löslich in Wasser und Ethanol; wenig löslich in Ether; praktisch unlöslich in Chloroform und Petroläther.

Zur Prüfung erforderlich: Identität: Ca. 2 g.
Qualitätssicherung: Ca. 2,2 g.

Identität

1. Organoleptik:
Weißes Pulver oder farblose Kristalle; geruchlos; saurer Geschmack.

2. Schmelzpunkt:
153 °C (unter Zersetzung) (Citronensäuremonohydrat schmilzt teilweise zwischen 45 und 80 °C).

3. Reaktionen:
A. ▶ Ca. 5 mg Substanz mit 3,5 ml Pyridin und 1,5 ml Essigsäureanhydrid 5 Min. lang im Wasserbad erhitzen.

Die Lösung färbt sich rot; Schwarzfärbung darf nicht auftreten (Weinsäure).

B. ▶ 2 g Substanz in 10 ml Wasser lösen (Prüflösung)
▶ pH-Wert mit Universalindikatorpapier messen
▶ 2 ml Lösung mit verdünnter Natriumhydroxid-Lösung (8 % G/V) gegen Universalindikatorpapier neutralisieren
▶ 1 ml Calciumchlorid-Lösung (7,35 % G/V) hinzusetzen
▶ Lösung aufkochen.

Die Prüflösung reagiert sauer. Nach Zusatz von Calciumchlorid entsteht erst beim Erhitzen ein weißer Niederschlag (Calciumcitrat).

Einige Untersuchungen zur Qualitätssicherung

1. Reinheit

A. Aussehen der Lösung:
▶ Prüflösung nach 3. B. in Neßler-Zylindern in 4 cm Schichtdicke von oben bei Tageslicht gegen einen dunklen Untergrund mit Wasser vergleichen (Trübungsvergleich)
▶ Die gleiche Probe in gleicher Weise gegen einen weißen Untergrund mit Wasser vergleichen (Farbvergleich)
▶ Ist die Lösung gefärbt, so ist mit den Farbvergleichslösungen G_7, BG_7 oder GG_7 zu vergleichen (RV).

Die Prüflösung muß klar sein und darf nicht stärker gefärbt sein als die Vergleichslösung, andernfalls liegen Verunreinigungen vor. Die zu wählende Farbvergleichslösung richtet sich nach dem Farbton der Prüflösung: gelb (G_7), bräunlichgelb (BG_7) oder grünlichgelb (GG_7).

Apothekengerechte Prüfvorschriften 1988, 2. Erg.-Lfg.

B. Barium:

- ▶ 4 ml Prüflösung nach 3. B. mit 4 ml Wasser und 1 ml verdünnter Schwefelsäure (9,8 % G/V) versetzen
- ▶ 1 Std. stehenlassen
- ▶ Mit 4 ml Prüflösung + 5 ml Wasser in 4 cm Schichtdicke von oben in Neßler-Zylindern gegen einen dunklen Untergrund vergleichen.

Die Lösung muß klar bleiben. Trübungen zeigen Verunreinigungen durch Barium-Ionen an.

C. Sulfat:

- ▶ 0,5 ml Prüflösung nach 3. B. mit einigen Tropfen Salzsäure (36,5 % G/G) versetzen
- ▶ Auf 10 ml verdünnen
- ▶ 1 ml Bariumchlorid-Lösung R1 (6,1 % G/V) hinzufügen
- ▶ 5 Min. lang stehenlassen
- ▶ Mit 0,5 ml Prüflösung + 10,5 ml Wasser in 4 cm Schichtdicke von oben in Neßler-Zylindern gegen einen dunklen Untergrund vergleichen.

Die Lösung muß klar sein. Trübungen zeigen Verunreinigungen durch Sulfat-Ionen an.

D. Schwermetalle:

a)
- ▶ 1,5 g Substanz in 12 ml verdünnter Natriumhydroxid-Lösung (8 % G/V) lösen
- ▶ 3 ml Wasser hinzufügen

b)
- ▶ 12 ml dieser Mischung versetzen mit 1,2 ml Thioacetamid-Reagenz (RV) und 2 ml Pufferlösung pH 3,5 (RV) (Prüflösung)

c)
- ▶ 10 ml Blei-Standardlösung (1 ppm Pb) (RV), 1,2 ml Thioacetamid-Reagenz (RV), 2 ml Lösung nach (a) und 2 ml Pufferlösung pH 3,5 (RV) mischen (Vergleichslösung)
- ▶ Lösungen (b) und (c) nach 2 Min. in Neßler-Zylindern gegen einen weißen Untergrund vergleichen.

Die Prüflösung (b) darf nicht dunkler gefärbt sein als die Vergleichslösung (c), andernfalls liegen Verunreinigungen durch Schwermetalle vor (Schwermetallsulfide).

E. Oxalat:

- ▶ 0,5 g Substanz in 7,5 ml Wasser und 2,5 ml Ammoniak-Lösung (5 % G/V) lösen (Prüflösung)
- ▶ 10 Tropfen Oxalsäurelösung (0,1 g in 100 ml), 2 Tropfen Ammoniak-Lösung (5 % G/V) und 3,0 ml Calciumchlorid-Lösung (7 % G/V) zum Sieden erhitzen
- ▶ auf 20 °C abkühlen lassen
- ▶ Lösung auf 2 Neßler-Zylinder aufteilen
- ▶ einen Teil der Mischung mit der Prüflösung versetzen
- ▶ den anderen Teil mit 10 ml Wasser versetzen
- ▶ Nach 30 Min. die beiden Mischungen von oben gegen einen dunklen Untergrund vergleichen (Trübungsvergleich).

Die Mischung mit der Prüflösung darf keine stärkere Trübung als die Vergleichsprobe zeigen, andernfalls liegen Verunreinigungen durch Oxalsäure vor.

Teil 1   **Wasserfreie Citronensäure**

2. Gehaltsbestimmung

Ca. 0,500 g Substanz, genau gewogen, in 50 ml Wasser lösen

- einige Tropfen Phenolphthalein-Lösung (RV) hinzusetzen
- Mit 1 N-Natriumhydroxid-Lösung bis zum Farbumschlag titrieren.

Acidimetrische Titration der Citronensäure.

1 ml 1 N-Natriumhydroxid-Lösung entspricht 64,03 Citronensäure.

Verbrauch bei 0,500 g Einwaage mindestens 7,77 ml und höchstens 7,89 ml 1 N-Natriumhydroxid-Lösung (F = 1,000).

Entspricht einem Gehalt von 99,5 bis 101,0 % Citronensäure.

Weitere Prüfungen (DAB 9)
In der Apotheke durchführbar: Identität, Chlorid, Calcium, Eisen, Verhalten gegen Schwefelsäure, Wasser, Sulfatasche.

Teil 1

Citronensäure-Monohydrat (DAB 9)   Acidum citricum monohydricum

Löslichkeit: Leicht löslich in Wasser und Ethanol; wenig löslich in Ether; praktisch unlöslich in Chloroform und Petroläther.

Zur Prüfung erforderlich: Identität: Ca. 2 g.
Qualitätssicherung: Ca. 1,7 g.

Identität

1. Organoleptik:
Weißes, kristallines Pulver oder farblose, verwitternde Kristalle.

2. Schmelzverhalten:
Substanz schmilzt unvollständig zwischen 45 und 80 °C, die letzten Substanzreste verschwinden zwischen 146 und 148 °C.

Beim Schmelzen verliert die Substanz zunächst das Kristallwasser und schmilzt schließlich vollständig.

3. Reaktionen und Untersuchungen zur Qualitätssicherung:
Siehe Wasserfreie Citronensäure.

Gehaltsbestimmung wie unter Wasserfreier Citronensäure angegeben, aber:
Verbrauch bei einer Einwaage von 0,5500 g mindestens 7,78 ml und höchstens 8,03 ml 1 N-Natriumhydroxid-Lösung (F = 1,000)

Entspricht einem Gehalt von 99,5 bis 101 % Citronensäure, berechnet auf die wasserfreie Substanz.

Teil 1

Codeinphosphat-Hemihydrat (DAB 9)

Codeini phosphas hemihydricus[1)]
Codeinum phosphoricum

Löslichkeit: Löslich in Wasser; wenig löslich in Ethanol; praktisch unlöslich in Chloroform und Ether.

Zur Prüfung erforderlich: Identität: 0,16 g (ohne Trocknungsverlust).
Qualitätssicherung: 0,9 g.

Identität

1. Organoleptik:
Weißes, kristallines Pulver oder kleine, farblose Kristalle; geruchlos; bitterer Geschmack.

2. Schmelzpunkt:
225° bis 240 °C (unter Zersetzung).

3. Dünnschichtchromatographie:
Kieselgel F_{254}.
Untersuchungslösung: 250 mg Substanz in einer Mischung aus 4 ml 0,01 N-Salzsäure und 1 ml absol. Ethanol.
Vergleichslösung (a): 2 bis 3 mg authentische Substanz in 1 ml Ethanol. 80% (V/V).
Zur Prüfung auf fremde Alkaloide (Qualitätssicherung C.) sind zusätzlich die Vergleichslösungen (b) und (c) aufzutragen.
Vergleichslösung (b): 1,5 ml Untersuchungslösung mit 80 ml 0,01 N-Salzsäure und 20 ml absol. Ethanol verdünnen.
Vergleichslösung (c): 1 ml Untersuchungslösung mit 80 ml 0,01 N-Salzsäure und 20 ml absol. Ethanol verdünnen.
Aufzutragende Menge: Je 10 µl.
Fließmittel: Ethanol-Cyclohexan-Ammoniak-Lösung (26% G/G) (72+30+6).
Laufhöhe: 15 cm.
Laufzeit: 2 Std. 25 Min.

▸ Abdunsten des Fließmittels

▸ Unter der UV-Lampe (254 nm) Flecke markieren

▸ Mit Dragendorffs Reagenz (RV) besprühen.

Fluoreszenzlöschender Fleck in der Untersuchungslösung bei Rf ca. 0,5 in Höhe der Vergleichslösung (a). Nach Besprühen orangeroter Fleck bei Rf ca. 0,5 in Höhe der Vergleichslösung (a).

4. Reaktionen:
A. ▸ 10 mg Substanz im siedenden Wasserbad mit 1 ml Schwefelsäure (96% G/G) und 1 Tropfen Eisen(III)-chlorid-Lösung R2 (1,3% G/V) erwärmen

▸ 1 Tropfen Salpetersäure (65% G/G) zusetzen.

Blaue Färbung, die auf Zusatz von Salpetersäure nach Rot umschlägt (Spaltung zu Morphin und Umlagerung zu Apomorphin, welches mit Eisen(III)-Ionen eine Blaufärbung, mit Salpetersäure eine Rotfärbung gibt).

[1)] Codeinphosphat-Hemihydrat enthält 0,5 Mol Wasser.

B. ▶ 50 mg Substanz in 1 ml Wasser lösen, pH-Wert prüfen und neutralisieren

▶ Mit Silbernitrat-Lösung R1 (4,25 % G/V) versetzen

▶ Eine Hälfte der Mischung mit konzentrierter Ammoniaklösung (25 % G/G), die andere mit Salpetersäure (65 % G/G) versetzen.

Gelber Niederschlag von Silberphosphat, der in Ammoniaklösung und Salpetersäure löslich ist.

5. Trocknungsverlust:
▶ Ca. 0,500 g Substanz, genau gewogen, bei 100 ° bis 105 °C im Trockenschrank bis zur Gewichtskonstanz trocknen (mindestens 24 Std. lang).

Der Trocknungsverlust muß mindestens 1,5 % und darf höchstens 3,0 % betragen (die Substanz liegt als Halbhydrat mit leicht wechselndem Wassergehalt vor).

Einige Untersuchungen zur Qualitätssicherung

1. Reinheit

A. pH-Wert:
▶ 0,4 g Substanz in Wasser zu 10 ml lösen

▶ Mit Spezialindikatorpapier pH-Wert prüfen.

pH-Wert zwischen 4,0 und 5,0.

B. Aussehen der Lösung:
▶ Lösung nach A. in Neßler-Zylindern bei Tageslicht in 4 cm Schichtdicke von oben gegen einen dunklen Untergrund mit Wasser vergleichen (Trübungsvergleich)

▶ Die Probe in gleicher Weise mit Farbvergleichslösung G_6 gegen einen weißen Untergrund vergleichen (Farbvergleich).

Die Lösung muß klar sein und darf nicht stärker gefärbt sein als die Farbvergleichslösung. Trübungen und stärkere Färbungen zeigen Verunreinigungen an.

C. Fremde Alkaloide:
Dünnschichtchromatographie:
(vgl. Identität).

In der Untersuchungslösung darf keiner der Nebenflecke stärker sein als der Hauptfleck der Vergleichslösung (b). Höchstens ein Nebenfleck der Untersuchungslösung oberhalb des Hauptflecks darf stärker sein als der Hauptfleck der Vergleichslösung (c).

D. Morphin:
▶ 0,10 g Substanz in 0,1 N-Salzsäure zu 5 ml lösen

▶ 2 ml einer Lösung von Natriumnitrit (1 % G/V) zufügen

▶ Nach 15 Min. mit 3 ml verdünnter Ammoniaklösung R1 (10 % G/V) versetzen

▶ Lösung in Neßler-Zylindern bei Tageslicht in 4 cm Schichtdicke von oben gegen einen weißen Untergrund mit Farbvergleichslösung B_4 vergleichen.

Die Prüflösung darf nicht stärker gelb oder orange gefärbt sein als die Farbvergleichslösung. Andernfalls liegen unzulässige Verunreinigungen durch Morphin vor (Umsetzung von Morphin zu 2-Nitromorphin, welches gelb bis dunkelorange gefärbt ist).

Teil 1   **Codeinphosphat-Hemihydrat**

2. Gehaltsbestimmung:

- Ca. 0,400 g der unter Identität (5.) getrockneten Substanz, genau gewogen, in 10 ml wasserfreier Essigsäure (99,6% G/G) und 20 ml Dioxan lösen
- Einige Tropfen Kristallviolett-Lösung (0,5% G/V in wasserfreier Essigsäure) zufügen
- Aus einer Feinbürette mit 0,1 N-Perchlorsäure bis zum Umschlag auf den ersten Grünstich titrieren (Verbrauch: n_1)
- Blindversuch ohne Substanz durchführen (Verbrauch: n_2) Titrationsverbrauch:[1] $n_1 - n_2$.

Titration der Phosphat-Ionen mit Perchlorsäure-Eisessig.

1 ml 0,1 N-Perchlorsäure entspricht 39,74 mg wasserfreiem Codeinphosphat.

Verbrauch bei 0,4000 g Einwaage mindestens 9,91 ml und höchstens 10,17 ml 0,1 N-Perchlorsäure (F = 1,000).

Entspricht einem Gehalt von mindestens 98,5% und höchstens 101,0%.

Weitere Prüfungen (DAB 9)
In der Apotheke durchführbar: Sulfat.
Des weiteren: UV-Absorption, IR- Absorptionsspektrum, Spezifische Drehung.

---

[1] Wenn die Temperatur, bei der titriert wurde, von der Temperatur, bei der die 0,1 N-Perchlorsäure eingestellt wurde, um mehr als 4 °C abweicht, so ist eine Volumenkorrektur des Titrationsverbrauchs nach DAB 9 durchzuführen.

Apothekengerechte Prüfvorschriften 1988, 2. Erg.-Lfg.

Teil 1

Codeinphosphat-Sesquihydrat
(DAB 9)

Codeini phosphas sesquihydricus[1]
Codeinum phosphoricum sesquihydricum

Löslichkeit, Organoleptik, Dünnschichtchromatographie und Reaktionen wie Codeinphosphat-Hemihydrat.

Trocknungsverlust:
Wie Codeinphosphat-Hemihydrat.

Der Trocknungsverlust muß mindestens 5,0 % und darf höchstens 7,5 % betragen. (Die Substanz liegt als Sesquihydrat vor.)

Einige Untersuchungen zur Qualitätssicherung
Wie Codeinphosphat-Hemihydrat.

---

[1] Codeinphosphat-Sesquihydrat enthält 1,5 Mol Wasser.

Teil 1

Coffein (DAB 9)

Coffeinum
Coffeinum purum

Löslichkeit: Löslich in Chloroform, siedendem Wasser, konzentrierten Lösungen von Alkalibenzoaten und -salicylaten; wenig löslich in Wasser und Alkoholen; praktisch unlöslich in Ether und Petroläther.

Zur Prüfung erforderlich: Identität: Ca. 1,0 g.
Qualitätssicherung: 1,3 g.

Identität

1. Organoleptik:
Weiße, seidig schimmernde Kristalle oder weißes, kristallines Pulver; geruchlos; schwach bitterer Geschmack.

2. Schmelzpunkt:
234 °C bis 239 °C.
Der Mischschmelzpunkt mit authentischer Vergleichssubstanz muß innerhalb dieses Intervalls liegen.

3. Reaktionen:

A. ▶ Ca. 10 mg Substanz mit 10 Tropfen konzentrierter Wasserstoffperoxid-Lösung (30 % G/V) und 1 Tropfen Salzsäure (36,5 % G/G) in einer kleinen Porzellanschale auf dem Wasserbad zur Trockne eindampfen

▶ Mit 1 Tropfen konzentrierter Ammoniak-Lösung (26 % G/G) versetzen.

Der Rückstand färbt sich mit Ammoniak violett (Murexid-Reaktion auf Xanthine).

B. ▶ 0,42 g Substanz in 25 ml Wasser in der Hitze lösen

▶ Abkühlen (Prüflösung)

▶ 5 ml Prüflösung mit 5 Tropfen Iod-Lösung (RV) mischen

▶ 5 Tropfen verdünnte Salzsäure (7,3 % G/V) hinzusetzen

▶ 10 Tropfen verdünnte Natriumhydroxid-Lösung (8 % G/V) hinzufügen.

Die Substanz muß sich vollständig lösen; nach Zusatz der Iod-Lösung bleibt die Lösung klar; nach dem Ansäuern fällt ein brauner Niederschlag aus („Coffein-Periodid"), der sich nach Zusatz von Natriumhydroxid wieder auflöst.

C. ▶ Etwa 0,5 g Substanz in einem Reagenzglas über der Bunsenflamme vorsichtig schmelzen

▶ Abkühlen lassen.

Der obere Teil des Reagenzglases zeigt weiße Kristalle (sublimiertes Coffein). Wassertropfen dürfen nicht auftreten (Coffein-Hydrat).

Coffein — Teil 1

Einige Untersuchungen zur Qualitätssicherung
Reinheit

A. Aussehen der Lösung:
- 0,5 g Substanz in 50 ml warmem Wasser lösen, auf 100 ml verdünnen
- Prüflösung in Neßler-Zylindern in 4 cm Schichtdicke von oben bei Tageslicht gegen einen dunklen Untergrund mit Wasser vergleichen (Trübungsvergleich)
- Die gleichen Proben in gleicher Weise gegen einen weißen Untergrund vergleichen (Farbvergleich).

Die Lösung muß klar und farblos sein. Trübungen und Färbungen zeigen Verunreinigungen an.

B. Sauer reagierende Verunreinigungen:
- 10 ml Prüflösung nach A mit 0,05 ml Bromthymolblau-Lösung (RV) versetzen
- 0,2 ml 0,01 N-Natriumhydroxid-Lösung hinzufügen.

Nach Zusatz des Indikators muß die Lösung gelb oder grün gefärbt sein. Nach Zusatz der NaOH muß Farbumschlag nach Blau auftreten, andernfalls liegen sauer reagierende Verunreinigungen vor.

C. Verwandte Substanzen:
Kieselgel F_{254} (Folie).
Untersuchungslösung: 100 mg Substanz in 5 ml einer Mischung aus Methanol-Chloroform (44+66 ml) lösen.
Vergleichslösung: 0,5 ml Untersuchungslösung mit 100 ml der Methanol-Chloroform Mischung verdünnen.
Aufzutragende Menge: 2 Tropfen (1 bis 2 μl).
Fließmittel: Chloroform-Methanol-Ammoniak-Lösung (26% G/G) (85+14+1).
Laufhöhe: 8,5 cm.
Laufzeit: 15 Min.
- Abdunsten des Fließmittels, unter der UV-Lampe bei 254 nm betrachten.

In der Untersuchungslösung darf keiner der Nebenflecke stärker sein als der Hauptfleck der Vergleichslösung.

D. Theobromin, Theophyllin, anorganische Salze:
- 0,3 g der getrockneten Substanz in 2 ml Chloroform lösen.

Die Substanz löst sich klar oder höchstens schwachopaleszierend, andernfalls liegen Verunreinigungen durch andere Xanthine oder anorganische Salze vor.

E. Trocknungsverlust:
- Ca. 1,000 g Substanz genau gewogen, im Trockenschrank bei 105 °C trocknen.

Der Trocknungsverlust beträgt höchstens 0,5%.

Weitere Prüfungen (DAB 9)
In der Apotheke durchführbar: Schwermetalle, Sulfat, Sulfatasche.

Teil 1

Coffein-Monohydrat (DAB 9) Coffeinum monohydricum

Löslichkeit: Wenig löslich in Wasser, leicht löslich in siedendem Wasser und Chloroform, schwerlöslich in wasserfreiem Ethanol und Ether. Die Substanz löst sich in konzentrierten Lösungen von Alkalibenzoat oder -salicylat.

Identität

Organoleptik und Reaktionen A und B wie Coffein:

C. ▶ Etwa 0,5 g Substanz in einem Reagenzglas über der Flamme vorsichtig schmelzen *Der obere Teil des Reagenzglases muß neben weißen Kristallen (sublimiertes Coffein) auch Wassertröpfchen zeigen (Hydrat-Wasser).*

▶ Abkühlen lassen.

Einige Untersuchungen zur Qualitätssicherung

Wie Coffein, aber Trocknungsverlust: 5 bis 9%.

Teil 1

Dexamethason (DAB 9)   Dexamethasonum

Löslichkeit: Wenig löslich in Chloroform und Ethanol; praktisch unlöslich in Wasser.
Zur Prüfung erforderlich: Identität: Ca. 0,01 g.
Qualitätssicherung: 0,01 g.

Identität

1. Organoleptik:
Weißes bis fast weißes, kristallines Pulver; geruchlos.

2. Schmelzpunkt:
Ca. 253 °C (unter Zersetzung).

3. Dünnschichtchromatographie:
Kieselgel F_{254}.
Untersuchungslösung (a): 1 mg Substanz in 0,2 ml Chloroform-Methanol (9+1).
Untersuchungslösung (b):

- 2 mg Substanz mit 0,05 ml Acetanhydrid und 0,5 ml Pyridin im siedenden Wasserbad 1 Min. erhitzen
- Mit 1 ml Wasser versetzen und mit 3 ml Hexan ausschütteln
- Hexan auf einem großen Uhrglas verdunsten lassen
- Rückstand mit einigen Tropfen Chloroform aufnehmen.

Vergleichslösung (a): 1 mg authentische Substanz und 1 mg Betamethason in 0,2 ml Chloroform-Methanol (9+1).
Zur Prüfung auf verwandte Substanzen (vgl. Qualitätssicherung A.) ist zusätzlich die Vergleichslösung (b) aufzutragen.
Vergleichslösung (b): 1 mg Prednisolon und 1 mg Prednisolonacetat in 1 ml Chloroform-Methanol (9+1) lösen. 0,1 ml der Lösung mit 0,9 ml Chloroform-Methanol (9+1) verdünnen.
Aufzutragende Menge: Untersuchungslösung (a) und Vergleichslösungen (a) und (b): Je 1 cm aus Mikrokapillaren von 0,5 mm Innendurchmesser (ca. 1 µl); Untersuchungslösung (b): 2 cm (ca. 2 µl).
(Die vorgeschriebene Flüssigkeitssäule ist in 4 Anteilen je cm auf den Startpunkt aufzutragen, der nicht größer als ca. 2 mm sein darf).
Fließmittel: Diethylether-Toluol-1-Butanol (17+2+1).
Laufhöhe: 15 cm.
Laufzeit: Ca. 1 Std.

- Fließmittel abdunsten
- Besprühen mit 20% Schwefelsäure (96% G/G) in Ethanol 96% (G/V)
- 10 Min. lang im Trockenschrank auf 120 °C erhitzen.

(Das Chromatogramm darf nur ausgewertet werden, wenn in der Vergleichslösung (a) zwei deutlich getrennte Flecke (Rf ca. 0,45 und 0,50) vorliegen). In der Untersuchungslösung (a) blauroter Fleck bei Rf ca. 0,45 in Höhe des tieferen Flecks der Vergleichslösung (a). In der Untersuchungslösung (b) blauroter Fleck bei Rf ca. 0,8 (Dexamethasonacetat).

Apothekengerechte Prüfvorschriften 1988, 2. Erg.-Lfg.

4. Reaktionen:

A. ▶ 2 mg Substanz unter Schütteln in 2 ml Schwefelsäure (96% G/G) lösen
  ▶ Innerhalb von 5 Min. im Tageslicht beobachten
  ▶ Unter der UV-Lampe (365 nm) beobachten
  ▶ Anschließend in 10 ml Wasser gießen (Vorsicht!) und im Tageslicht beobachten
  ▶ Erneut unter der UV-Lampe (365 nm) beobachten.

Die Lösung bleibt im Tageslicht innerhalb von 5 Min. sehr schwach gelb-braun. Sie fluoresziert unter der UV-Lampe (365 nm) gelbbraun. Nach Eingießen in Wasser zeigt sie eine sehr schwache, hellgelbe Färbung, bei 365 nm eine schwach gelbe Fluoreszenz.

B. ▶ 0,5 ml Chrom-Schwefelsäure (RV) in ein noch nicht gebrauchtes Reagenzglas einfüllen
  ▶ 5 Min. lang im siedenden Wasserbad erhitzen
  ▶ 5 mg Substanz zusetzen
  ▶ Erneut 5 Min. lang erhitzen.

Nach Zugabe der Substanz und Erhitzen benetzt die Lösung beim Schütteln nicht mehr die Wand des Reagenzglases (Nachweis von Fluor, das als Fluorid abgespalten wird).

Einige Untersuchungen zur Qualitätssicherung
Reinheit

A. **Verwandte Substanzen:**
Dünnschichtchromatographie:
(vgl. Identität).

(Das Chromatogramm darf nur ausgewertet werden, wenn in der Vergleichslösung (a) zwei deutlich getrennte Flecke vorliegen). Nebenflecke im Chromatogramm der Untersuchungslösung (a) dürfen nicht größer sein als die beiden Flecke der Vergleichslösung (b).

Weitere Prüfungen (DAB 9)
In der Apotheke durchführbar: Keine.
Des weiteren: IR-Absorptionsspektrum, UV-Absorption, spezifische Drehung, Trocknungsverlust, Gehaltsbestimmung (photometrisch).

Teil 1

Digitoxin (DAB 9)

Digitoxinum
Digitoxosid

Löslichkeit: Löslich in einer Mischung aus gleichen Volumteilen Chloroform und Methanol; wenig löslich in Chloroform, Ethanol und Methanol; praktisch unlöslich in Wasser.
Zur Prüfung erforderlich: Identität: Ca. 0,01 g.
Qualitätssicherung: Ca. 0,01 g.

Identität

1. Organoleptik:
Weißes oder fast weißes Pulver; geruchlos.

2. Schmelzpunkt:
Zwischen ca. 230° und 250 °C unter Zersetzung; (reines Digitoxin aus Aceton umkristalisiert, zersetzt sich bei 266° bis 268 °C).

3. Dünnschichtchromatographie:
Kieselgel F_{254}.
Untersuchungslösung: 10 mg Substanz in 0,5 ml Chloroform und 0,5 ml Methanol.
Vergleichslösung (a): 10 mg authentische Substanz in 0,5 ml Chloroform und 0,5 ml Methanol.
Zur Prüfung auf verwandte Substanzen (Qualitätssicherung B.) sind zusätzlich die Vergleichslösungen (b), (c), (d) und (e) aufzutragen.
Vergleichslösung (b): 0,5 ml Vergleichslösung (a) mit 25 ml Chloroform und 25 ml Methanol verdünnen.
Vergleichslösung (c): 5 mg Gitoxin in 25 ml Chloroform und 25 ml Methanol.
Vergleichslösung (d): 1 ml Vergleichslösung (b) mit 0,5 ml Choroform und 0,5 ml Methanol mischen.
Vergleichslösung (e): 0,5 ml Vergleichslösung (a) mit 0,5 ml Vergleichslösung (c) mischen.
Aufzutragende Menge: Je 5 µl.
Fließmittel: Chloroform-Cyclohexan-Methanol (90+40+15).
Laufhöhe: 10 cm.
Laufzeit: Ca. 25 Min.

▶ 5 Min. mit dem Kaltluftfön Fließmittel abblasen

▶ Erneut wie oben beschrieben laufen lassen
Laufzeit: Ca. 25 Min.

▶ Erneut Fließmittel abblasen

▶ Besprühen mit einer Mischung aus 9 ml Ethanol 96 % (V/V) und 1 ml Schwefelsäure (96 % G/G) (Vorsicht beim Mischen!)

▶ 15 Min. lang auf 130 °C erhitzen.

Der Hauptfleck der Untersuchungslösung (Rf ca. 0,35) entspricht in Lage, Farbe und Größe der Vergleichslösung (a).

Apothekengerechte Prüfvorschriften 1988, 2. Erg.-Lfg.

4. Reaktionen:

A. ▸ Ca. 0,5 mg Substanz in 10 Tropfen Ethanol 60 % (V/V) suspendieren

▸ 5 Tropfen Dinitrobenzoesäure-Lösung (2 % G/V) in Ethanol 96 % (V/V) zusetzen

▸ 2 Tropfen verdünnte Natriumhydroxid-Lösung (8 % G/V) zufügen.

Violette Färbung (Bildung von Meisenheimer-Verbindungen, Reaktion nach Kedde).

B. ▸ Etwa 0,5 mg Substanz unter leichtem Erwärmen in 1 ml Eisessig (98 % G/G) lösen und erkalten lassen

▸ Mit 1 Tropfen Eisen(III)-chlorid-Lösung R1 (10,5 % G/V) versetzen

▸ Mit 1 ml Schwefelsäure (96 % G/G) vorsichtig unterschichten, ohne die Flüssigkeiten zu mischen.

Braungrüner Ring an der Berührungsstelle. Blaufärbung der Essigsäureschicht durch die Digitoxose. Braunfärbung der Schwefelsäure durch das Aglykon (Keller-Kiliani-Reaktion).

Einige Untersuchungen zur Qualitätssicherung[1]
Reinheit

A. Aussehen der Lösung:

▸ Untersuchungslösung der Dünnschichtchromatographie (vgl. Identität) mit 0,5 ml Chloroform und 0,5 ml Methanol mischen

▸ In Reagenzgläsern mit einer Mischung aus 1,0 ml Chloroform und 1,0 ml Methanol bei Tageslicht gegen einen dunklen Hintergrund vergleichen (Trübungsvergleich)

▸ Die gleichen Proben bei Tageslicht gegen einen weißen Hintergrund vergleichen (Farbvergleich).

Die Lösung muß klar und farblos sein. Trübungen und Färbungen zeigen Verunreinigungen an.

B. Verwandte Substanzen:
Dünnschichtchromatographie:
(vgl. Identität).

(Das Chromatogramm darf nur ausgewertet werden wenn in Vergleichslösung [e] Digitoxin [Rf ca. 0,35] und Gitoxin [Rf ca. 0,25] deutlich getrennt sind und in Vergleichslösung [d] der Fleck des Digitoxins [Rf ca. 0,35] deutlich sichtbar ist.) Der dem Gitoxin entsprechende Fleck der Untersuchungslösung (Rf. ca. 0,25) darf nicht stärker gefärbt sein als in Vergleichslösung (c). Weitere Nebenflecke der Untersuchungslösung dürfen nicht stärker gefärbt sein als der Hauptfleck in Vergleichslösung (b).

Weitere Prüfungen (DAB 9)
In der Apotheke durchführbar: Sulfatasche, Trocknungsverlust.
Des weiteren: IR-Absorptionsspektrum, spezifische Drehung, Gehaltsbestimmung (photometrisch)[1].

---
[1] Für die Sicherung der therapeutischen Qualität ist die Gehaltsbestimmung von großer Bedeutung.

Teil 1

Diphenhydraminhydrochlorid (DAB 9) Diphenhydramini hydrochloridum
Diphenhydraminum hydrochloricum

Löslichkeit: Löslich in Wasser, Ethanol, Chloroform und Aceton; wenig löslich in Ether.
Zur Prüfung erforderlich: Identität: 0,06 g.
Qualitätssicherung: 0,5 g.

Identität

1. Organoleptik:
Weißes, bis fast weißes, kristallines Pulver oder farblose Kristalle; höchstens schwach aminartiger Geruch; bitterer Geschmack; ruft auf der Zunge Gefühllosigkeit hervor.

2. Schmelzpunkt:
168° bis 172 °C.
Der Mischschmelzpunkt mit authentischer Substanz muß innerhalb dieses Intervalls liegen.

3. Dünnschichtchromatographie:
Kieselgel F_{254}.
Untersuchungslösung: 40 mg Substanz in 2 ml Methanol.
Vergleichslösung (a): 20 mg authentische Substanz in 1 ml Methanol.
Zur Prüfung auf verwandte Substanzen (Qualitätssicherung C.) ist zusätzlich die Vergleichslösung (b) aufzutragen.
Vergleichslösung (b): 0,5 ml Untersuchungslösung mit 50 ml Methanol mischen.
Aufzutragende Menge: Je 5 µl.
Fließmittel: Chloroform-Methanol-Diethylamin (80+20+1).
Laufhöhe: 10 cm.
Laufzeit: Ca. 45 Min.

▶ Fließmittel an der Luft abdunsten

▶ Unter der UV-Lampe (254 nm) Flecke markieren

▶ Mit Schwefelsäure (96% G/G) besprühen

▶ Bis zum Erscheinen der Flecke (ca. 10 Min.) auf 120 °C erhitzen.

Fluoreszenzmindernder Fleck bei Rf ca. 0,5 in Höhe der Vergleichslösung (a). Nach Besprühen gelber Fleck bei Rf ca. 0,5 in Höhe der Vergleichslösung (a), der beim Erhitzen in gelbbraun übergeht.

4. Reaktionen:
A. ▶ Ca. 5 mg Substanz in 2 ml Schwefelsäure (96% G/G) lösen.

Die Lösung färbt sich gelb, dann orange bis orangerot und unter Trübung allmählich rötlichbraun (nicht geklärte Farbreaktion).

B. ▸ 10 mg Substanz in 3,0 ml Wasser lösen

▸ 1,5 ml verdünnte Salpetersäure (12,6 % G/V) und 0,5 ml Silbernitrat-Lösung R1 (4,25 % G/V) zufügen.

Weißer, sich zusammenballender, in Salpetersäure unlöslicher Niederschlag (Silberchlorid).

Einige Untersuchungen zur Qualitätssicherung
Reinheit

A. Aussehen der Lösung:
▸ 0,5 g Substanz in 10 ml Wasser lösen

▸ Lösung in Neßler-Zylindern bei Tageslicht in 4 cm Schichtdicke von oben gegen einen dunklen Untergrund mit Wasser vergleichen (Trübungsvergleich)

▸ Die gleichen Proben in gleicher Weise gegen einen weißen Hintergrund vergleichen (Farbvergleich)

▸ 2 ml Substanzlösung mit Wasser auf 10 ml verdünnen

▸ In Neßler-Zylindern bei Tageslicht in 4 cm Schichtdicke von oben gegen einen dunklen Untergrund mit Wasser vergleichen (Trübungsvergleich).

Die Lösung und ihre Verdünnung müssen klar sein. Trübungen und Färbungen zeigen Verunreinigungen an.

B. pH-Wert:
▸ Mit Universalindikatorpapier pH-Wert der Lösung nach A. prüfen.

pH-Wert 4,0 bis 6,0.

C. Verwandte Substanzen:
Dünnschichtchromatographie:
(vgl. Identität).

In der Untersuchungslösung darf keiner der Nebenflecke stärker sein als der Hauptfleck der Vergleichslösung (b) (Rf ca. 0,5).

Weitere Prüfungen (DAB 9)
In der Apotheke durchführbar: Sulfatasche, Trocknungsverlust, Gehaltsbestimmung.
Des weiteren: UV-Absorption, IR-Absorptionsspektrum.

Teil 1

Ephedrinhydrochlorid (DAB 9)

Ephedrini hydrochloridum
Ephedrinum
   hydrochloricum

Löslichkeit: Löslich in Wasser und Ethanol; wenig löslich in Chloroform; praktisch unlöslich in Ether.
Zur Prüfung erforderlich: Identität: 0,08 g.
Qualitätssicherung: 2,5 g.

Identität

1. **Organoleptik:**
   Weißes, kristallines Pulver oder farblose Kristalle; geruchlos; bitterer Geschmack.

2. **Schmelzpunkt:**
   217° bis 220 °C.

3. **Dünnschichtchromatographie:**
   Kieselgel F_{254}.
   Untersuchungslösung: 20 mg Substanz in 1,2 ml Methanol.
   Vergleichslösung (a): 4 mg authentische Substanz in 2,0 ml Methanol.
   Zur Prüfung auf verwandte Substanzen (Qualitätssicherung C.) ist zusätzlich die Vergleichslösung (b) aufzutragen.
   Vergleichslösung (b): 0,5 ml Untersuchungslösung (a) mit Methanol zu 100 ml verdünnen.
   Aufzutragende Menge: Je 10 µl.
   Fließmittel: Methanol-Ammoniak-Lösung 26 % (98,5 + 1,5).
   Laufhöhe: 15 cm.
   Laufzeit: Ca. 90 Min.

   ▶ Abdunsten des Fließmittels an der Luft
   ▶ Unter der UV-Lampe (254 nm) Flecke markieren
   ▶ Besprühen mit einer Lösung von 20 mg Ninhydrin in 0,5 ml Essigsäure 12 % (G/V) und 9,5 ml 1-Butanol
   ▶ 5 Min. lang auf 110 °C erhitzen.

   Fluoreszenzmindernder Fleck bei Rf ca. 0,30 in Höhe der Vergleichslösung (a). Nach Besprühen rotvioletter Fleck auf blauem Grund bei Rf ca. 0,30 in Höhe der Vergleichslösung (a).

4. **Reaktionen:**
   A. ▶ 10 mg Substanz in 1 ml Wasser lösen
      ▶ Mit 0,2 ml Kupfer(II)-sulfat-Lösung (12,5 % G/V) versetzen
      ▶ 1 ml konzentrierte Natriumhydroxid-Lösung (40 % G/V) zufügen
      ▶ 2 ml Ether zusetzen und schütteln.

   Es entsteht ein violetter Kupferkomplex, der mit purpurner Farbe in den Ether übergeht (Reaktion nach Chen und Kao).

B. ▸ 50 mg Substanz in 1 ml Wasser lösen

    ▸ Mit verdünnter Salpetersäure (12,6 % G/V) ansäuern

    ▸ Tropfenweise Silbernitrat-Lösung R1 (4,25 % G/V) zufügen.

Weißer, sich zusammenballender, in Salpetersäure unlöslicher Niederschlag (Silberchlorid).

Einige Untersuchungen zur Qualitätssicherung
Reinheit

A. Aussehen der Lösung:
▸ 2,5 g Substanz in Wasser zu 25,0 ml lösen

▸ Lösung in Neßler-Zylindern bei Tageslicht in 4 cm Schichtdicke von oben gegen einen dunklen Untergrund mit Wasser vergleichen (Trübungsvergleich)

▸ Die gleichen Proben in gleicher Weise gegen einen weißen Untergrund vergleichen (Farbvergleich).

Die Lösung muß klar und farblos sein. Trübungen sowie Färbungen zeigen Verunreinigungen an.

B. Sauer oder alkalisch reagierende Verunreinigungen:
▸ 20 ml Lösung nach A. mit 4 Tropfen Methylrot-Lösung (RV) versetzen

▸ Zu 10 ml Lösung 0,2 ml 0,01 N-Natriumhydroxid-Lösung zusetzen

▸ Zu weiteren 10 ml Lösung 0,4 ml 0,01 N-Salzsäure zusetzen.

Die mit Natriumhydroxid versetzte Lösung muß gelb gefärbt sein, andernfalls liegen sauer reagierende Verunreinigungen vor. Die mit Salzsäure versetzte Lösung muß rot gefärbt sein, andernfalls liegen alkalisch reagierende Verunreinigungen vor.

C. Verwandte Substanzen:
Dünnschichtchromatographie:
(vgl. Identität).

In der Untersuchungslösung darf keiner der Nebenflecke stärker sein als der Hauptfleck der Vergleichslösung (b).

Weitere Prüfungen (DAB 9)
In der Apotheke durchführbar: Sulfat, Sulfatasche, Trocknungsverlust, Gehaltsbestimmung.
Des weiteren: Spezifische Drehung, IR-Absorptionsspektrum.

Teil 1

Epinephrinhydrogentartrat (DAB 9)

Adrenalini tartras
Adrenalintartrat
Adrenalinum bitartaricum

Löslichkeit: Löslich in Wasser; wenig löslich in Ethanol; praktisch unlöslich in Ether und Chloroform.
Zur Prüfung erforderlich: Identität: 0,43 g.
Qualitätssicherung: Ca. 1 g.

Identität

1. Organoleptik:
Weißes, oder schwach grauweißes, kristallines Pulver; geruchlos; allmähliche Dunkelfärbung unter dem Einfluß von Luft und Licht; thermolabil.

2. Schmelzpunkt:
Ca. 150 °C unter Zersetzung (Sofortschmelzpunkt).

3. Dünnschichtchromatographie:
Kieselgel F_{254}
Untersuchungslösung: 25 mg Substanz in 1 ml Ethanol 50% (V/V).
Vergleichslösung (a): 25 mg authentische Substanz in 1 ml Ethanol 50% (V/V).
Zur Prüfung auf Norepinephrin (Noradrenalin) (Qualitätssicherung A.) ist zusätzlich die Vergleichslösung (b) aufzutragen.
Vergleichslösung (b): 5 mg Epinephrinhydrogentartrat und 5 mg Norepinephrinhydrogentartrat in 20 ml Ethanol 50% (V/V).
Aufzutragende Menge: Je 10 µl bandförmig (15 mm × 3 mm).
Fließmittel: n-Butanol-Eisessig-Wasser (70+15+15).
Laufhöhe: 15 cm.
Laufzeit: 4,5 Std.

▶ Abdunsten des Fließmittels

▶ Unter der UV-Lampe (254 nm) Flecke markieren

▶ Besprühen mit einer Lösung von 1 g Ninhydrin in 50 ml Ethanol 96% (V/V) und 10 ml Essigsäure (98% G/G)

▶ Kurz im Trockenschrank auf 110 °C erwärmen.

In der Untersuchungslösung fluoreszenzlöschender, nach Besprühen roter Fleck bei Rf ca. 0,30 in Höhe der Vergleichslösung (a).

4. Reaktionen:
A. ▶ 0,4 g Substanz in 4 ml einer Lösung von Natriumdisulfit (0,5% G/V) lösen

▶ Mit Ammoniaklösung (17,5% G/G) alkalisieren

Epinephrinhydrogentartrat Teil 1

- ▶ 1 Std. lang bei 4 °C (im Eisschrank) stehen lassen und abfiltrieren (Epinephrin- bzw. Adrenalin-Base)
- ▶ 4 Tropfen des Filtrats mit 4 Tropfen einer Lösung von Kaliumbromid (10% G/V) versetzen
- ▶ 4 Tropfen einer Lösung von Resorcin (2% G/V) sowie 6 ml Schwefelsäure (96% G/G) zufügen
- ▶ 5 bis 10 Min. lang im Wasserbad erhitzen
- ▶ Abkühlen und Eingießen in Wasser.

Tiefblaue Färbung, die nach Eingießen in Wasser in Rot umschlägt (Reaktion nach Pesez auf Tartrat).

B. ▶ Rückstand nach A. (Epinephrin- bzw. Adrenalin-Base) in einer Mischung aus 5 ml 0,5 N Salzsäure und 5 ml frisch aufgekochtem und wieder abgekühltem Wasser lösen
- ▶ 0,25 ml dieser Lösung mit 5 ml Wasser verdünnen (pH-Wert 4—6)
- ▶ 0,05 ml Natriumnitrit-Lösung (10% G/V) zufügen.

Innerhalb einer Minute tiefe Rotfärbung (Adrenochrom-Reaktion).

Einige Untersuchungen zur Qualitätssicherung
1. Reinheit

A. Norepinephrin (Noradrenalin):
Dünnschichtchromatographie:
(vgl. Identität).

*(Das Chromatogramm darf nur ausgewertet werden, wenn in Vergleichslösung [b] zwei deutlich getrennte Flecke vorliegen.)
In der Untersuchungslösung darf ein hellroter Fleck bei Rf ca. 0,35 nicht stärker sein als der entsprechende Fleck in der Vergleichslösung (b).*

B. Aussehen der Lösung:
- ▶ 0,5 g Substanz in Wasser zu 10 ml lösen
- ▶ Sofort bei Tageslicht in Neßler-Zylindern von oben gegen einen dunklen Untergrund mit 10 ml Referenzsuspension II (RV) vergleichen (Trübungsvergleich)
- ▶ In Neßler-Zylindern bei Tageslicht in 4 cm Schichtdicke von oben gegen einen weißen Untergrund mit Farbvergleichslösung BG_5 vergleichen (Farbvergleich).

Bei sofortiger Ausführung darf die Lösung nicht stärker opaleszieren als die Referenzsuspension und darf nicht stärker gefärbt sein als die Farbvergleichslösung.

C. pH-Wert:
- ▶ Mit Spezialindikatorpapier pH-Wert der Lösung nach B. prüfen.

pH-Wert zwischen 3,0 und 4,0.

D. Trocknungsverlust:
Etwa 0,500 g Substanz, genau gewogen, in der Trockenpistole oder im Vakuumexsiccator bei Wasserstrahlvakuum über Phosphor(V)-oxid 18 Std. lang trocknen.

Der Trocknungsverlust darf höchstens 0,5% betragen.

Teil 1 — **Epinephrinhydrogentartrat**

2. Gehaltsbestimmung:

- Etwa 0,500 g der nach D. getrockneten Substanz, genau gewogen, in 50 ml wasserfreier Essigsäure (99,6 % G/G) (falls erforderlich unter leichtem Erwärmen) lösen
- Einige Tropfen Kristallviolett-Lösung (RV) zufügen
- Mit 0,1 N-Perchlorsäure bis zum Umschlag auf den ersten Grünstich titrieren (Verbrauch: n_1)
- Blindversuch ohne Substanz durchführen (Verbrauch: n_2)

Titration der Adrenalinbase in wasserfreiem Medium.

Titrationsverbrauch:[1] $n_1 - n_2$
1 ml 0,1 N-Perchlorsäure entspricht 33,33 mg Epinephrinhydrogentartrat.
Verbrauch bei 0,5000 g Einwaage mindestens 14,78 ml 0,1 N-Perchlorsäure (F = 1,000).

Entspricht einem Gehalt von mindestens 98,5 % Epinephrinhydrogentartrat.

Weitere Prüfungen (DAB 9)
In der Apotheke durchführbar: Sulfatasche.
Des weiteren: Spezifische Drehung der Base, Absorptionsmaxima, spezifische Absorption, IR-Absorptionsspektrum, Adrenalon.

---

[1] Wenn die Temperatur, bei der titriert wurde, von der Temperatur, bei der die 0,1 N-Perchlorsäure eingestellt wurde, um mehr als 4 °C abweicht, so ist eine Volumenkorrektur des Titrationsverbrauchs nach DAB 9 durchzuführen.

Teil 1

Erdnußöl (DAB 9)

Arachidis oleum
Oleum Arachidis
Arachis-hypogaea-Samenöl

Mischbarkeit: Mischbar mit Ether, Chloroform und Petroläther; wenig mischbar mit wasserfreiem Ethanol; praktisch nicht mischbar mit Ethanol.
Zur Prüfung erforderlich: Identität: 1 Tropfen.
Qualitätssicherung: 5,61 g.

Identität

1. Organoleptik:
Klares, blaßgelbes Öl; schwacher, nußartiger Geruch und Geschmack.

2. Dünnschichtchromatographie:
HPTLC-Fertigplatten RP-18 F_{254}.
Untersuchungslösung: 2 Tropfen Substanz in 3 ml Chloroform.
Vergleichslösung (a): 2 Tropfen authentische Vergleichssubstanz in 4 ml Chloroform.
Vergleichslösung (b): 2 Tropfen Maisöl in 3 ml Chloroform.
Aufzutragende Menge: Je 1 Tropfen (1 bis 2 µl).
Fließmittel: Acetonitril — Ethylacetat (1+1).
Laufhöhe: 8 cm (zweimal).
Laufzeit: Zweimal je ca. 15 Min.

▶ Substanz 0,5 cm vom unteren Plattenrand auftragen

▶ 1 cm vom unteren Plattenrand mit Bleistift seitliche Markierung anbringen

▶ In Ether bis zu dieser Markierung laufen lassen

▶ Trocknen

▶ Vorgang wiederholen

▶ Dann im angegebenen Fließmittel laufen lassen

▶ Trocknen

▶ Nochmals im gleichen Fließmittel laufen lassen

▶ Abdunsten des Fließmittels

▶ Mit Molybdatophosphorsäure 10 % (RV) besprühen

▶ 2 bis 3 Min. lang auf 120 °C erhitzen.

Die Substanz wird durch das mehrfache Entwickeln in Ether zu einer schmalen Startzone konzentriert.

Die Substanz muß ein mit der authentischen Vergleichssubstanz übereinstimmendes Chromatogramm ergeben. Unterhalb des dem Fleck A des Maisöls entsprechenden Fleckes müssen 3 schwächere Flecken erkennbar sein. Der Fleck in Höhe des Flecks B des Maisöls muß schwächer ausgeprägt sein als Fleck A des Maisöls.

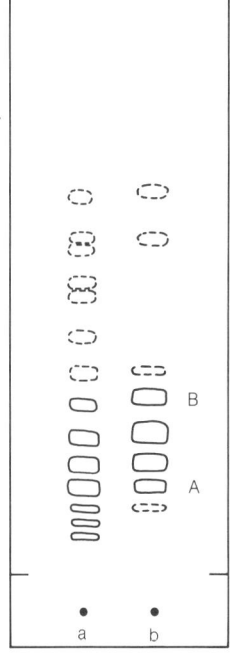

Apothekengerechte Prüfvorschriften 1988, 2. Erg.-Lfg.

Einige Untersuchungen zur Qualitätssicherung
Reinheit

A. Verdorbenheit:
▶ Geruch und Geschmack des warmen Öls prüfen.

Ranziger Geruch oder Geschmack zeigt Verdorbenheit an.

B. Sesamöl:
▶ 2 ml Substanz mit 1 ml Salzsäure (36,5 % G/G), die 1 % Saccharose enthält, versetzen

▶ Schütteln, nach 5 Min. gegen einen weißen Hintergrund betrachten.

Die untere Phase darf sich nicht rosa oder rot färben, andernfalls liegt Sesamöl vor.

C. Säurezahl:
▶ 25 ml eines Gemisches aus gleichen Teilen Ethanol 96 % (V/V) und Ether mit 1 ml Phenolphthalein-Lösung (RV) versetzen

▶ 0,1 N-Kaliumhydroxid-Lösung bis zur 15 Sek. lang bestehenbleibenden Rosafärbung zusetzen

▶ 5,61 g Substanz in diesem Gemisch lösen

▶ 0,60 ml 0,1 N-Kaliumhydroxid-Lösung zusetzen.

Es muß eine mindestens 15 Sek. lang bestehenbleibende Rosafärbung auftreten. Andernfalls ist die Säurezahl zu hoch (freie Säuren aus verseiftem Öl).

Weitere Prüfungen (DAB 9)
In der Apotheke durchführbar: Relative Dichte, Unverseifbare Anteile, alkalisch reagierende Substanzen, halbtrocknende Öle, Peroxidzahl.
Des weiteren: Fremde fette Öle.
Erdnußöl zur parenteralen Anwendung: Bei Prüfung G werden nur 0,50 ml Kaliumhydroxid-Lösung hinzugefügt. Zusätzliche Prüfung: Wasser (Karl-Fischer-Methode in der Apotheke nicht durchführbar).

Teil 1

Ethacridinlactat (DAB 9)

Ethacridini lactas[1]
Aethacridinum lacticum
Äthacridinlactat
Rivanol

Löslichkeit: Löslich in Wasser; wenig löslich in Ethanol.
Zur Prüfung erforderlich: Identität: Ca. 0,1 g.
Qualitätssicherung: 1,6 g.

Identität

1. Organoleptik:
Gelbes, feinkristallines Pulver; geruchlos; bitterer Geschmack.

2. Schmelzpunkt:
Ca. 230 °C unter Zersetzung (färbt sich ab 200 °C dunkel).

3. Reaktionen:

A. ▶ 2 mg Substanz in 100 ml Wasser lösen

▶ Unter der UV-Lampe (365 nm) Fluoreszenz prüfen

▶ 5 ml 0,1 N-Salzsäure zufügen

▶ Mit verdünnter Natriumhydroxid-Lösung (8 % G/V) alkalisieren.

Im Tageslicht grünlichgelbe Farbe, intensiv grüne Fluoreszenz bei 365 nm, die auf Zusatz von Salzsäure bestehen bleibt und auf Zusatz von Natriumhydroxid vollständig gelöscht wird.

B. ▶ 0,1 g Substanz in 5 ml Wasser lösen

▶ Mit 3 ml verdünnter Natriumhydroxid-Lösung (8 % G/V) versetzen

▶ Niederschlag abfiltrieren

▶ 2,5 ml des klaren Filtrats mit 0,3 ml 0,1 N-Iod-Lösung versetzen, erwärmen, Geruch prüfen

▶ Rest des klaren Filtrats mit 5 ml Schwefelsäure (96 % G/G) versetzen

▶ 0,5 ml Chromotropsäure-Lösung (1,5 % G/V) zufügen und umschütteln.

*Die Ethacridin-Base fällt aus. Im Filtrat wird auf Lactat geprüft. Mit Iod-Lösung Geruch nach Iodoform (Iodoform-Reaktion des Lactats).
Mit Chromotropsäure rot-violette, an der Luft schnell nachdunkelnde Färbung (Reaktion von geringen Mengen Ethacridinbase mit Chromotropsäure).*

Einige Untersuchungen zur Qualitätssicherung

1. Reinheit

A. pH-Wert:
▶ 0,60 g Substanz in Wasser zu 30 ml lösen

▶ Mit Spezialindikatorpapier pH-Wert prüfen.   *pH-Wert 5,5 bis 7,0.*

---

[1] Ethacridinlactat liegt als Monohydrat vor.

B. **Aussehen der Lösung:**
- Lösung nach A. in Neßler-Zylindern bei Tageslicht in 4 cm Schichtdicke von oben gegen einen dunklen Untergrund mit Wasser vergleichen (Trübungsvergleich).

Die Lösung muß klar und rein gelb sein. Andernfalls liegen Verunreinigungen vor.

C. **Schwermetalle:**
a) ▶ 12 ml Lösung nach A. mit 2 ml Pufferlösung pH 3,5 (RV) und 1,2 ml Thioacetamid-Reagenz (RV) versetzen

b) ▶ 12 ml Lösung nach A. mit 1,2 ml Wasser und 2 ml Pufferlösung pH 3,5 (RV) versetzen
- Lösungen (a) und (b) in Neßler-Zylindern nach 2 Min. bei Tageslicht von oben gegen einen weißen Untergrund vergleichen.

Die mit Thioacetamid versetzte Lösung (a) darf nicht stärker gefärbt sein als nach Wasserzusatz (b). Andernfalls ist die Prüfung auf Schwermetalle nach DAB 9 (nach Bestimmung der Sulfatasche) durchzuführen.

D. **Trocknungsverlust:**
Etwa 1,000 g Substanz, genau gewogen, im Trockenschrank bei 100 °C bis 105 °C bis zur Gewichtskonstanz trocknen.

Der Trocknungsverlust muß 4,5 % bis 5,5 % betragen (die Substanz liegt als Monohydrat vor).

2. Gehaltsbestimmung:

- Ca. 0,200 g der nach D. getrockneten Substanz, genau gewogen, in 5 ml wasserfreier Ameisensäure lösen
- 60 ml Acetanhydrid und 0,3 ml Kristallviolett-Lösung (RV) hinzusetzen
- Aus einer Feinbürette mit 0,1 N-Perchlorsäure über Weinrot, Dunkelgrün, Hellgrün bis zum Farbumschlag nach Gelbgrün titrieren (Verbrauch: n_1)
- Blindversuch ohne Substanz durchführen (Verbrauch: n_2)

Titrationsverbrauch: $n_1 - n_2$ ml.
1 ml 0,1 N-Perchlorsäure entspricht 34,34 mg Ethacridinlactat.
Verbrauch bei einer Einwaage von 0,2000 g mindestens 5,74 ml 0,1 N-Perchlorsäure.

Titration des Ethacridins im wasserfreien Medium.

Entspricht einem Gehalt von mindestens 98,5 %, berechnet auf die getrocknete Substanz.

Weitere Prüfungen (DAB 9)
In der Apotheke durchführbar: Ammonium, Chlorid, Sulfat, Sulfatasche.
Des weiteren: IR-Absorptionsspektrum.

Teil 1

Ethanol 96% (DAB 9)

Ethanolum 96 per centum
Aethanolum
Spiritus
Spiritus vini
Weingeist
Äthylalkohol
Ethylalkohol

Mischbarkeit: Mischbar mit Wasser, Glycerol, Ether, Chloroform, Petroläther.
Zur Prüfung erforderlich: Identität: Ca. 1 ml.
 Qualitätssicherung: Ca. 100 ml.

Identität

1. Organoleptik:
Klare, farblose, leicht bewegliche Flüssigkeit; charakteristischer Geruch, brennender Geschmack.

2. Reaktion:
- 0,1 g Natriumpentacyanonitrosylferrat(II) in 5 ml Wasser lösen
- Ein Filterpapier mit dieser Lösung befeuchten
- In einem kleinen Reagenzglas 2 ml Wasser mit einer Spatelspitze Kaliumdichromat, 2 ml verdünnter Schwefelsäure (9,8 % G/V) und 0,4 ml Ethanol mischen
- Mit dem befeuchteten Papier das Reagenzglas verschließen
- Das Papier mit Piperidin betupfen.

Das Filterpapier färbt sich tiefblau.

3. Relative Dichte:
0,804 bis 0,807[1)]

Entspricht einem Gehalt von 97,2 bis 96,4 % (V/V).

4. Siedepunkt:
78,0 ° bis 79,0 °C.

Einige Untersuchungen zur Qualitätssicherung
Reinheit

A. Aussehen:
- Substanz in Neßler-Zylindern in 4 cm Schichtdicke bei Tageslicht von oben gegen einen dunklen Untergrund mit Wasser vergleichen (Trübungsvergleich)
- Die gleichen Proben in gleicher Weise gegen einen weißen Untergrund vergleichen (Farbvergleich).

Die Substanz muß klar und farblos sein, andernfalls liegen Verunreinigungen vor.

[1)] Aus der relativen Dichte läßt sich der Gehalt ermitteln, DAB 9, Anhang VIII. N3.

Apothekengerechte Prüfvorschriften 1988, 2. Erg.-Lfg.

Ethanol 96 % — Teil 1

B. Sauer oder alkalisch reagierende Verunreinigungen:
- 30 ml Substanz mit 30 ml Wasser mischen
- Mit 0,2 ml Bromkresolgrün-Lösung (RV) versetzen
- Zur einen Hälfte der Lösung 0,1 ml 0,01 N-Natriumhydroxid-Lösung hinzufügen
- Zur anderen Hälfte der Lösung 0,1 ml 0,01 N-Salzsäure hinzusetzen.

Die Farbe der Lösung muß nach Zusatz von Natriumhydroxid nach Blau umschlagen, andernfalls liegen sauer reagierende Verunreinigungen vor. Nach Salzsäure-Zusatz muß der Umschlag nach Gelb erfolgen, andernfalls liegen alkalisch reagierende Verunreinigungen vor.

C. Fuselöle:
- 10 ml Substanz, 5 ml Wasser und 1 ml Glycerol mischen
- Ein Filtrierpapier damit befeuchten
- Substanz verdunsten lassen
- Geruch prüfen.

Nach Verdunsten des Ethanols darf sich kein anderer Geruch bemerkbar machen (Fuselöle).

D. Methanol:
a)
- 0,2 ml Substanz mit 5 ml Kaliumpermanganat-Phosphorsäure (RV) mischen
- Nach 15 Min. mit 2 ml Oxalsäure-Schwefelsäure-Lösung (RV) entfärben
- 5 ml Schiffs-Reagenz (RV) hinzusetzen

b)
- 1 ml Substanz mit 9 ml einer Lösung von Methanol in Wasser (0,2 % V/V) mischen
- 0,2 ml dieser Lösung wie oben beschrieben behandeln
- Färbung der Mischungen nach 2 Std. vergleichen.

Die Untersuchungslösung (a) darf nicht stärker gefärbt sein als die Vergleichslösung (b), andernfalls liegen unzulässige Mengen an Methanol vor.

E. Nichtflüchtige Bestandteile:
- 50,0 ml Substanz auf dem siedenden Wasserbad in einer genau gewogenen Schale verdampfen (Abzug!)
- Den Rückstand 1 Std. lang bei 105 °C im Trockenschrank trocknen.

Der Rückstand darf nicht mehr als 0,0015 % betragen, andernfalls liegt eine Verunreinigung durch nichtflüchtige Bestandteile vor.

F. Höhere Alkohole:
- 1 ml Substanz mit 2 ml Wasser mischen
- Mit 2 ml Lösung von 3-Nitrobenzaldehyd (1 % G/V) in Schwefelsäure (96 % G/G) unterschichten.

Die Schichtgrenze darf sich innerhalb von 10 Min. nicht rot färben, andernfalls liegen unzulässige Verunreinigungen durch höhere Alkohole vor.

Teil 1   **Ethanol 96%**

G. Aceton, Ethylmethylketon:
- a) ▶ 1 ml Substanz mischen mit 15 Tropfen Natriumpentacyanonitrosylferrat(II)-Lösung (2,5% G/V) und 0,5 ml Kaliumhydroxid-Lösung (15% G/V)
  - ▶ 0,5 ml Essigsäure (99% G/G) hinzufügen (Prüflösung)
- b) ▶ 15 Tropfen Natriumpentacyanonitrosylferrat(II)-Lösung (2,5% G/V) und 0,5 ml Kaliumhydroxid-Lösung (15% G/V) mischen
  - ▶ 0,5 ml Essigsäure (99% G/G) hinzufügen, mischen
  - ▶ 1 ml Substanz hinzufügen, mischen (Vergleichslösung)
  - ▶ Mischungen (a) und (b) sofort vergleichen.

Die Prüflösung (a) darf nicht deutlich stärker gefärbt sein als die Vergleichslösung (b); andernfalls liegen Verunreinigungen durch Ketone vor (Verbindung der Ketone mit Pentacyanonitrosylferrat).

Weitere Prüfungen (DAB 9)
In der Apotheke durchführbar: Identität (Dinitrobenzoesäureäthylester), Schwermetalle, Zink, Eisen, reduzierende Verunreinigungen, Furfural, Gesamtsäure, Fuselöl, Aldehyde.
Des weiteren: Absorption.

Teil 1

Ethanol 90% (V/V), Aethanolum 90%
(DAB 9)

Herstellung: 90,50 g Ethanol 96% (V/V) zu 100,00 g verdünnen.
Mischbarkeit, Identität (Organoleptik und Reaktion) wie Ethanol.

Relative Dichte:
0,828 bis 0,832[1].

Einige Untersuchungen zur Qualitätssicherung
Ethanolgehalt:

- 4 ml Chloroform im Reagenzglas mit 1,55 ml Substanz mischen
- Umschütteln
- An der Reagenzglaswand ablaufenden Flüssigkeitsfilm gegen einen hellen Hintergrund in der Durchsicht betrachten
- 0,48 ml Substanz hinzufügen
- Wiederum Flüssigkeitsfilm nach dem Umschütteln betrachten.

Der Flüssigkeitsfilm muß nach dem 1. Zusatz der Substanz milchig trüb sein, nach dem 2. Zusatz der Substanz muß die milchige Trübung verschwunden sein. Andernfalls liegt ein zu hoher bzw. zu niedriger Ethanolgehalt vor (Ethanolgehalt 90,7 bis 89,5% V/V).

Weitere Prüfungen (DAB 9): Keine.

---

[1] Aus der relativen Dichte läßt sich der Gehalt ermitteln (vgl. DAB 9, Anhang VIII N.3).

Teil 1

Ethanolhaltige Iod-Lösung (DAB 10)
(Standardzulassung 5999.99.99)

Iodi solutio ethanolica
Alkoholische Iodlösung
Iodi solutio
Tinctura Iodi
Iodtinktur

Herstellung:

Iod	2,5	Gew.-Teile
Kaliumiodid	2,5	Gew.-Teile
Wasser	28,5	Gew.-Teile
Ethanol 90 % (V/V)	66,5	Gew.-Teile

Iod und Kaliumiodid in 5 Teilen Wasser lösen, mit dem restlichen Wasser und dem Ethanol mischen.

Zur Prüfung erforderlich: Identität: 12 ml.
Qualitätssicherung: Ca. 11 ml.

Identität

1. Organoleptik:
Klare, braunrote Flüssigkeit; Geruch nach Iod und Ethanol.

2. Relative Dichte:
0,926 bis 0,931.

3. Reaktionen:

A. ▶ In einer Porzellanschale 2 ml Substanz auf dem Wasserbad zur Trockne eindampfen

▶ Porzellanschale auf der Flamme erhitzen bis der Rückstand weiß ist (Abzug!).

Die Substanz ergibt zunächst einen schwarzbraunen Rückstand. Beim weiteren Erhitzen entweichen violette Dämpfe (Iod).

B. ▶ Rückstand von A. in 5 ml Wasser aufnehmen

▶ Lösung teilen

▶ Eine Hälfte der Lösung mit 3 Tropfen Silbernitrat-Lösung R1 (4,25 % G/V) versetzen

▶ 1 ml Ammoniak-Lösung (17,5 % G/G) hinzufügen.

Die Substanz ergibt einen gelben Niederschlag (Silberiodid), der in Ammoniaklösung unlöslich ist.

C. ▶ Andere Hälfte der Lösung nach B. mit einigen Tropfen Natriumhexanitrocobaltat(III)-Lösung (RV) versetzen

▶ Mit etwas Essigsäure (99 % G/G) ansäuern.

Orangegelber Niederschlag zeigt Kalium an.

Ethanolhaltige Iod-Lösung — Teil 1

Einige Untersuchungen zur Qualitätssicherung

1. Reinheit

Ethanolgehalt:
- 2 ml Chloroform im Reagenzglas mit 4,7 ml Substanz mischen
- Umschütteln
- An der Reagenzglaswand ablaufenden Flüssigkeitsfilm gegen einen hellen Hintergrund in der Durchsicht betrachten
- 1,05 ml Substanz hinzufügen
- Wiederum Flüssigkeitsfilm nach dem Umschütteln betrachten.

Der Flüssigkeitsfilm muß nach dem 1. Zusatz der Substanz milchig trüb sein, nach dem 2. Zusatz der Substanz muß die milchige Trübung verschwunden sein. Andernfalls liegt ein zu hoher bzw. zu niedriger Ethanolgehalt vor (Ethanolgehalt 66,5 bis 63% V/V).

2. Gehaltsbestimmung:
- Ca. 5,000 g Substanz, genau gewogen, mit 20 ml Wasser versetzen
- 0,5 ml iodidfreie Stärke-Lösung (RV) hinzufügen, mit 0,1N-Natriumthiosulfat-Lösung bis zur Entfärbung titrieren

1 ml 0,1N-Natriumthiosulfat-Lösung entspricht 12,69 mg Iod.

Verbrauch bei einer Einwaage von 5,0000 g mindestens 9,46 ml und höchstens 10,64 ml 0,1N-Natriumthiosulfat-Lösung (F = 1,000).

Iod wird mit Natriumthiosulfat titriert.

Entspricht einem Gehalt von mindestens 2,4 und höchstens 2,7% (G/G) Iod.

Weitere Prüfungen (DAB 10)
In der Apotheke durchführbar: Methanol, Isopropylalkohol, Gehaltsbestimmung für Kaliumiodid.

Teil 1

Ether zur Narkose (DAB 9)

Aether anaestheticus
Aether pro narcosi
Äther zur Narkose

Löslichkeit: Mischbar mit Ethanol, Chloroform, Benzin, fetten und ätherischen Ölen; wenig mischbar mit Wasser (15 Teile Wasser mischen sich mit ca. 1 Teil Ether; 100 Teile Ether mischen sich mit ca. 1,3 Teilen Wasser).

Zur Prüfung erforderlich: Identität: —
Qualitätssicherung: Ca. 150 ml.

Prüfung auf Peroxide:
- In einen 12-ml-Glasstopfenzylinder von etwa 1,5 cm Durchmesser 8 ml Kaliumiodid-Stärke-Lösung (RV) einfüllen
- Mit der Substanz bis zum Rande auffüllen
- Kräftig schütteln und 30 Min. unter Lichtausschluß stehen lassen.

Die Prüfung auf Peroxide kann alternativ auch mit Peroxid-Teststäbchen durchgeführt werden.

Es darf keine Blaufärbung auftreten (Oxidation von Iodid durch Peroxide zu Iod, welches durch Iodstärke-Reaktion erkannt wird).

Achtung:
Alle folgenden Prüfungen sind nur sinnvoll und nur dann durchzuführen, wenn die Substanz frei von Peroxiden ist (Explosionsgefahr).

Identität

1. Organoleptik:
Klare, farblose, leicht bewegliche und leicht flüchtige Flüssigkeit; charakteristischer Geruch; brennender Geschmack. Leicht entflammbar.

2. Relative Dichte:
0,714 bis 0,716.

Einige Untersuchungen zur Qualitätssicherung
Reinheit

A. Destillationsbereich:
- 50 ml Substanz in den Rundkolben der Apparatur zur Bestimmung des Destillationsbereichs (DAB 9) einfüllen[1]
- Siedesteinchen zugeben
- Nach Einschaltung der Wasserkühlung in einem Wasserbad (Heizplatte, keinesfalls offene Flamme!) destillieren

---

[1] Als Vorlage darf kein Meßzylinder benutzt werden, sondern ein Rundkolben, der mit Schliff über einen Vorstoß mit Schlauchansatz an die Destillationsapparatur angeschlossen ist. Der mit dem Schlauchansatz verbundene Schlauch sollte in einen Abzug münden.

Ether zur Narkose — Teil 1

- ▶ Destillationsgeschwindigkeit 2 bis 3 ml pro Minute
- ▶ Bestimmung der Temperatur, bei der der erste Tropfen in die Vorlage fällt
- ▶ Bestimmung der Temperatur bei der die letzte Substanz übergeht.

Die Substanz muß zwischen 34,0 ° und 35,0 °C vollständig destillieren.

B. Fremder Geruch:
- ▶ 5 ml Substanz auf ein Filter tropfen
- ▶ Geruch prüfen.

Fremder Geruch beim Verdampfen, sowie unmittelbar danach zeigt Verunreinigungen an.

C. Sauer reagierende Verunreinigungen:
- ▶ 20 ml Ethanol 96 % (V/V) mit 5 Tropfen Bromthylmolblau-Lösung R1 (RV) und tropfenweise aus einer Mikrobürette mit 0,02 N-Natriumhydroxid-Lösung bis zur 30 Sek. bleibenden Blaufärbung versetzen
- ▶ 25 ml Substanz zufügen und schütteln
- ▶ Erneut tropfenweise 0,02 N-Natriumhydroxid-Lösung bis zum Wiederauftreten einer Blaufärbung, die 30 Sek. bestehen bleibt, zufügen.

Bis zum Wiederauftreten einer Blaufärbung dürfen nicht mehr als 0,4 ml 0,02 N-Natriumhydroxid-Lösung verbraucht werden. Ein höherer Verbrauch zeigt sauer reagierende Verunreinigungen an.

D. Aceton und Aldehyde:
- ▶ 10,0 ml Substanz in einem Erlenmeyerkolben mit Glasstopfen mit 1 ml Neßlers Reagenz (RV) versetzen
- ▶ 10 Sek. lang schütteln
- ▶ 5 Min. unter Lichtausschluß stehenlassen
- ▶ Lösung in Neßler Zylindern bei Tageslicht in 4 cm Schichtdicke von oben gegen einen dunklen Untergrund mit Referenzsuspension II (RV) vergleichen (Trübungsvergleich).

Die Lösung muß schwächer opaleszieren als die Referenzsuspension II. Entspricht die Substanz nicht diesen Anforderungen, so ist weiter nach DAB 9 „Aceton und Aldehyde" zu verfahren.

E. Nichtflüchtige Bestandteile:
- ▶ 50 ml Substanz in einer Porzellanschale eindunsten lassen (Vorsicht! Abzug! Keine Flamme!)
- ▶ Rückstand bis zur Gewichtskonstanz bei 100 bis 105 °C im Trockenschrank trocknen.

Der Rückstand darf höchstens 1 mg/50 ml (0,002 % G/V) betragen.

Weitere Prüfungen (DAB 9)
In der Apotheke durchführbar: Keine.
Des weiteren: Wasser (Karl-Fischer-Methode, elektrometrisch).

Teil 1

Ethylmorphinhydrochlorid (DAB 9)

Ethylmorphini hydrochloridum[1)]
Aethylmorphini hydrochloridum
Aethylmorphinum hydrochloricum
Äthylmorphinhydrochlorid

Löslichkeit: Löslich in Wasser und Ethanol; wenig löslich in Chloroform; praktisch unlöslich in Ether.

Zur Prüfung erforderlich: Identität: 0,06 g.
Qualitätssicherung: 0,5 g.

Identität

1. Organoleptik:
Weißes bis fast weißes kristallines Pulver; geruchlos; bitterer Geschmack.

2. Schmelzpunkt:
Dihydrat ca. 122 ° bis 127 °C unter Zersetzung. Nach Bestimmung des Trocknungsverlustes: 178 ° bis 182 °C.

3. Dünnschichtchromatographie:
Kieselgel F_{254}.
Untersuchungslösung: 25 mg Substanz in 1 ml Ethanol 50% (V/V).
Vergleichslösung (a): 25 mg authentische Substanz in 1 ml Ethanol 50% (V/V)
Zur Prüfung auf verwandte Substanzen (Qualitätssicherung C.) ist zusätzlich die Vergleichslösung (b) aufzutragen.
Vergleichslösung (b): 0,5 ml Untersuchungslösung mit Ethanol 50% (V/V) zu 100 ml verdünnen.
Aufzutragende Menge: Je 10 µl.
Fließmittel: Toluol-Ethanol 96% (V/V) Aceton-Ammoniak-Lösung (26% G/G) (35+35+32,5+2,5).
Laufhöhe: 15 cm.
Laufzeit: 80 Min.

▶ Abdunsten des Fließmittels
▶ Unter der UV-Lampe (254 nm) Flecke markieren
▶ Mit verdünntem Dragendorffs Reagenz (RV) besprühen.

Fluoreszenzmindernder Fleck bei Rf ca. 0,4 in Höhe der Vergleichslösung (a). Nach Besprühen orangeroter Fleck in Höhe der Vergleichslösung (a).

4. Reaktionen:
A. ▶ 10 mg Substanz in 1 ml Schwefelsäure (96% G/G) lösen
  ▶ 1 Tropfen Eisen(III)-chlorid-Lösung R2 (1,3% G/V) zufügen
  ▶ Im Wasserbad erhitzen
  ▶ 1 Tropfen Salpetersäure (66,5% G/G) zufügen.

Blaufärbung, die auf Zusatz von Salpetersäure nach Rot umschlägt (Spaltung zu Morphin und Umlagerung zu Apomorphin, das sich mit Eisen(III)-Ionen blau, mit Salpetersäure rot färbt).

[1)] Ethylmorphinhydrochlorid liegt als Dihydrat vor.

Ethylmorphinhydrochlorid — Teil 1

B. ▶ 20 mg Substanz in 1 ml Wasser lösen
   ▶ Mit verdünnter Salpetersäure (12,6 % G/V) ansäuern
   ▶ Mit Silbernitrat-Lösung R1 (4,25 % G/V) versetzen.

Weißer, sich zusammenballender, in Salpetersäure unlöslicher Niederschlag (Silberchlorid).

Einige Untersuchungen zur Qualitätssicherung
Reinheit

A. pH-Wert:
▶ 0,200 g Substanz in Wasser zu 10 ml lösen
▶ Mit Spezialindikatorpapier pH-Wert prüfen.

pH-Wert 4,3 bis 5,7.

B. Aussehen der Lösung:
▶ Lösung nach A. in Neßler-Zylindern bei Tageslicht in 4 cm Schichtdicke von oben gegen einen dunklen Untergrund mit Wasser vergleichen (Trübungsvergleich)
▶ Lösung in gleicher Weise gegen einen weißen Untergrund mit Farbvergleichslösung BG_6 (RV) vergleichen (Farbvergleich).

Die Lösung muß klar sein und darf nicht stärker gefärbt sein als die Farbvergleichslösung. Andernfalls liegen Verunreinigungen vor.

C. Verwandte Substanzen:
Dünnschichtchromatographie:
(vgl. Identität).

In der Untersuchungslösung darf keiner der Nebenflecke stärker sein als der Hauptfleck der Vergleichslösung (b).

D. Trocknungsverlust:
▶ Ca. 0,300 g Substanz, genau gewogen, bei 100° bis 105 °C im Trockenschrank bis zur Gewichtskonstanz trocknen.

Der Trocknungsverlust muß zwischen 8,0 % und 10,0 % liegen (die Substanz liegt als Dihydrat vor).

Weitere Prüfungen (DAB 9)
In der Apotheke durchführbar: Sulfatasche.
Des weiteren: IR-Absorptionsspektrum, spezifische Drehung, Gehaltsbestimmung (potentiometrisch).

Teil 1

Eucalyptusöl (DAB 10)
(Standardzulassung 6599.99.99)

Eucalypti aetheroleum
Oleum Eucalypti
Eucalyptus-Arten-Blattöl

Löslichkeit: Mischbar mit Ethanol, Ether, Chloroform, Benzol, Benzin, flüssigen Paraffinen und fetten Ölen.

Zur Prüfung erforderlich: Identität: Ca. 0,01 g.
Qualitätssicherung: Ca. 10 g.

Identität

1. Organoleptik:
Klare, farblose bis schwach gelbliche oder grünliche Flüssigkeit; campherartiger Geruch; zuerst brennender, dann kühlender Geschmack.

2. Relative Dichte:
0,906 bis 0,925.

3. Dünnschichtchromatographie:
Kieselgel F_{254}.

Untersuchungslösung: 10 mg Substanz in 1,0 ml Toluol.
Vergleichslösung: 10 mg Cineol und 10 mg Citronellal in 1,0 ml Toluol.
Aufzutragende Menge: Je 2 µl bandförmig (15 mm x 3 mm).
Fließmittel: Toluol-Ethylacetat (9+1).
Laufhöhe: 15 cm.
Laufzeit: Ca. 42 Min.

▶ Abdunsten des Fließmittels
▶ Besprühen mit Anisaldehyd-Lösung (RV)
▶ Im Trockenschrank 5 bis 10 Min. lang auf 100° bis 105 °C erhitzen
▶ Unter der UV-Lampe (365 nm) betrachten.

Ein im Tageslicht dunkelbrauner, unter der UV-Lampe (365 nm) braun fluoreszierender Fleck bei Rf ca. 0,5 in Höhe der Vergleichssubstanz Cineol. Weitere weniger intensive Flecke können auftreten.

Einige Untersuchungen zur Qualitätssicherung
Reinheit

A. Öle anderer Eucalyptus-Arten (Citronellal):
Dünnschichtchromatographie:
(vgl. Identität).

Es darf bei Rf ca. 0,6 kein blauer, unter der UV-Lampe (365 nm) rötlichbraun fluoreszierender Fleck auftreten (Citronellal).

Apothekengerechte Prüfvorschriften 1992, 5. Erg.-Lfg.

| Eucalyptusöl | Teil 1 |

B. Aldehyde:
- ▶ 10 ml Substanz in einem Reagenzglas von 150 mm Länge und 25 mm Durchmesser mit Glasstopfen, mit 5 ml Toluol und 4 ml ethanolischer Hydroxylaminhydrochlorid-Lösung (RV) kräftig schütteln
- ▶ Viermal je 0,50 ml 0,5 N-Kaliumhydroxid-Lösung in Ethanol 60% (V/V) zufügen und nach jeder Zugabe ca. 4 Min. schütteln und die Schichten absetzen lassen.

Nach der letzten Trennung der Schichten muß die untere Schicht gelb gefärbt sein. Die Gelbfärbung muß mindestens 2 Min. anhalten. Eine Rotfärbung zeigt unzulässige Verunreinigungen durch Aldehyde an.

C. Phellandren:
- ▶ 1 ml Substanz mit 2 ml Essigsäure (99% G/G) und 5 ml Petroläther (40 ° bis 60 °C) mischen
- ▶ 2 ml einer gesättigten Lösung von Natriumnitrit zusetzen
- ▶ Vorsichtig umschütteln
- ▶ 1 Stunde lang stehenlassen.

Es darf sich in der oberen Schicht keine kristalline Abscheidung bilden, andernfalls liegen Verunreinigungen durch Phellandren vor.

Weitere Prüfungen (DAB 10)
In der Apotheke durchführbar: Löslichkeit in Ethanol, Gehaltsbestimmung von 1,8-Cineol.
Des weiteren: Brechungsindex, optische Drehung.

Teil 1

Fenchelöl (DAB 9)

Foeniculi aetheroleum
Oleum Foeniculi
Foeniculum-vulgare var. vulgare-Fruchtöl

Löslichkeit: Mischbar mit Ethanol 90% (V/V), Ether, Toluol, Chloroform, fetten Ölen, flüssigen Paraffinen und Petroläther; nicht mischbar mit Wasser.
Zur Prüfung erforderlich: Identität: Ca. 1 Tropfen.
Qualitätssicherung: Ca. 3 g (ohne Erstarrungstemperatur).

Identität

1. Organoleptik:
Klare, farblose bis schwach gelbliche, stark lichtbrechende Flüssigkeit; charakteristischer, würziger Geruch; zuerst süßer, dann bitterer campferartiger Geschmack.

2. Relative Dichte:
0,961 bis 0,972.

3. Dünnschichtchromatographie:
Kieselgel F_{254}.
Untersuchungslösung: 20 µl Substanz in 1,0 ml Toluol.
Vergleichslösung: Je 10 µl Anisaldyhd, Anethol und Fenchon in je 1,0 ml Toluol.
Aufzutragende Menge: Je 5 µl bandförmig (15 mm x 3 mm).
Fließmittel: Toluol-Ethylacetat (98+2).
Laufhöhe: 10 cm.
Laufzeit: Ca. 35 Min.

▸ Abdunsten des Fließmittels

▸ Unter der UV-Lampe (254 nm) Flecke markieren

▸ Besprühen mit Molybdatophosphorsäure 20% (RV)

▸ 10 Min. lang im Trockenschrank auf 100° bis 105 °C erhitzen

▸ Nachsprühen der noch heißen Platte mit 3 ml Kaliumpermanganat-Lösung in Schwefelsäure (RV)

▸ 5 Min. lang auf 100° bis 105 °C erhitzen.

Nach Detektion mit Molybdatophosphorsäure mehrere Flecke u. a. bei Rf. ca. 0,2 (braun-Anisaldehyd) und 0,8 (blau-Anethol) in Höhe der Vergleichssubstanzen (vgl. auch Fenchel). Nach Detektion mit Kaliumpermanganat mehrere Flecke auf blauem Grund u. a. bei Rf 0,2 (blau-Anisaldehyd), 0,25 (blau-Fenchon) und 0,8 (dunkelblau-Anethol), in Höhe der Vergleichssubstanzen.

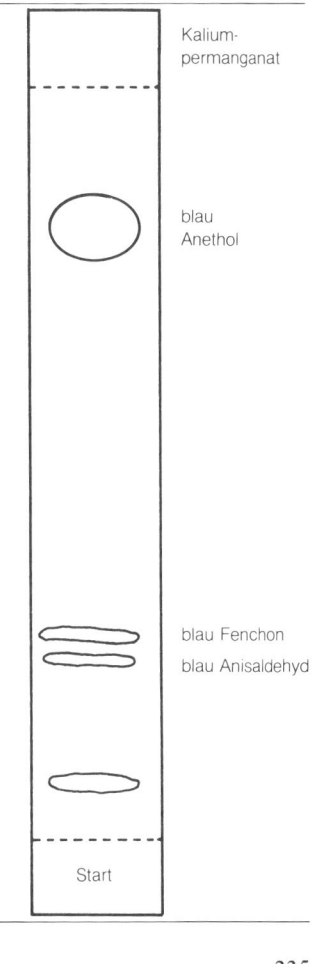

Kalium-
permanganat

blau Anethol

blau Fenchon
blau Anisaldehyd

Start

Apothekengerechte Prüfvorschriften 1988, 2. Erg.-Lfg.

Einige Untersuchungen zur Qualitätssicherung

1. Reinheit

A. Aussehen der Lösung:
- 2,0 g Substanz in 1,0 ml Ethanol 90 % (V/V) lösen
- In Reagenzgläsern bei Tageslicht von oben gegen einen dunklen Untergrund mit 2,0 ml Ethanol 90 % (V/V) vergleichen (Trübungsvergleich).

Die Lösung muß klar sein. Trübungen zeigen Verunreinigungen an.

B. Fette Öle und verharzte ätherische Öle:
- 1 Tropfen Substanz auf Filterpapier tropfen
- 24 Std. lang liegen lassen.

Durchscheinender oder fettartiger Fleck zeigt fette Öle bzw. verharzte ätherische Öle an.

C. Fremde Ester:
- 1,0 ml Substanz in 3,0 ml einer frisch hergestellten 10prozentigen Lösung (G/V) von Kaliumhydroxid in Ethanol 96 % (V/V) lösen
- 2 Min. lang im siedenden Wasserbad erhitzen
- Abkühlen und 30 Min. lang stehenlassen.

Es darf sich kein kristalliner Niederschlag bilden. Andernfalls liegen Verunreinigungen durch fremde Ester vor.

2. Gehaltsbestimmung

Bestimmung der Erstarrungstemperatur (DAB 9) mit ca. 6—8 g Substanz.

Die Erstarrungstemperatur muß mindestens +5 °C betragen. Dies entspricht einem Anethol-Gehalt von etwas über 50 %.

Weitere Prüfungen (DAB 9)
In der Apotheke durchführbar: Säurezahl, wasserlösliche Anteile.
Des weiteren: Brechungsindex, optische Drehung.

Teil 1

Folsäure (DAB 9)

Acidum folicum
Vitamin Bc
Vitamin M

Löslichkeit: Löslich in Alkalihydroxid- und Alkalicarbonat-Lösungen sowie in starken Säuren; schwer löslich in Alkoholen und Eisessig; praktisch unlöslich in Wasser.
Zur Prüfung erforderlich: Identität: Ca. 5 mg.
Qualitätssicherung: Ca. 1 g.

Identität

1. Organoleptik:
Orangegelbes, kristallines Pulver; geruchlos; geschmacklos.

2. Reaktion:
- Ca. 5 mg Substanz mit 1 ml Wasser schütteln
- Verdünnte Natriumhydroxid-Lösung (8% G/V) bis zur Auflösung der Substanz hinzusetzen
- Salzsäure (36,5% G/G) tropfenweise hinzufügen
- Nach Ausfällung und Wiederauflösung der Substanz mit einem Tropfen verflüssigtem Phenol (RV) und 3 Tropfen 0,1 N-Kaliumbromat-Lösung vermischen.

Die Substanz löst sich nicht in Wasser. Sie löst sich in Natriumhydroxid-Lösung und in Salzsäure. Die Mischung mit Phenol und Kaliumbromat-Lösung färbt sich weinrot.

3. Dünnschichtchromatographie:
Kieselgel F_{254} (Folie).
Untersuchungslösung: 5 mg Substanz in 2 ml Methanol erwärmen (Substanz löst sich nicht vollständig).
Vergleichslösung: 5 mg authentische Substanz in 2 ml Methanol erwärmen.
Aufzutragende Menge: 1 Tropfen (ca. 1 µl).
Fließmittel: Ammoniak-Lösung (26% G/G) — 1-Propanol-Ethanol 96% (V/V) (4+4+12)
Laufhöhe: 8,5 cm.
Laufzeit: 50 Min.
Abdunsten des Fließmittels, unter der UV-Lampe bei 365 nm betrachten.

Die Hauptflecken von Untersuchungs- und Vergleichslösungen müssen auf gleicher Höhe liegen und ungefähr gleich groß sein.

Einige Untersuchungen zur Qualitätssicherung
Reinheit

Trocknungsverlust:
- Ca. 1,000 g Substanz, genau gewogen, im Trockenschrank 2 Std. lang bei 130 °C trocknen, im Exsiccator abkühlen lassen, innerhalb 1 Std. wiegen.

Der Trocknungsverlust darf 8,5% nicht überschreiten. (Substanz ist sehr hygroskopisch.)

Weitere Prüfungen (DAB 9)
In der Apotheke durchführbar: Sulfatasche.
Des weiteren: UV-Absorptionsmaximum, Spezifische Drehung, Freie Amine, Gehaltsbestimmung.

-
-
-
-

Teil 1

Formaldehyd-Lösung (DAB 9)

Formaldehydi solutio
Formaldehyd solutus
Formalin

Löslichkeit: Mischbar mit Wasser und Ethanol.
Zur Prüfung erforderlich: Identität: Ca. 0,5 ml.
Qualitätssicherung: Ca. 3 ml.

Identität

1. Organoleptik:
Klare[1], farblose Flüssigkeit, die sich beim Aufbewahren trüben kann; charakteristischer, stechender Geruch; brennender Geschmack.

2. Relative Dichte:
1,077 bis 1,088[2].

3. Reaktion:
- 0,5 ml Substanz in 25 ml Wasser lösen
- 0,05 ml dieser Lösung mit 1 ml Chromotropsäure-Lösung (1,5 % G/V) versetzen
- Mit 2 ml Wasser versetzen
- 8 ml Schwefelsäure (96 % G/G) zufügen
- 5 Min. lang stehenlassen.

Blaue oder rotviolette Färbung (Bildung eines gefärbten Dibenzoxanthylium-Kations).

Einige Untersuchungen zur Qualitätssicherung:

1. Reinheit

A. Aussehen der Lösung:
- 2 ml Substanz mit Wasser zu 10,0 ml mischen
- Lösung in Neßler-Zylindern bei Tageslicht in 4 cm Schichtdicke von oben gegen einen weißen Untergrund mit Wasser vergleichen (Farbvergleich).

Die Lösung muß farblos sein. Färbungen zeigen Verunreinigungen an.

B. Sauer reagierende Verunreinigungen:
- Lösung nach A. mit 1 ml Phenolphthalein-Lösung (RV) und 0,4 ml 0,1 N-Natriumhydroxid-Lösung versetzen.

Die Lösung muß sich rot färben, andernfalls liegen sauer reagierende Verunreinigungen vor.

---

[1] Ausflockungen durch Paraformaldehyd dürfen nicht durch Filtration entfernt werden. Durch vorsichtiges Erwärmen erfolgt Auflösung.
[2] Die Dichte ist wichtig zur Kontrolle des Methanol-Gehaltes der zur Verhinderung der Polymerisation etwa 10 % betragen muß.

2. Gehaltsbestimmung

- Ca. 1,000 g filtrierte Substanz in einen 100 ml Meßkolben genau einwägen, der 2,5 ml Wasser und 1,5 ml 1 N-Natriumhydroxid-Lösung enthält
- Umschütteln und mit Wasser zu 100,0 ml auffüllen
- 10,0 ml dieser Lösung mit 50,0 ml 0,1 N-Iod-Lösung versetzen
- 20 ml 1 N-Natriumhydroxid-Lösung zufügen
- 15 Min. lang stehenlassen
- Mit 25 ml verdünnter Schwefelsäure (9,8 % G/V) ansäuern
- 2 ml iodidfreie Stärkelösung (RV) zufügen
- Mit 0,1 N-Natriumthiosulfat-Lösung zurücktitrieren.

1 ml 0,1 N-Iod-Lösung entspricht 1,501 mg Formaldehyd.
Verbrauch bei 1,0000 g Einwaage zwischen 23,32 ml und 24,66 ml 0,1 N-Iod-Lösung (F = 1,000).

Oxidation des Formaldehyds zu Ameisensäure durch alkalische Iodlösung. Nicht verbrauchtes Iod wird mit Thiosulfat zurücktitriert.

Entspricht einem Gehalt zwischen 35,0 und 37,0 % Formaldehyd.

Weitere Prüfungen (DAB 9)
In der Apotheke durchführbar: Schwermetalle, Chlorid, Sulfat, Sulfatasche.

Teil 1

Fructose (DAB 9)

Fructosum
Laevulosum
Fruchtzucker
Lävulose

Löslichkeit: Löslich in Wasser und Ethanol.
Zur Prüfung erforderlich: Identität: 0,5 g.
Qualitätssicherung: 11,5 g.

Identität

1. Organoleptik:
Weißes, kristallines Pulver; geruchlos; stark süßer Geschmack.

2. Reaktion:
▶ 0,5 g Substanz in 1 ml Wasser lösen
▶ 1 Tropfen dieser Lösung mit 0,2 g Resorcin und 9 ml verdünnter Salzsäure (7,3 % G/V) mischen
▶ 2 Min. lang im siedenden Wasserbad erhitzen.

Rotfärbung (Bildung von Hydroxymethylfurfurol, welches mit Resorcin einen roten Triarylmethanfarbstoff bildet).

3. Dünnschichtchromatographie:
Kieselgel F_{254} (Folie).
Untersuchungslösung: etwa 10 mg Substanz in 10 ml Wasser.
Referenzlösung: gleichkonzentrierte Lösung authentischer Vergleichssubstanz.
Aufzutragende Menge: Ca. 2 µl (1 cm × 1 mm) strichförmig auftragen.
Fließmittel: n-Butanol-Aceton-Wasser (8+10+2).
Laufhöhe: 8,5 cm.
Laufzeit: 40 Min.

▶ Abdunsten des Fließmittels
▶ Besprühen mit einer Mischung aus 50 ml Aceton, 1 g Diphenylamin, 1 ml Anilin und 5 ml Phosphorsäure (85 % G/G). (Diese Reihenfolge der Zusätze einhalten, der Niederschlag löst sich nach einiger Zeit wieder auf.)
▶ 5 bis 10 Min. auf 120 °C erhitzen.

Untersuchungs- und Referenzlösung müssen rotbraune Flecke auf gleicher Höhe zeigen. Es dürfen keine weiteren Flecke auftreten.

Einige Untersuchungen zur Qualitätssicherung
Reinheit

A. Aussehen der Lösung:
▶ 5,0 g Substanz in Wasser zu 10 ml lösen, in Neßler-Zylindern bei Tageslicht in 4 cm Schichtdicke von oben gegen einen dunklen Untergrund mit Wasser vergleichen (Trübungsvergleich)
▶ Die Proben in gleicher Weise gegen einen weißen Untergrund vergleichen (Farbvergleich).

B. Barium:

▶ 4 ml Lösung nach A. mit Wasser zu 20,0 ml verdünnen

▶ 10 ml mit 1 ml verdünnter Schwefelsäure (9,8 % G/V) im Neßler-Zylinder versetzen

▶ 1 Std. lang stehenlassen

▶ Diese Lösung in Neßler-Zylindern mit einer Mischung aus 10,0 ml Prüflösung und 1 ml Wasser bei Tageslicht gegen einen weißen Untergrund vergleichen (Trübungsvergleich).

Die Lösung muß nach 1 Std. noch klar sein. Trübungen zeigen unzulässige Verunreinigungen durch Barium an (Bariumsulfat).

C. Fremde Zucker:

▶ 1,0 g Substanz in 2,0 ml Wasser lösen (Ausgangslösung)

▶ 1 ml dieser Lösung mit 9,0 ml Ethanol 96 % (V/V) mischen

▶ In Neßler-Zylindern von oben gegen einen dunklen Untergrund mit einer Mischung aus 1 ml Ausgangslösung und 9 ml Wasser vergleichen (Trübungsvergleich).

Die Lösung muß klar sein. Trübungen und Fällungen zeigen fremde Zucker an (insbesondere Saccharose und Lactose).

D. Sauer oder alkalisch reagierende Verunreinigungen:

▶ 6,0 g Substanz in 25 ml kohlendioxidfreiem Wasser lösen

▶ 6 Tropfen Phenolphthalein-Lösung (RV) zusetzen

▶ 0,15 ml 0,1 N-Natriumhydroxid-Lösung zufügen.

Die Lösung muß nach Zusatz von Phenolphthalein farblos sein. Rotfärbung zeigt alkalisch reagierende Verunreinigungen an. Tritt auf Zusatz von Natriumhydroxid keine Rotfärbung auf, so liegen sauer reagierende Verunreinigungen vor.

E. Schwermetalle:

▶ 2,50 g Substanz in 20 ml Wasser lösen

▶ 10,0 ml Lösung in 1,20 ml Thioacetamid-Reagenz (RV) eingießen

▶ 2 Min. lang stehenlassen

▶ Mit den restlichen 10 ml Lösung in Neßler-Zylindern gegen einen weißen Untergrund vergleichen (Farbvergleich).

Die Prüflösung darf nicht stärker braun gefärbt sein als die Vergleichslösung. Andernfalls liegen Verunreinigungen durch Schwermetalle vor.

Weitere Prüfungen (DAB 9)
In der Apotheke durchführbar: Sulfatasche.
Des weiteren: Spezifische Drehung, 5-Hydroxymethylfurfural und verwandte Substanzen, Blei (Atomabsorptionsspektroskopie), Wasser (Karl-Fischer-Methode).
Laut DAB 9 ist die in der Monographie beschriebene Substanzqualität nicht notwendigerweise für eine parenterale Anwendung geeignet.

Teil 1

Gelatine (DAB 9)

Gelatina
Gelatina alba
Gelatina enimalis

Löslichkeit: Die Substanz quillt in kaltem Wasser, sie geht beim Erwärmen kolloidal in Lösung, beim Abkühlen bildet sich ein elastisches Gel. Die in Wasser gequollene Substanz löst sich in Glycerol, Sorbitol-Lösung und Propylenglykol. Die Substanz ist praktisch unlöslich in organischen Lösungsmitteln.

Zur Prüfung erforderlich: Identität: Ca. 1 g.
Qualitätssicherung: 2 g.

Identität

1. Organoleptik:
Schwach gelblich bis hell bernsteinfarbene Plättchen, Tafeln, Körner oder Pulver; geruch- und geschmacklos.

2. Reaktionen:
A. ▶ 0,5 g Substanz in 50 ml 55 bis 60 °C warmem Wasser lösen (Prüflösung)

▶ 2 ml Prüflösung mit 0,05 ml Kupfersulfat-Lösung (12,5 % G/V) mischen

▶ 0,5 ml Natriumhydroxid-Lösung (8,5 % G/V) hinzusetzen.

Es muß eine violette Färbung auftreten (Proteinnachweis).

B. ▶ 0,5 g Substanz in einem Reagenzglas mit 10 ml Wasser 10 Min. quellen lassen

▶ 15 Min. lang auf 60 °C erwärmen

▶ Reagenzglas aufrecht in den Eisschrank stellen

▶ Nach 6 Std. prüfen, ob der Inhalt des Reagenzglases beim Umdrehen sofort ausfließt.

Die Substanz muß ein Gel bilden, das nicht sofort ausfließt.

Einige Untersuchungen zur Qualitätssicherung
Reinheit

A. Färbung der Lösung:
▶ Die Prüflösung nach 2. A. in Neßler-Zylindern in 4 cm Schichtdicke gegen einen weißen Untergrund mit Farbvergleichslösung G_4 (RV) vergleichen (Farbvergleich).

Die Lösung darf nicht stärker gefärbt sein als die Farbvergleichslösung G_4, andernfalls ist die Substanz nicht genügend gereinigt.

B. pH-Wert:
▶ pH-Wert der Prüflösung nach 2. A. mit Spezialindikatorpapier prüfen.

Der pH-Wert muß zwischen 3,8 und 7,6 liegen, andernfalls liegen sauer oder alkalisch reagierende Verunreinigungen vor.

Gelatine — Teil 1

C. Trocknungsverlust:

▸ In einer vorher geglühten und gewogenen Porzellanschale ca. 1,000 g Substanz einwiegen

▸ Im Trockenschrank 1 Std. bei 110 °C trocknen.

Der Trocknungsverlust darf höchstens 15 % betragen, andernfalls ist der Wassergehalt zu hoch.

D. Asche:

▸ Die nach C. getrocknete Substanz bei 600 °C im Glühofen 2 Std. glühen

▸ Nach Abkühlen im Exsiccator wägen

▸ Erneut glühen und wägen.

Die Asche darf nicht mehr als 2 % der Einwaage betragen, andernfalls liegen unzulässige Mengen nichtflüchtiger, anorganischer Verunreinigungen vor.

E. Phenolische Konservierungsmittel:
Dünnschichtchromatographie:
Kieselgel F_{254} Folie.
Untersuchungslösung (a):

▸ 1 g Substanz mit 20 ml Methanol und 2 ml Ammoniak-Lösung (17 % G/V) 20 Stunden lang stehen lassen

▸ Lösung filtrieren

▸ Zur Trockne auf dem Wasserbad eindampfen

▸ Den Rückstand in 0,5 ml Methanol aufnehmen.

Vergleichslösung (b): 2 mg Ethyl-4-hydroxybenzoat oder Methyl-4-hydroxybenzoat oder Propyl-4-hydroxybenzoat und 2 mg Naphthylamin in 10 ml Methanol lösen

Dansylchlorid-Lösung (c): 0,1 % (G/V) in Aceton.

Aufzutragende Menge: Je 6 µl von (a), (b) und (c) strichförmig (10 mm × 2 mm) 4 cm aus Mikrokapillare

▸ Auf die trockene Startzone von (a) und (b) jeweils 6 µl Dansylchlorid-Lösung (c) auftragen.

▸ Anschließend die Startzonen mit einer Lösung von Natriumtetraborat (5 % G/V) besprühen, dabei die restliche Platte abdecken

▸ Platte 15 Min. lang bei 60 °C trocknen.

Fließmittel: Toluol-Ethanol wasserfrei (18,4 + 1,6).
Laufhöhe: 8 cm.
Laufzeit: 13 Min.

▸ Die Chromatographie wird unter Lichtausschluß durchgeführt.

▸ Fließmittel an der Luft abdunsten

▸ Auswertung UV 365 nm und 254 nm.

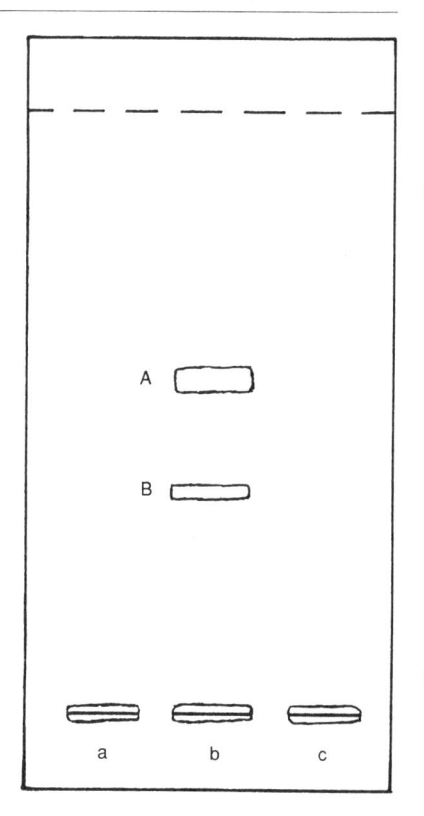

Teil 1 **Gelatine**

> *Im Chromatogramm der Untersuchungslösung (a) dürfen keine blau fluoreszierenden Zonen oberhalb des Flecks A (Aminosäuren) oder fluoreszierende Zonen in Höhe des Flecks A der Vergleichslösung (b) auftreten. Im Bereich des Flecks B (PHB-Ester) dürfen keine bei 365 nm fluoreszierenden oder bei 254 nm fluoreszenzlöschenden Flecke sichtbar sein.*

Weitere Prüfungen (DAB 9)
In der Apotheke durchführbar: Peroxide, Arsen, Schwermetalle.
Des weiteren: Schwefeldioxid, Mikrobielle Verunreinigungen, Gelbildungsvermögen.

-
-
-
-

Teil 1

Wasserfreie Glucose (DAB 9)

Glucosum anhydricum
Dextrosum anhydricum
Wasserfreie Dextrose

Löslichkeit: Leicht löslich in Wasser; wenig löslich in Ethanol; praktisch unlöslich in Chloroform, Methanol, Aceton.

Zur Prüfung erforderlich: Identität: 4,5 g.
Qualitätssicherung: 19 g.

Identität

1. Organoleptik:
Weißes, kristallines Pulver; geruchlos; süßer Geschmack.

2. Reaktionen:

A. ▸ 4 g Substanz in 40 ml Wasser lösen (Prüflösung)

▸ Mit Glucose-Teststreifen prüfen.

Der Teststreifen zeigt sofort eine eindeutige positive Reaktion.

B. ▸ Ca. 0,5 g Substanz vorsichtig im Reagenzglas über der Bunsenflamme schmelzen.

Der obere Teil des Reagenzglases muß trocken bleiben, andernfalls liegt Glucosehydrat vor.

3. Dünnschichtchromatographie:
Kieselgel F_{254} (Folie).
Untersuchungslösung: etwa 10 mg Substanz in 10 ml Wasser.
Referenzlösung: gleichkonzentrierte Lösung mit authentischer Vergleichssubstanz.
Aufzutragende Menge: ca. 2 μl (1 cm × 1 mm) strichförmig auftragen.
Fließmittel: n-Butanol-Aceton-Wasser (8+10+2).
Laufhöhe: 8,5 cm.
Laufzeit: 40 Min.

▸ Abdunsten des Fließmittels

▸ Besprühen mit einer Mischung aus 50 ml Aceton, 1 g Diphenylamin, 1 ml Anilin und 5 ml Phosphorsäure (85 % G/G). (Diese Reihenfolge der Zusätze einhalten, der Niederschlag löst sich nach einiger Zeit wieder auf.)

▸ 5 bis 10 Min. lang auf 120 °C erhitzen.

Untersuchungs- und Referenzlösung müssen blaugraue Flecke auf gleicher Höhe zeigen. Es dürfen keine weiteren Flecke auftreten.

Einige Untersuchungen zur Qualitätssicherung

Reinheit

A. Aussehen der Lösung:
- 10 g Substanz in 15 ml Wasser lösen (Prüflösung)
- In Neßler-Zylindern bei Tageslicht in 4 cm Schichtdicke von oben gegen einen dunklen Untergrund mit dem gleichen Volumen Wasser vergleichen (Trübungsvergleich)
- Die Proben in gleicher Weise gegen einen weißen Untergrund mit dem gleichen Volumen einer Mischung aus 2,5 ml Farbreferenzlösung BG und 97,5 ml Salzsäure (1 % G/V) vergleichen (Farbvergleich).

Die Prüflösung muß klar sein und darf nicht stärker gefärbt sein als die Vergleichslösung, andernfalls liegen Verunreinigungen vor.

B Sauer oder alkalisch reagierende Verunreinigungen:
- 6 g Substanz in 25 ml frisch ausgekochtem destilliertem Wasser lösen
- 5 Tropfen Phenolphthalein-Lösung (RV) hinzusetzen
- Tropfenweise 0,1 N-Natriumhydroxid-Lösung bis zum Farbumschlag nach Rot zusetzen.

Die Lösung muß nach Zusatz des Phenolphthaleins farblos sein. Bis zum Farbumschlag nach Rot dürfen nicht mehr als 0,15 ml Natriumhydroxid-Lösung verbraucht werden. Andernfalls liegen sauer oder alkalisch reagierende Verunreinigungen vor.

C. Fremde Zucker, lösliche Stärke, Dextrine:
- 1 g Substanz in 30 ml Ethanol 90 % (V/V) heiß lösen.

Die Lösung bleibt auch nach dem Erkalten klar, Trübungen zeigen Verunreinigungen an.

D. Sulfit:
- 20 ml Prüflösung nach 2. A. mit 0,05 ml 0,1 N-Iod-Lösung und mit 1 Tropfen Stärke-Lösung (RV) versetzen.

Die Lösung muß blau gefärbt sein, andernfalls liegt eine Verunreinigung durch Sulfit-Ionen vor (Reduktion von Iod).

E. Barium:
- 10 ml Prüflösung nach A mit 1 ml verdünnter Schwefelsäure (9,8 % G/V) versetzen
- Nach 1 Std. in Neßler-Zylindern bei Tageslicht in 4 cm Schichtdicke von oben gegen einen dunklen Untergrund mit einer Mischung aus 10 ml Prüflösung und 1 ml Wasser vergleichen (Trübungsvergleich).

Die Prüflösung darf nach 1 Std. keine stärkere Opaleszenz zeigen als die Vergleichslösung. Trübungen zeigen unzulässige Verunreinigungen durch Barium an (Bariumsulfat).

F. Wassergehalt:
- 2,000 g Substanz genau gewogen, 2 Std. lang im Trockenschrank bei 105 °C trocknen.

Der Trocknungsverlust beträgt weniger als 1 %.

Weitere Prüfungen (DAB 9)
In der Apotheke durchführbar: Arsen, Calcium, Chlorid, Sulfat, Sulfatasche.
Des weiteren: Spezifische Drehung, Wasser (Karl-Fischer-Methode), Blei (Atomabsorptionsspektroskopie).

Teil 1

Harnstoff (DAC 84)

Urea
Carbamidum
Urea pura
Carbamid

Löslichkeit: Leicht löslich in Wasser und siedendem Ethanol; löslich in Ethanol; praktisch unlöslich in Ether und Petroläther.
Zur Prüfung erforderlich: Identität: 0,5 g.
Qualitätssicherung: 2 g.

Identität

1. Organoleptik:
Farblose Kristalle; geruchlos; Geschmack kühlend, salzig.

2. Schmelzpunkt:
132 ° bis 134 °C.
Der Mischungsschmelzpunkt mit authentischer Substanz muß im gleichen Intervall liegen.

3. Reaktionen:
▶ Ca. 0,5 g Substanz im Reagenzglas trocken auf der Flamme erhitzen

▶ Angefeuchtetes Universalindikatorpapier über das Reagenzglas mit der geschmolzenen Substanz halten

▶ Die nach weiterem Erhitzen undurchsichtig und fest gewordene Schmelze nach dem Erkalten in ca. 5 ml Wasser lösen

▶ Mit 1 ml konzentrierter Natriumhydroxid-Lösung (40 % G/V) versetzen

▶ 5 Tropfen Kupfersulfat-Lösung (12,5 % G/V) hinzufügen.

Beim Erhitzen entweicht Ammoniak, das Universalindikatorpapier zeigt eine stark alkalische Reaktion. Die in Wasser aufgelöste Schmelze färbt sich nach Zusatz der Kupfersulfat-Lösung rotviolett (Biuret-Reaktion).

Einige Untersuchungen zur Qualitätssicherung
Reinheit

A. Aussehen der Lösung:
▶ 2 g Substanz in 20 ml Wasser lösen (Prüflösung)

▶ Prüflösung in Neßler-Zylindern bei Tageslicht in 4 cm Schichtdicke gegen einen dunklen Untergrund mit Wasser vergleichen (Trübungsvergleich)

▶ Die gleichen Proben in gleicher Weise gegen einen weißen Untergrund vergleichen (Farbvergleich).

Die Lösung muß klar und farblos sein, andernfalls liegen Verunreinigungen vor.

Harnstoff — Teil 1

B. Sauer oder alkalisch reagierende Verunreinigungen:
- ▶ 5 ml Prüflösung mit 0,1 ml Phenolphthaleinlösung DAB 8 (RV) versetzen
- ▶ 0,1 ml 0,01 N-Natriumhydroxid-Lösung hinzufügen.

Nach Zusatz des Phenolphthaleins muß die Lösung farblos sein, andernfalls liegen alkalisch reagierende Verunreinigungen vor. Nach Zusatz der Natriumhydroxid-Lösung muß die Mischung rot gefärbt sein, andernfalls liegen sauerreagierende Verunreinigungen vor.

C. Schwermetalle:
a) ▶ 12 ml Lösung nach A. mit 1,2 ml Thioacetamid-Reagenz (RV) und 2 ml Pufferlösung pH 3,5 (RV) mischen (Prüflösung)
b) ▶ Gleichzeitig 10 ml Blei-Standard-Lösung (2 ppm Pb) (RV) 1,2 ml Thioacetamid-Reagenz (RV), 2 ml Pufferlösung pH 3,5 (RV) und 2 ml Lösung nach A. mischen (Vergleichslösung)
  - ▶ Nach 2 Min. Lösungen (a) und (b) in Neßler-Zylindern bei Tageslicht gegen einen weißen Untergrund vergleichen.

Die Prüflösung (a) darf nicht dunkler gefärbt sein als die Vergleichslösung (b). Andernfalls liegen Verunreinigungen durch Schwermetalle vor (Schwermetallsulfide).

D. Asche:
- ▶ Ca. 1,000 g Substanz, genau gewogen, in einer Porzellanschale über der Flamme erhitzen, bis die Substanz vollständig verbrannt ist
- ▶ Schale im Exsikkator abkühlen lassen und genau wägen.

Nach dem Verbrennen darf kein Rückstand von mehr als 1 mg zurückbleiben, andernfalls liegen Verunreinigungen vor.

Weitere Prüfungen (DAC 84)
In der Apotheke durchführbar: Identitätsreaktion mit Salpetersäure (Harnstoffnitrat).

Teil 1

Hartfett (DAB 9)

Adeps solidus
Stadimol

Löslichkeit: Löslich in Ether, Chloroform, Petroläther; schwer löslich in Ethanol; praktisch unlöslich in Wasser. Die Schmelze bildet mit dem gleichen Volumen warmen Wassers nach kräftigem Schütteln eine Emulsion.

Zur Prüfung erforderlich: Identität: Ca. 0,3 g.
Qualitätssicherung: Ca. 7 g.

Identität

1. Organoleptik:
Weiße, spröde, sich fettig anfühlende Masse; fast geruchlos.

2. Steigschmelzpunkt:
33 ° bis 36 °C.
(Substanz durch bohrende Bewegung der offenen Kapillare in 1 cm Schichthöhe in die Kapillare einfüllen.)

3. Dünnschichtchromatographie:
Kieselgel/Kieselgur F_{254} (Folie).
Untersuchungslösung: Ca. 40 mg Substanz in 1 ml Chloroform.
Vergleichslösung: Ca. 40 mg authentische Vergleichssubstanz in 1 ml Chloroform.
Aufzutragende Menge: Je 1 Tropfen (1 bis 2 µl).
Fließmittel: Petroläther — Ether — Essigsäure (99 % G/G) (80+20+1).
Laufhöhe: 7,5 cm.
Laufzeit: Ca. 8 Min.

▶ Abdunsten des Fließmittels

▶ Besprühen mit Molybdatophosphorsäure 10 % (RV)

▶ Ca. 10 Min. lang auf 160 °C erhitzen.

Die Substanz muß ein mit der authentischen Vergleichssubstanz übereinstimmendes Chromatogramm ergeben.

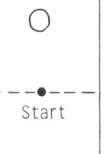

Apothekengerechte Prüfvorschriften 1988, 2. Erg.-Lfg.

Einige Untersuchungen zur Qualitätssicherung
Reinheit

A. Verdorbenheit:
- ▸ Geruch der warmen Substanz prüfen.

Ranziger Geruch zeigt Verdorbenheit an.

B. Peroxidzahl:
- ▸ 5,00 g Substanz in einem 250 ml-Iodzahlkolben in 18 ml Essigsäure (99% G/G) und 12 ml Chloroform lösen
- ▸ 0,5 ml gesättigte Kaliumiodid-Lösung (RV) zugeben
- ▸ 60 Sek. lang unter Umschütteln stehen lassen
- ▸ 30 ml Wasser hinzufügen
- ▸ Aus einer Feinbürette 3,00 ml 0,01 N-Natriumthiosulfat-Lösung hinzusetzen
- ▸ 0,5 ml Stärke-Lösung (RV) hinzugeben
- ▸ Kräftig umschwenken
- ▸ In gleicher Weise den Verbrauch für einen Blindversuch ermitteln
- ▸ Hierfür darf nicht mehr als 0,1 ml 0,01 N-Natriumthiosulfat-Lösung verbraucht werden.

Die Lösung der Substanz muß nach dem Stärke-Zusatz farblos sein. Blaufärbung zeigt unzulässige Mengen an Peroxiden an.

C. Säurezahl:
- ▸ 25 ml Ether und 25 ml Ethanol 96% (V/V) mit 1 ml Phenolphthalein-Lösung (RV) versetzen
- ▸ 0,1 N-Kaliumhydroxid-Lösung bis zur 15 Sek. lang bestehenbleibenden Rosafärbung zusetzen
- ▸ 5,61 g Substanz in diesem Gemisch lösen
- ▸ 0,5 ml 0,1 N-Kaliumhydroxid-Lösung zusetzen.

Es muß eine mindestens 15 Sek. lang bestehenbleibende Rosafärbung auftreten, andernfalls ist die Säurezahl zu hoch (freie Säuren aus verseiftem Fett).

D. Alkalisch reagierende Verunreinigungen:
- ▸ 2,00 g Substanz in 1,5 ml Ethanol und 3 ml Ether lösen
- ▸ 0,05 ml Bromphenolblau-Lösung (RV) und 0,15 ml 0,01 N-Salzsäure hinzufügen.

Die Lösung muß nach Zusatz der Salzsäure gelb gefärbt sein, andernfalls liegen alkalisch reagierende Verunreinigungen (Seifen) vor.

Weitere Prüfungen (DAB 9)
In der Apotheke durchführbar: Hydroxylzahl, Iodzahl, Zersetzungsprodukte, Verseifungszahl, unverseifbare Anteile, Asche.

Teil 1

Hartparaffin (DAB 9)

Paraffinum solidum
Paraffinum durum
Ceresin

Löslichkeit: Löslich in Ether und Chloroform; schwer löslich in abs. Ethanol, praktisch unlöslich in Wasser und Ethanol 90% (V/V).
Zur Prüfung erforderlich: Identität: Ca. 0,1 g.
Qualitätssicherung: Ca. 10 g.

Identität

1. Organoleptik:
Weiße bis durchscheinende, harte, wachsartige Masse; fettig anzufühlen; geruch- und geschmacklos.

2. Steigschmelzpunkt:
50 ° bis 65 °C.

Einige Untersuchungen zur Qualitätssicherung

Reinheit

A. Alkalisch oder sauer reagierende Verunreinigungen:
- Ca. 5 g Substanz auf dem Wasserbad im Reagenzglas schmelzen
- 5 ml Wasser von 90 ° bis 95 °C hinzufügen
- 1 Min. lang schütteln
- Wäßrige Schicht abgießen
- Die wäßrige Schicht mit 1 ml Phenolphthalein-Lösung (RV) versetzen
- 0,1 ml 0,1 N-Natriumhydroxid-Lösung hinzusetzen.

Die wäßrige Schicht muß nach Zusatz von Phenolphthalein farblos sein, Rotfärbung zeigt alkalisch reagierende Verunreinigungen an. Nach Zusatz von Natriumhydroxid muß eine Rotfärbung auftreten, andernfalls liegen sauer reagierende Verunreinigungen vor.

B. Verhalten gegen Schwefelsäure:
- Im Prüfglas mit eingeschliffenem Stopfen, 120 mm Länge, mit Schwefelsäure gereinigt, ca. 5 g Substanz und 5 ml Schwefelsäure (96% G/G) 10 Min. lang im Wasserbad auf 70 °C erhitzen
- Nach 5, 6 und 8 Min. das Prüfglas schnell 3 mal kräftig nach unten schlagen
- Erkalten lassen
- Mischung aus 3 ml Stamm-Lösung Gelb (RV), 1,5 ml Stamm-Lösung Rot (RV) und 0,5 ml Stamm-Lösung Blau (RV) herstellen
- Nach 5 Min. im durchfallenden Licht mit der Schwefelsäureschicht vergleichen.

Die Trennung von Paraffin- und Schwefelsäureschicht muß nach spätestens 5 Min. erfolgt sein, andernfalls liegt ein unreines Produkt vor. Die Schwefelsäureschicht darf nicht stärker gefärbt sein als die Vergleichslösung. Stärkere Färbung zeigt ungenügend raffinierte Produkte an.

Weitere Prüfungen (DAB 9)
In der Apotheke durchführbar: Asche, Erstarrungstemperatur am rotierenden Thermometer.
Des weiteren: Aromatische, polycyclische Kohlenwasserstoffe (photometrisch).

Teil 1

Hydrocortison (DAB 9)

Hydrocortisonum
Cortisol

Löslichkeit: Wenig löslich in wasserfreiem Ethanol, Aceton, Chloroform, Ether; praktisch unlöslich in Wasser.
Zur Prüfung erforderlich: Identität: 6 mg.
Qualitätssicherung: 0,5 g.

Identität

1. Organoleptik:
Weißes oder fast weißes, kristallines Pulver; geruchlos; bitterer Geschmack.

2. Schmelzpunkt:
Ca. 214 °C unter Zersetzung.

3. Dünnschichtchromatographie:
Kieselgel F_{254}.
Untersuchungslösung (a): 1 mg Substanz in 0,2 ml Chloroform-Methanol (9+1).
Untersuchungslösung (b):

- 2 mg Substanz mit 0,05 ml Acetanhydrid und 0,5 ml Pyridin im siedenden Wasserbad 1 Min. erhitzen
- Mit 1 ml Wasser versetzen und mit 3 ml Hexan ausschütteln
- Hexan auf einem großen Uhrglas verdunsten lassen
- Rückstand mit einigen Tropfen Chloroform aufnehmen.

Vergleichslösung (a): 1 mg authentische Substanz und 1 mg Hydrocortisonacetat in 0,2 ml Chloroform-Methanol (9+1).
Zur Prüfung auf verwandte Substanzen (vgl. Qualitätssicherung A.) ist zusätzlich die Vergleichslösung (b) aufzutragen.
Vergleichslösung (b): 1 mg Prednisolon und 1 mg Prednisolonacetat in 1 ml Chloroform-Methanol (9+1) lösen. 0,1 ml der Lösung mit 0,9 ml Chloroform-Methanol (9+1) verdünnen.
Aufzutragende Menge: Untersuchungslösung (a) und Vergleichslösungen (a) und (b): Je 1 cm aus Mikrokapillaren von 0,5 mm Innendurchmesser (ca. 1 µl); Untersuchungslösung (b): 2 cm (ca. 2 µl).
(Die vorgeschriebene Flüssigkeitssäule ist in 4 Anteilen je cm auf den Startpunkt aufzutragen, der nicht größer als ca. 2 mm sein darf.)
Fließmittel: Chloroform-Ethylacetat-Wasser (7+13+0,2).
Laufhöhe: 10 cm.
Laufzeit: Ca. 20 Min.

Hydrocortison — Teil 1

- ▶ Fließmittel abdunsten
- ▶ Besprühen mit 20% Schwefelsäure (96% G/G) in Ethanol 96% (G/V)
- ▶ 10 Min. lang im Trockenschrank auf 120 °C erhitzen.

In der Untersuchungslösung (a) dunkelgelber Fleck bei Rf ca. 0,28 in Höhe des tieferen Flecks der Vergleichslösung (a). In der Untersuchungslösung (b) dunkelgelber Fleck bei Rf ca. 0,56 in Höhe des höheren Flecks der Vergleichslösung (a) (Hydrocortisonacetat).

4. Reaktion:
- ▶ 2 mg Substanz unter Schütteln in 2 ml Schwefelsäure (96% G/G) lösen
- ▶ Innerhalb von 5 Min. im Tageslicht beobachten
- ▶ Unter der UV-Lampe (365 nm) beobachten
- ▶ Anschließend in 10 ml Wasser gießen (Vorsicht!) und im Tageslicht beobachten
- ▶ Erneut unter der UV-Lampe (365 nm) beobachten.

Die Lösung bleibt im Tageslicht innerhalb 5 Min. braun-rot (mit grüner Fluoreszenz). Sie fluoresziert unter der UV-Lampe (365 nm) gelb. Nach Eingießen in Wasser zeigt sie eine schwache gelb-orange Färbung, bei 364 nm eine blaue Fluoreszenz.

Einige Untersuchungen zur Qualitätssicherung
Reinheit

A. Verwandte Substanzen:
Dünnschichtchromatographie:
(vgl. Identität).

Nebenflecke im Chromatogramm der Untersuchungslösung (a) dürfen nicht größer sein als die beiden Flecke der Vergleichslösung (b).

B. Trocknungsverlust:
- ▶ Ca. 0,500 g Substanz, genau gewogen, bei 100° bis 105 °C im Trockenschrank bis zur Gewichtskonstanz trocknen.

Der Trocknungsverlust darf höchstens 1,0% betragen.

Weitere Prüfungen (DAB 9)
In der Apotheke durchführbar: Keine.
Des weiteren: IR-Absorptionsspektrum, UV-Absorption, spezifische Drehung, Gehaltsbestimmung, (photometrisch).

Teil 1

Hydrocortisonacetat (DAB 9)

Hydrocortisoni acetas
Hydrocortisonum aceticum

Löslichkeit: Schwer löslich in Chloroform und wasserfreiem Ethanol; praktisch unlöslich in Wasser.

Zur Prüfung erforderlich: Identität: 15 mg.
Qualitätssicherung: 0,5 g.

Identität

1. Organoleptik:
Weißes, bis fast weißes, kristallines Pulver; geruchlos.

2. Schmelzpunkt:
Ca. 220 °C unter Zersetzung.

3. Dünnschichtchromatographie:
Kieselgel F_{254}.
Untersuchungslösung (a): 1 mg Substanz in 0,2 ml Chloroform-Methanol (9+1).
Untersuchungslösung (b):

- In ein Reagenzglas ca. 30 mg Natriumhydrogencarbonat einwägen

  Erzeugung von Kohlendioxid als Schutzgas für die folgende Verseifung.

- 0,1 ml verdünnte Salzsäure (7,3 % G/V) hinzufügen
- Reagenzglas bei den folgenden Reaktionen immer senkrecht halten
- 2 mg Substanz mit 0,7 ml 0,5 N-ethanolischer Kalilauge versetzen und über dem Bunsenbrenner kurz bis zum Sieden erhitzen

  Verseifung von Hydrocortisonacetat zu Hydrocortison.

- 0,3 ml verdünnte Salzsäure (7,3 % G/V) hinzufügen
- 1 ml Wasser und 1 ml Chloroform zusetzen, kräftig schütteln
- Mit einer Pipette die Chloroformphase in kleines Reagenzglas überführen.

  Isolierung des Hydrocortisons durch Ausschüttlung mit Chloroform.

Vergleichslösung (c): 1 mg Hydrocortison und 1 mg Hydrocortisonacetat in 1 ml Chloroform-Methanol (9+1) lösen, davon 0,1 ml mit 0,9 ml Chloroform-Methanol (9+1) weiter verdünnen.
Zur Prüfung auf verwandte Substanzen (Qualitätssicherung A.) sind zusätzlich die Vergleichslösungen (d) und (e) aufzutragen.

Vergleichslösung (d): 0,1 ml Vergleichslösung (c) mit 0,1 ml Chloroform-Methanol (9+1) verdünnen.

Hydrocortisonacetat — Teil 1

Vergleichslösung (e): Je 1 mg Prednisolon und Hydrocortison in 1 ml Chloroform-Methanol (9+1).

Aufzutragende Menge: Untersuchungslösung (a) und Vergleichslösungen (c), (d) und (e) je 0,5 cm aus einer Mikrokapillare (ca. 1 µl).

Untersuchungslösung (b): 2 cm (ca. 3 µl).
(Die vorgeschriebene Flüssigkeitssäule ist in 4 Anteilen je cm auf den Startpunkt aufzutragen, der nicht größer als 2 mm sein darf.)

Fließmittel: Diethylether-Dichlormethan-Methanol-Wasser (15+77+8+1,2).

Laufhöhe: 8 cm.

Laufzeit: Ca. 15 Min.

▸ Fließmittel abdunsten

▸ Besprühen mit 35% Schwefelsäure (96% G/G) in Ethanol 96% (V/V)

▸ 10 Min. lang im Trockenschrank bei 120 °C erhitzen

▸ Auswertung im Tageslicht.

Nach Detektion in der Untersuchungslösung (a) dunkelgelber Fleck in Höhe des höheren Flecks der Vergleichslösung (c) (Hydrocortisonacetat). In der Untersuchungslösung (b) dunkelgelbe Flecke in Höhe des Hydrocortisonacetats und in Höhe des unteren Flecks der Vergleichslösung (c) (Hydrocortison).

4. Reaktionen:

A. ▸ 2 mg Substanz unter Schütteln in 2 ml Schwefelsäure (96% G/G) lösen

   ▸ Innerhalb von 5 Min. im Tageslicht beobachten

   ▸ Unter der UV-Lampe (365 nm) beobachten

   ▸ Anschließend in 10 ml Wasser gießen (Vorsicht!) und im Tageslicht beobachten

   ▸ Erneut unter der UV-Lampe (365 nm) beobachten.

Die Lösung bleibt im Tageslicht innerhalb 5 Min. braunrot (mit grüner Fluoreszenz). Sie fluoresziert unter UV-Lampe (365 nm) gelb. Nach Eingießen in Wasser zeigt sich im Tageslicht eine schwache gelborange Färbung, bei 365 nm eine stark gelbe Fluoreszenz.

B. ▸ In ein großes Reagenzglas 10 mg Substanz einwiegen und 0,1 ml Phosphorsäure (85% G/G) zugeben

   ▸ Ein kleines mit Wasser gefülltes Reagenzglas oben mit Zellstoff umwickeln, unten einen Tropfen Lanthannitrat-Lösung (5% G/V) daranhängen und dann in das große Glas einhängen

   ▸ In die Bunsenflamme halten bis die Substanz verkohlt ist

   ▸ Den Lanthannitrat-Tropfen auf eine Tüpfelplatte geben

   ▸ Mit 50 µl 0,02 N-Iodlösung mischen und 50 µl 2 N-Ammoniak-Lösung vom Rand her zugeben. Nach 1 bis 2 Min. Färbung beobachten.

Nach 1 bis 2 Min. muß eine Blaufärbung entstehen (Nachweis der Acetylgruppen).

Einige Untersuchungen zur Qualitätssicherung
Reinheit

A. Verwandte Substanzen:
Dünnschichtchromatographie
(vgl. Identität)

(Das Chromatogramm darf nur ausgewertet werden, wenn bei der Vergleichslösung (e) 2 deutlich voneinander getrennte Flecken zu sehen sind.)
Nebenflecke im Chromatogramm der Untersuchungslösung (a) dürfen nicht größer sein als die beiden Flecke der Vergleichslösung (c) und höchstens ein Nebenfleck darf größer sein als die mit der Vergleichslösung (d) erhaltenen Flecke.

B. Trocknungsverlust:
▶ Ca. 0,500 g Substanz, genau gewogen, bei 100° bis 105 °C im Trockenschrank bis zur Gewichtskonstanz trocknen.

Der Trocknungsverlust darf höchstens 0,5 % betragen.

Weitere Prüfungen (DAB 9)
In der Apotheke durchführbar: Keine.
Des weiteren: IR-Absorptionsspektrum, UV-Absorption, spezifische Drehung, Gehaltsbestimmung (photometrisch).

-
-
-
-

Teil 1

Hydrophile Salbe (DAB 8)   Unguentum emulsificans

Herstellung: Emulgierender Cetylstearylalkohol 30 Gew.-Teile
 Dickflüssiges Paraffin 35 Gew.-Teile
 Weißes Vaselin 35 Gew.-Teile

Die Substanzen auf dem Wasserbad schmelzen und bis zum Erkalten rühren. Falls nach der angegebenen Vorschrift keine gut streichbare Salbe erhalten wird, dürfen dickflüssiges Paraffin und weißes Vaselin nach Bedarf bis zu 10 % gegeneinander ausgetauscht werden.

Zur Prüfung erforderlich: Identität: Ca. 0,2 g.
 Qualitätssicherung: 0,4 g.

Identität

1. Organoleptik:
Weiche, weiße Salbe; schwacher, charakteristischer Geruch.

2. Reaktion:
- Ca. 0,2 g Substanz auf einer Magnesiarinne verbrennen
- Rückstand im Reagenzglas mit verdünnter Salzsäure (7,3 % G/V) auslaugen
- Filtrieren
- Mit Bariumchlorid-Lösung R2 (3,65 % G/V) versetzen.

Die Substanz schäumt beim Verbrennen und brennt mit rußender Flamme. Der Rückstand gibt einen weißen Niederschlag (Bariumsulfat).

Einige Untersuchungen zur Qualitätssicherung
Reinheit

Alkalisch oder sauer reagierende Verunreinigungen:
- 20 ml absolutes Ethanol mit 0,1 ml Phenolphthalein-Lösung (DAB 8) (RV) versetzen, neutralisieren
- 0,4 g Substanz hinzufügen
- Auf dem siedenden Wasserbad unter Umschütteln erhitzen
- Filtrieren
- 0,1 ml 0,1 N-Natriumhydroxid-Lösung hinzufügen.

Die filtrierte Lösung muß farblos sein; Rotfärbung zeigt alkalisch reagierende Verunreinigungen an. Nach Zusatz von Natriumhydroxid muß Rotfärbung auftreten, andernfalls liegen sauer reagierende Verunreinigungen vor.

Weitere Prüfungen (DAB 8)
In der Apotheke durchführbar: Hydroxylzahl.

Teil 1

Iod (DAB 9)

Iodum
Jodum
Iod

Löslichkeit: Löslich in Ethanol und Chloroform, sowie in konzentrierter Lösung von Iodiden; schwer löslich in Glycerol und Wasser.

Zur Prüfung erforderlich: Identität: 0,02 g.
Qualitätssicherung: 1,75 g.

Identität

1. Organoleptik:
Spröde Plättchen oder kleine Kristalle; schwarzgrau bis grauviolett mit metallischem Glanz; die Schleimhaut reizender Geruch.

2. Schmelzpunkt:
113,5 °C.

3. Reaktion:
▶ 20 mg Substanz mit 2 ml Wasser schütteln

▶ Stärke-Lösung (RV) zufügen

▶ Einige Minuten zum Sieden erhitzen

▶ Erkalten lassen.

Blaufärbung durch Iodstärke-Reaktion. Die Färbung verschwindet beim Erhitzen und tritt beim Erkalten wieder auf.

Einige Untersuchungen zur Qualitätssicherung
Reinheit

A. Chlorid, Bromid:
a) ▶ 0,75 g Substanz mit 5 ml Wasser verreiben und filtrieren

▶ Filtrat unter Nachwaschen des Rückstandes mit Wasser zu 7,5 ml ergänzen

▶ 0,25 g Zinkstaub zufügen, bis zur Entfärbung schütteln und filtrieren

▶ Unter Nachwaschen mit Wasser zu 10 ml ergänzen

▶ Mit 3 ml Ammoniaklösung (17,5 % G/G) und 6 ml Silbernitratlösung R2 (1,7 % G/G) versetzen und filtrieren

▶ Unter Nachwaschen des Filters mit Wasser auf 20 ml ergänzen

▶ 10 ml Filtrat mit 1,5 ml Salpetersäure (65 % G/V) versetzen

Beseitigung der Eigenfarbe des Iods durch Reduktion mit Zinkstaub.

b) ▶ Gleichzeitig folgende Vergleichslösung herstellen:
10,75 ml Wasser,
0,25 ml 0,01 N-Salzsäure,
0,2 ml verdünnte Salpetersäure (12,6 % G/V),
0,3 ml Silbernitrat-Lösung R2 (1,7 % G/V)

▶ Nach 1 Min. Lösung (a) und (b) in Neßler-Zylindern bei Tageslicht gegen einen dunklen Untergrund vergleichen.

Die Lösung (a) darf nicht stärker getrübt sein als die Vergleichslösung (b). Andernfalls liegen unzulässige Verunreinigungen durch Bromid und Chlorid vor. (Ausfällung von Silberiodid in Gegenwart von Ammoniaklösung. Bromid und Chlorid bleiben als Ammoniakkomplexe in Lösung und werden nach deren Zerstörung als Silbersalze gefällt.)

C. **Nichtflüchtige Substanzen:**
▶ Ca. 1,000 g Substanz, genau gewogen, in einer Porzellanschale auf dem Wasserbad verdampfen (Abzug!)

▶ Rückstand im Trockenschrank bei 100° bis 105 °C bis zur Gewichtskonstanz trocknen.

Der Rückstand darf höchstens 0,1 % betragen.

Weitere Prüfungen (DAB 9)
In der Apotheke durchführbar: Gehaltsbestimmung.

Teil 1

Ipecacuanhatinktur (DAB 9)

Ipecacuanhae tinctura
Tinctura Ipecacuanhae

Herstellung: Ipecacuanhawurzel, gepulvert (Siebnummer 710)   1 Gew.-Teil
Ethanol 70% (V/V)   8—12 Teile

Ipecacuanhatinktur durch Perkolation so herstellen, daß aus 1 Teil Droge etwa 9 Teile Tinktur erhalten werden. Nach dem Filtrieren den Alkaloid-Gehalt des Perkolates nach der unter „Gehaltsbestimmung" angegebenen Methode bestimmen. Mit Ethanol 70% (V/V) auf den geforderten Gehalt nach der folgenden Formel einstellen:

$$x = \frac{T \cdot (a-0,2)}{0,2}$$

x = Gramm Ethanol 70% (V/V) die dem Perkolat zuzusetzen sind
T = Gramm des erhaltenen Perkolats
a = Prozent (G/G) Alkaloide im Perkolat

Zur Prüfung erforderlich: Identität: Ca. 5 ml. Qualitätssicherung: Ca. 21 g.

Identität

1. Organoleptik:
Gelbbraune Flüssigkeit; Geruch nach Ethanol; Geschmack schwach bitter und etwas süßlich.

2. Dünnschichtchromatographie:
Kieselgel F_{254} (Folie).
Untersuchungslösung:
▶ 1 ml Substanz mit 2 Tropfen konzentrierter Ammoniak-Lösung (26% G/G) und 4 ml Chloroform versetzen — 1 Min. kräftig schütteln

▶ Obere Phase verwerfen

▶ Chloroformphase als Untersuchungslösung verwenden.

Vergleichslösung: Authentische Vergleichssubstanz in gleicher Weise behandeln oder 0,2 g Droge mit 5 ml Chloroform extrahieren.
Aufzutragende Menge: Je 10 Tropfen (10 bis 20 μl).
Fließmittel: Chloroform-Methanol (85+15).
Laufhöhe: 8 cm.
Laufzeit: Ca. 20 Min.

▶ Abdunsten des Fließmittels

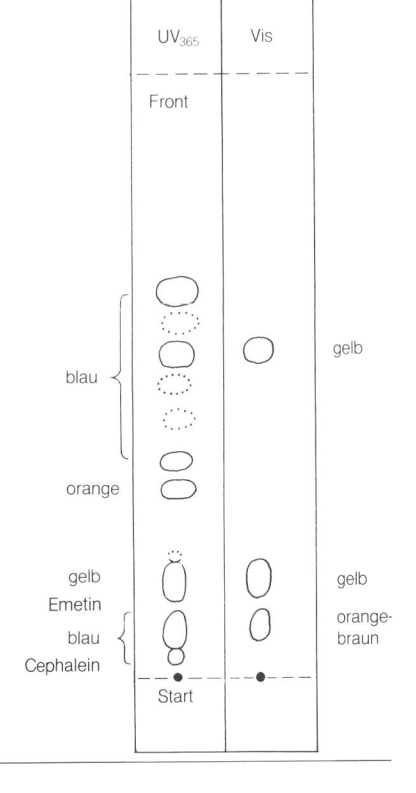

Apothekengerechte Prüfvorschriften 1988, 2. Erg.-Lfg.

| Ipecacuanhatinktur | Teil 1 |

- Besprühen mit einer Lösung (0,5 % G/V) von Iod in Chloroform
- Folie ca. 15 Min. lang bei 60 °C im Trockenschrank trocknen, bis Braunfärbung verschwunden ist
- Fleck unter UV-Licht (365 nm) betrachten.

Die Substanz muß ein mit der authentischen Vergleichssubstanz übereinstimmendes Chromatogramm ergeben.

3. Reaktionen:

A.
- 0,25 ml Substanz mit 0,75 ml verdünnter Salzsäure (7,3 % G/V) mischen
- Mit 50 mg Chloramin T versetzen.

Es entsteht eine orangegelbe Färbung.

B.
- Ca. 20 mg Borsäure in 3 ml Substanz lösen
- Einige Tropfen Schwefelsäure (96 % G/G) hinzusetzen
- Lösung in einem Reagenzglas aufkochen
- Dämpfe entzünden.

Die Dämpfe verbrennen mit gelber, grüngesäumter Flamme (Ethanol). Einheitliche Grünfärbung (Methanol) oder einheitliche Gelbfärbung (Isopropylalkohol) darf nicht auftreten.

Einige Untersuchungen zur Qualitätssicherung

1. Reinheit

A. Ethanolgehalt:
- 2 ml Chloroform im Reagenzglas mit 5,70 ml Substanz mischen
- Umschütteln
- An der Reagenzglaswand ablaufenden Flüssigkeitsfilm gegen einen hellen Hintergrund in der Durchsicht betrachten
- 2,50 ml Substanz hinzufügen
- Wiederum Flüssigkeitsfilm betrachten.

Der Flüssigkeitsfilm muß nach dem 1. Zusatz der Substanz milchig trüb sein, nach dem 2. Zusatz der Substanz muß die milchige Trübung verschwunden sein. Andernfalls liegt ein zu hoher bzw. zu niedriger Ethanolgehalt vor (Ethanolgehalt 69 bis 63,5 % V/V).

B. Trockenrückstand:
- Ca. 3,000 g Substanz, genau gewogen, in einem Wägeglas auf dem siedenden Wasserbad zur Trockne eindampfen
- Rückstand im Trockenschrank 2 Std. lang bei 105 °C trocknen.

Der Trockenrückstand muß mindestens 1,5 % betragen.

2. Gehaltsbestimmung

- Ein Chromatographierohr (Durchmesser 1 cm) mit 8 g Aluminiumoxid zur Chromatographie füllen
- 10,0 g Substanz mit Hilfe eines Glasstabes auf die Säule bringen
- Kolben, Glasstab und Chromatographierohr 3 mal mit 2 ml Ethanol 70 % (V/V) nachspülen

Die Alkaloide werden beim Durchlauf durch das basische Aluminiumoxid als Basen freigesetzt und im Eluat acidimetrisch bestimmt.

- ▶ Mit 40 ml Ethanol 70% (V/V) portionsweise eluieren
- ▶ Eluat in einem 100 ml-Kolben auffangen, auf dem Wasserbad auf ca. 10 ml einengen
- ▶ 10 ml 0,02 N-Salzsäure und 20 ml frisch ausgekochtes Wasser hinzusetzen
- ▶ 0,15 ml Methylrot-Mischindikator-Lösung (RV) hinzufügen
- ▶ Mit 0,02 N-Natriumhydroxid-Lösung bis zum Farbumschlag titrieren (Feinbürette).

1 ml 0,02 N-Salzsäure entspricht 4,807 mg Alkaloiden, berechnet als Emetin.
Bei 10,0 g Einwaage Verbrauch mindestens 3,95 ml und höchstens 4,37 ml 0,02 N-Natriumhydroxid-Lösung.

Entspricht einem Alkaloid-Gehalt von 0,19 bis 0,21%.

Weitere Prüfungen (DAB 9)
In der Apotheke durchführbar: Methanol, Isopropylalkohol.

Teil 1

Kakaobutter (DAB 9)

Cacao oleum
Oleum Cacao
Theobroma-cacao-
 Samenfett

Löslichkeit: Löslich in Ether, Chloroform und Petroläther; schwer löslich in wasserfreiem Ethanol; praktisch unlöslich in Ethanol 90% (V/V).
Zur Prüfung erforderlich: Identität: Ca. 0,4 g.
 Qualitätssicherung: Ca. 9 g.

Identität

1. Organoleptik:
Gelblichweiße, feste, bei Raumtemperatur spröde Masse;
schwacher, kakaoartiger Geruch; milder Geschmack.

2. Dünnschichtchromatographie:
HPTLC-Fertigplatten RP-18 F_{254}.
Untersuchungslösung: Lösung in Chloroform
 (0,5% G/V).
Vergleichslösung (a): Lösung der authentischen
 Vergleichssubstanz in Chloroform
 (0,5% G/V).
Vergleichslösung (b): 2 Tropfen Maisöl in 3 ml
 Chloroform.
Aufzutragende Menge: Je 1 Tropfen
 (1 bis 2 μl).
Fließmittel: Acetonitril-Ethylacetat (1+1).
Laufhöhe: 8 cm (zweimal).
Laufzeit: Zweimal je ca. 15 Min.
▶ Substanz 0,5 cm vom unteren Plattenrand auftragen
▶ 1 cm vom unteren Plattenrand mit Bleistift seitliche Markierung anbringen
▶ In Ether bis zu dieser Markierung laufen lassen
▶ Trocknen
▶ Vorgang wiederholen
▶ Dann im angegebenen Fließmittel laufen lassen
▶ Trocknen
▶ Nochmals im gleichen Fließmittel laufen lassen
▶ Abdunsten des Fließmittels
▶ Mit Molybdatophosphorsäure 10% (RV) besprühen
▶ 2 bis 3 Min. auf 120 °C erhitzen.

Die Substanz wird durch das mehrfache Entwickeln in Ether zu einer schmalen Startzone konzentriert.

Die Substanz muß ein mit der authentischen Vergleichssubstanz übereinstimmendes Chromatogramm ergeben, zwei der Hauptflecken liegen unterhalb des Flecks A des Maisöls, der 3. Fleck etwa auf gleicher Höhe.

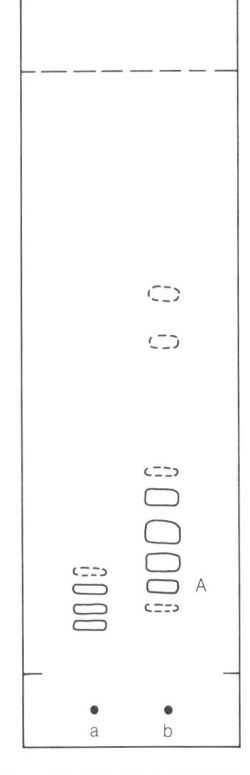

Apothekengerechte Prüfvorschriften 1988, 2. Erg.-Lfg.

Kakaobutter — Teil 1

3. **Schmelzpunkt in der offenen Kapillare:** 31 °C bis 35 °C.
   An beiden Seiten offenes Schmelzpunktröhrchen vorsichtig unter Drehen in die Substanz bohren, so daß eine ca. 1 cm hohe Substanzsäule im Innern des Schmelzpunktröhrchens erzielt wird. Schmelzpunkt in der offenen Kapillare bestimmen.

Einige Untersuchungen zur Qualitätssicherung
Reinheit

A. **Verdorbenheit:**
   ▶ Geruch und Geschmack der warmen Substanz prüfen.

   Ranziger Geruch oder Geschmack zeigen Verdorbenheit an.

B. **Aussehen der Lösung:**
   ▶ 3 g Substanz in 9 ml Ether im Neßler-Zylinder lösen
   ▶ Mit gleichem Volumen Ether im Neßler-Zylinder von oben gegen einen dunklen Untergrund vergleichen (Trübungsvergleich).

   Die Lösung muß klar sein, Trübungen zeigen Verunreinigungen an.

C. **Säurezahl:**
   ▶ 25 ml eines Gemisches aus gleichen Teilen Ethanol 96 % (V/V) und Ether mit 1 ml Phenolphthalein-Lösung (RV) versetzen
   ▶ 0,1 N-Kaliumhydroxid-Lösung bis zur 15 Sek. lang bestehenbleibenden Rosafärbung zusetzen
   ▶ 5,61 g Substanz in diesem Gemisch lösen
   ▶ 3,00 ml 0,1 N-Kaliumhydroxid-Lösung zusetzen.

   Es muß eine mindestens 15 Sek. lang bestehenbleibende Rosafärbung auftreten. Andernfalls ist die Säurezahl zu hoch (freie Säuren aus verseiftem Fett).

D. **Aussehen der Lösung:**
   ▶ 3 g Substanz in 9 ml Ether lösen
   ▶ In Neßler-Zylindern bei Tageslicht gegen einen dunklen Untergrund mit dem gleichen Volumen Ether vergleichen (Trübungsvergleich).

   Die Lösung muß klar sein. Trübungen zeigen Verunreinigungen an.

Weitere Prüfungen (DAB 9):
In der Apotheke durchführbar: Iodzahl, Verseifungszahl, unverseifbare Anteile, Peroxidzahl.
Des weiteren: Brechungsindex, Absorption.

Teil 1

Kaliumbromid (DAB 9)

Kalii bromidum
Kalium bromatum

Löslichkeit: Löslich in Wasser und Glycerol; wenig löslich in Ethanol.
Zur Prüfung erforderlich: Identität: Ca. 0,2 g.
Qualitätssicherung: 3 g.

Identität

1. Organoleptik:
Farblose Kristalle oder weißes, kristallines Pulver; geruchlos; scharf salziger Geschmack. Leicht hygroskopisch.

2. Reaktionen:

A. ▸ Eine Spatelspitze Substanz mit Salzsäure (36,5% G/G) befeuchten

▸ Mit einem ausgeglühten Magnesiastäbchen in die nichtleuchtende Bunsenflamme halten.

Rotviolette Flammenfärbung durch Kalium.

B. ▸ 100 mg Substanz in 2 ml Wasser lösen

▸ Mit einigen Tropfen Essigsäure (30% G/V) ansäuern

▸ Mit einigen Tropfen Natriumhexanitrocobaltat (III)-Lösung (10% G/V) versetzen.

Schwerlösliches, gelbes Kalium-natrium-hexanitrocobaltat (III)

C. ▸ 50 mg Substanz in 1 ml Wasser lösen

▸ Mit verdünnter Salzsäure (7,3% G/V) ansäuern

▸ 1 ml Chloroform zufügen

▸ Tropfenweise mit Chloramin-T-Lösung 2% (RV) versetzen und jeweils umschütteln (ein Überschuß an Chloramin-T-Lösung ist zu vermeiden).

Gelbbraune Färbung der Chloroform-Schicht (Oxidation von Bromid zu Brom, welches sich in Chloroform mit gelbbaurner Farbe löst).

Einige Untersuchungen zur Qualitätssicherung

Reinheit

A. Aussehen der Lösung:

▸ 2,5 g Substanz in Wasser zu 25,0 ml lösen

▸ Lösung in Neßler-Zylindern bei Tageslicht in 4 cm Schichtdicke von oben gegen einen dunklen Untergrund mit Wasser vergleichen (Trübungsvergleich)

▸ Die gleichen Proben in gleicher Weise gegen einen weißen Untergrund vergleichen (Farbvergleich).

Die Lösung muß klar und farblos sein. Trübungen und Färbungen zeigen Verunreinigungen an.

Kaliumbromid — Teil 1

B. Sauer oder alkalisch reagierende Verunreinigungen:
- 10,0 ml Lösung nach A. mit 1 Tropfen Bromthymolblau-Lösung R1 (RV) versetzen
- Ist die Lösung gelb gefärbt, mit 0,5 ml 0,01 N-Natriumhydroxid-Lösung versetzen
- Ist die Lösung nach Bromthymolblau-Zusatz blau, mit 0,5 ml 0,01 N-Salzsäure versetzen.

Nach Bromthymolblau-Zusatz ist die Lösung entweder gelb oder blau gefärbt. Färbt sich die zunächst gelbe Lösung mit Natriumhydroxid nicht blau, so liegen sauer reagierende Verunreinigungen vor. Färbt sich die zunächst blaue Lösung mit Salzsäure nicht gelb, so liegen alkalisch reagierende Verunreinigungen vor.

C. Bromat:
- 1 ml Lösung nach A. mit einigen Tropfen Stärke-Lösung (RV) versetzen
- Darin einige Kristalle Kaliumiodid lösen
- Mit einigen Tropfen 1 N-Schwefelsäure ansäuern
- 5 Min. vor Licht geschützt stehen lassen.

Es darf keine blaue oder violette Färbung entstehen (Oxidation von Iodid zu Iod durch Bromat und Iod-Stärke-Reaktion des Iods).

D. Barium:
- 1 ml Lösung nach A. mit 1 ml destilliertem Wasser verdünnen
- Mit 3 Tropfen verdünnter Schwefelsäure 9,8 % (G/V) versetzen
- 15 Min. lang stehen lassen
- Mit einer Mischung aus 1 ml Lösung nach A. und 1 ml destilliertem Wasser vergleichen (Trübungsvergleich).

Die mit Schwefelsäure versetzte Lösung darf nicht stärker getrübt sein als die Vergleichslösung (Fällung von Bariumsulfat).

E. Iodid:
- 5 ml Lösung nach A. mit zwei bis drei Tropfen Eisen(III)-chlorid-Lösung R1 (10,5 % G/V) versetzen
- Mit 2 ml Chloroform versetzen und schütteln.

Die Chloroformschicht muß farblos bleiben, andernfalls liegen unzulässige Verunreinigungen durch Iod vor (Oxidation von Iodid zu Iod durch Eisen(III)-Ionen).

F. Trocknungsverlust:
- Ca. 0,500 g Substanz, genau gewogen, bei 130 °C im Trockenschrank bis zur Gewichtskonstanz trocknen (ca. 3 Std.).

Der Trocknungsverlust darf höchstens 1,0 % betragen.

Weitere Prüfungen (DAB 9)
In der Apotheke durchführbar: Chlorid, Sulfat, Eisen, Magnesium, Erdalkalimetalle, Schwermetalle, Gehaltsbestimmung.

Teil 1

Kaliumchlorid (DAB 10)

Kalii chloridum
Kalium chloratum
Kalium muriaticum

Löslichkeit: Löslich in Wasser; praktisch unlöslich in wasserfreiem Ethanol.
Zur Prüfung erforderlich: Identität: Ca. 0,12 g.
Qualitätssicherung: 7,5 g.

Identität

1. **Organoleptik:**
Farblose Kristalle oder weißes, kristallines Pulver; geruchlos; salziger Geschmack.

2. **Reaktionen:**

    A. ▸ Eine Spatelspitze Substanz mit Salzsäure (36,5 % G/G) befeuchten

    ▸ Mit einem ausgeglühten Magnesiastäbchen in die nichtleuchtende Bunsenflamme halten.

    Rotviolette Flammenfärbung durch Kalium.

    B. ▸ 100 mg Substanz in 2 ml Wasser lösen

    ▸ 1 ml Lösung mit einigen Tropfen Essigsäure (30 % G/V) ansäuern

    ▸ Mit einigen Tropfen Natriumhexanitrocobaltat(III)-Lösung (10 % G/V) versetzen.

    Schwerlösliches, gelbes Kalium-natrium-hexanitrocobaltat(III).

    C. ▸ 1 ml Lösung nach B. mit Silbernitrat-Lösung R1 (4,25 % G/V) versetzen

    ▸ Eine Hälfte der Mischung mit Salpetersäure (65 % G/G) versetzen

    ▸ Die andere Hälfte mit Ammoniaklösung (17,5 % G/G) versetzen

    ▸ Diese Lösung mit Salpetersäure 65 % (G/G) ansäuern.

    Weißer, sich zusammenballender Niederschlag von Silberchlorid. In Salpetersäure unlöslich, in Ammoniaklösung löslich, aus welcher beim Ansäuern mit Salpetersäure erneut ein Niederschlag ausfällt.

Einige Untersuchungen zur Qualitätssicherung[1]
Reinheit

A. **Aussehen der Lösung:**
   ▸ 7,5 g Substanz in Wasser zu 75 ml lösen
   ▸ Lösung in Neßler-Zylindern bei Tageslicht in 4 cm Schichtdicke von oben gegen einen dunklen Untergrund mit Wasser vergleichen (Trübungsvergleich)
   ▸ Die gleichen Proben in gleicher Weise gegen einen weißen Untergrund vergleichen (Farbvergleich).

   Die Lösung muß klar und farblos sein. Trübungen und Färbungen zeigen Verunreinigungen an.

---

[1] Ist Kaliumchlorid zur Herstellung von Parenteralia oder Hämodialyselösungen bestimmt, so sind alle Untersuchungen zur Qualitätssicherung nach DAB 10 durchzuführen.

Apothekengerechte Prüfvorschriften 1992, 5. Erg.-Lfg.

Kaliumchlorid — Teil 1

B. Sauer und alkalisch reagierende Substanzen:
- 50 ml Lösung nach A. mit 0,1 ml Bromthymolblau-Lösung R1 (RV) versetzen
- Ist die Lösung gelb, mit 0,5 ml 0,01 N-Natriumhydroxid-Lösung versetzen
- Ist die Lösung nach Bromthymolblau-Zusatz blau, mit 0,5 ml 0,01 N-Salzsäure versetzen.

Nach Bromthymolblau-Zusatz ist die Lösung entweder gelb oder blau gefärbt. Färbt sich die zunächst gelbe Lösung auf Zusatz von Natriumhydroxid nicht blau, so liegen sauer reagierende Verunreinigungen vor. Färbt sich die zunächst blaue Lösung auf Zusatz von Salzsäure nicht gelb, so liegen alkalisch reagierende Verunreinigungen vor.

C. Barium:
- 1 ml Lösung nach A. mit 1 ml Wasser verdünnen
- Mit 3 Tropfen verdünnter Schwefelsäure (9,8 % G/V) versetzen
- 15 Min. lang stehen lassen
- Mit einer Mischung aus 1 ml Lösung nach A. und 1 ml destilliertem Wasser vergleichen (Trübungsvergleich).

Die mit Schwefelsäure versetze Lösung darf nicht stärker getrübt sein als die Vergleichslösung (Fällung von Bariumsulfat).

D. Schwermetalle:
a)
- 12 ml Lösung nach A. mit 2 ml Pufferlösung pH 3,5 (RV) versetzen
- Mit 1,2 ml Thioacetamid-Reagenz (RV) mischen (Prüflösung)

b)
- Gleichzeitig 2 ml Lösung nach A. mit 10 ml Blei-Standardlösung (1 ppm Pb) (RV) mischen
- Mit 2 ml Pufferlösung pH 3,5 (RV) versetzen
- 1,2 ml Thioacetamid-Reagenz (RV) zusetzen (Vergleichslösung)
- Nach 2 Min. Lösung (a) und (b) in Neßler-Zylindern bei Tageslicht gegen einen weißen Untergrund vergleichen.

Die Prüflösung (a) darf nicht stärker braun gefärbt sein als die Vergleichslösung (b), andernfalls liegen unzulässige Verunreinigungen durch Schwermetalle vor (Schwermetallsulfide).

Weitere Prüfungen (DAB 10)
In der Apotheke durchführbar: Bromid, Iodid, Sulfat, Eisen, Magnesium, Erdalkalimetalle, Trocknungsverlust, Gehaltsbestimmung.
Des weiteren: Natrium (flammenphotometrisch), Aluminium (fluorimetrisch).

Teil 1

Kaliumhydroxid (DAC 86)

Kalii hydroxidum
Kalium hydroxydatum
Kali causticum fusum

Löslichkeit: Löslich in Wasser, Ethanol und Glycerol; praktisch unlöslich in Ether.
Zur Prüfung erforderlich: Identität: 0,1 g.
Qualitätssicherung: 3 g.

Identität

1. Organoleptik:
Weiße, trockene, harte Plätzchen, Stäbchen oder schuppige Stücke mit kristallinem Bruch. Zerfließt an der Luft und nimmt Kohlendioxid auf.

2. Reaktionen:

A. ▶ Ca. 100 mg Substanz in 1 ml Wasser lösen

  ▶ Ca. 0,1 ml Lösung mit 10 ml Wasser verdünnen

  ▶ Mit Universalindikatorpapier pH-Wert prüfen.   *pH-Wert ca. 12.*

B. ▶ Die unverdünnte Lösung nach A. mit Essigsäure (30 % G/V) gegen Lackmuspapier ansäuern

  ▶ Einige Tropfen Natriumhexanitrocobaltat(III)-Lösung (RV) zufügen.

  Schwerlösliches, gelbes Kalium-natrium-hexanitrocobaltat(III).

Einige Untersuchungen zur Qualitätssicherung[1]

1. Reinheit

Aussehen der Lösung:
▶ 1,0 g Substanz in Wasser zu 10 ml lösen

▶ In Neßler-Zylindern bei Tageslicht in 4 cm Schichtdicke von oben gegen einen dunklen Untergrund mit Wasser vergleichen (Trübungsvergleich)

▶ Die gleichen Proben in gleicher Weise gegen einen weißen Untergrund vergleichen (Farbvergleich).

Die Lösung muß klar und farblos sein. Trübungen und Färbungen zeigen Verunreinigungen an.

2. Gehaltsbestimmung für Kaliumhydroxid und Reinheitsprüfung auf Carbonat

▶ Ca. 2,000 g Substanz, genau gewogen, in 25 ml frisch ausgekochtem und wieder abgekühltem Wasser lösen

▶ 25 ml Bariumchlorid-Lösung R1 (6,1 % G/V) zufügen

▶ 0,5 ml Phenolphthalein-Lösung (RV) zufügen

▶ Mit 1 N-Salzsäure bis zum Verschwinden der Rotfärbung titrieren (Verbrauch a)

---

[1] Ist Kaliumhydroxid zur Herstellung von Parenteralia (z. B. Einmolare Kaliumlactat-Lösung DAC 79) bestimmt, so ist „Reinstes Kaliumhydroxid" (DAC 86) zu verwenden.

Kaliumhydroxid

▸ 0,5 ml Bromphenolblau-Lösung (RV) zufügen

▸ Mit 1 N-Salzsäure bis zum Farbumschlag nach Gelb titrieren (Verbrauch b).

Prozent Kaliumhydroxid = $\dfrac{5{,}611 \cdot a}{\text{Einwaage}}$

Verbrauch (a) bei 2,0000 g Einwaage mindestens 29,95 ml 1 N-Salzsäure (F = 1,000).

Alkalimetrische Titration von Kaliumhydroxid gegen Phenolphthalein und von Carbonat gegen Bromphenolblau (Carbonat wird zunächst als Bariumcarbonat ausgefällt.)

Entspricht einem Gehalt von mindestens 84% Kaliumhydroxid.

Prozent Kaliumcarbonat = $\dfrac{6{,}911 \cdot b}{\text{Einwaage}}$

Verbrauch (b) bei 2,0000 g Einwaage höchstens 0,58 ml 1 N-Salzsäure (F = 1,000).

Entspricht einer Verunreinigung von höchstens 2,0% Kaliumcarbonat.

Weitere Prüfungen (DAC 79)
In der Apotheke durchführbar: Schwermetalle, Eisen, Sulfat, Chlorid.

Teil 1

Kaliumiodid (DAB 9)

Kaliumjodid
Kalii iodidum
Kalium jodatum
Jodkalium

Löslichkeit: Löslich in Wasser, Ethanol und Glycerol.
Zur Prüfung erforderlich: Identität: Ca. 0,15 g.
Qualitätssicherung: 5 g.

Identität

1. Organoleptik:
Farblose Kristalle oder weißes, kristallines Pulver; geruchlos; salziger und bitterer Geschmack. Verfärbt sich durch Einwirkung von Licht und Feuchtigkeit gelb.

2. Reaktionen:

A. ▶ Eine Spatelspitze Substanz mit Salzsäure (36,5 % G/G) befeuchten

▶ Mit einem ausgeglühten Magnesiastäbchen in die nichtleuchtende Bunsenflamme halten.

Rotviolette Flammenfärbung durch Kalium.

B. ▶ 100 mg Substanz in 2 ml Wasser lösen

▶ Mit einigen Tropfen Essigsäure (30 % G/V) ansäuern

▶ Mit einigen Tropfen Natriumhexanitrocobaltat(III)-Lösung (10 % G/V) versetzen.

Schwerlösliches, gelbes Kalium-natrium-hexanitrocobaltat(III).

C. ▶ 20 mg Substanz in 1 ml verdünnter Schwefelsäure (9,8 % G/V) lösen

▶ 1 ml Chloroform zufügen

▶ Tropfenweise mit Chloramin-T-Lösung 2 % (RV) versetzen und schütteln.

Violettfärbung der Chloroform-Schicht (Oxidation von Iodid zu Iod, welches sich in Chloroform mit rotvioletter Farbe löst).

Einige Untersuchungen zur Qualitätssicherung

Reinheit

A. Aussehen der Lösung:

▶ 5,0 g Substanz in frisch ausgekochtem und wieder abgekühltem Wasser zu 5o ml lösen

▶ Lösung in Neßler-Zylindern bei Tageslicht in 4 cm Schichtdicke von oben gegen einen dunklen Untergrund mit Wasser vergleichen (Trübungsvergleich)

▶ Die gleichen Proben in gleicher Weise gegen einen weißen Untergrund vergleichen (Farbvergleich).

Die Lösung muß klar und farblos sein. Trübungen und Färbungen zeigen Verunreinigungen an.

Apothekengerechte Prüfvorschriften 1988, 2. Erg.-Lfg.

Kaliumiodid — Teil 1

B. Alkalisch reagierende Verunreinigungen:
- ▶ 12,5 ml Lösung nach A. mit 1 Tropfen Bromthymolblau-Lösung R1 (RV) versetzen
- ▶ 0,5 ml 0,01 N-Salzsäure zufügen.

Die Lösung muß nach Zusatz der Salzsäure gelb gefärbt sein. Eine Blaufärbung zeigt alkalisch reagierende Verunreinigungen an.

C. Thiosulfat:
- ▶ 10 ml Lösung nach A. mit 0,1 ml Stärke-Lösung (RV) versetzen
- ▶ 0,1 ml 0,01 N-Iod-Lösung zufügen.

Die Lösung muß blau gefärbt sein. Andernfalls liegen Verunreinigungen durch Thiosulfat vor (Reduktion von Iod zu Iodid durch Thiosulfat).

D. Schwermetalle:

a) ▶ 12 ml Lösung nach A. mit 2 ml Pufferlösung pH 3,5 (RV) versetzen
   ▶ Mit 1,2 ml Thioacetamid-Reagenz (RV) mischen (Prüflösung)

b) ▶ Gleichzeitig 2 ml Lösung nach A. mit 10 ml Blei-Standardlösung (1 ppm Pb) (RV) mischen
   ▶ Mit 2 ml Pufferlösung pH 3,5 (RV) versetzen
   ▶ 1,2 ml Thioacetamid-Reagenz (RV) zufügen (Vergleichslösung)
   ▶ Nach 2 Min. Lösung (a) und (b) in Neßler-Zylindern bei Tageslicht gegen einen weißen Untergrund vergleichen.

Die Prüflösung (a) darf nicht stärker braun gefärbt sein als die Vergleichslösung (b), andernfalls liegen unzulässige Verunreinigungen durch Schwermetalle vor (Schwermetallsulfide).

E. Iodat:
- ▶ 10 ml Lösung nach A. mit 0,25 ml iodidfreier Stärke-Lösung (RV) versetzen
- ▶ 0,2 ml verdünnte Schwefelsäure (9,8 % G/V) zufügen
- ▶ 2 Min. lang im Dunkeln stehenlassen.

Es darf innerhalb 2 Min. keine Blaufärbung auftreten (Umsetzung von Iodat und Iodid zu Iod).

Weitere Prüfungen (DAB 9)
In der Apotheke durchführbar: Sulfat, Eisen, Trocknungsverlust, Gehaltsbestimmung.

Teil 1

Kaliumpermanganat (DAB 9) Kalii permanganas
Kalium permanganicum

Löslichkeit: Löslich in Wasser.
Zur Prüfung erforderlich: Identität: 0,05 g.
Qualitätssicherung: 0,75 g.

Identität

1. Organoleptik:
Dunkelviolette, metallisch glänzende Kristalle; geruchlos; von süßlichem, dann zusammenziehendem Geschmack. Löst sich mit intensiv rotvioletter Farbe in Wasser. Zersetzt sich mit bestimmten organischen Stoffen

2. Reaktionen:

A.
- Etwa 50 mg Substanz in 5 ml Wasser lösen
- 1 ml Ethanol 96% (V/V) zufügen
- 0,3 ml verdünnte Natriumhydroxid-Lösung (8% G/V) zufügen
- Zum Sieden erhitzen.

Die rotviolette Lösung färbt sich zunächst grün. Beim Sieden entsteht ein brauner Niederschlag (Reduktion von Permanganat durch Ethanol zu grünem Manganat, dann zu Braunstein).

B.
- Mischung nach A. filtrieren
- Filtrat mit Essigsäure (30% G/V) gegen Lackmuspapier ansäuern
- Mit einigen Tropfen Natriumhexanitrocobaltat(III)-Lösung (10% G/V) versetzen.

Schwerlösliches, gelbes Kalium-natrium-hexanitrocobaltat(III).

Einige Untersuchungen zur Qualitätssicherung
Reinheit

A. Aussehen der Lösung:
- 0,25 g Substanz in 8 ml Wasser lösen
- 1 ml Ethanol 96% (V/V) zufügen
- 2 bis 3 Min. lang kochen
- Erkalten lassen, mit Wasser zu 10 ml verdünnen und filtrieren
- Lösung in Neßler-Zylindern bei Tageslicht in 4 cm Schichtdicke von oben gegen einen weißen Untergrund mit Wasser vergleichen (Farbvergleich).

Die Lösung muß farblos sein, andernfalls liegen Verunreinigungen vor (Permanganat wird zur Beseitigung der Färbung mit Ethanol reduziert und der entstehende Braunstein abfiltriert).

B. Wasserunlösliche Substanzen (z. B. Braunstein):
- 0,50 g Substanz in 50 ml Wasser lösen
- Zum Sieden erhitzen

Apothekengerechte Prüfvorschriften 1988, 2. Erg.-Lfg.

Kaliumpermanganat — Teil 1

- ▶ Durch einen genau gewogenen Glassintertiegel 16 (frühere Bezeichnung G 4) filtrieren
- ▶ Mit Wasser nachwaschen bis das Filtrat farblos ist
- ▶ Rückstand im Trockenschrank bei 100° bis 105 °C bis zur Gewichtskonstanz trocknen. *Der Rückstand darf nicht mehr als 1,0 % betragen.*

Weitere Prüfungen (DAB 9)
In der Apotheke durchführbar: Chlorid, Sulfat, Gehaltsbestimmung.

Teil 1

Kiefernnadelöl (DAB 9, 1. NT)

Pini aetheroleum
Oleum pini silvestris
Pinus-silvestris-Nadelöl
Schwedisches Fichten-
nadelöl

Löslichkeit: Mischbar mit Ethanol, Ether, Paraffinöl; nicht mischbar mit Wasser.
Zur Prüfung erforderlich: Identität: Ca. 6 mg.
Qualitätssicherung: Ca. 6 g.

Identität

1. Organoleptik:
Klare, farblose bis schwach gelbe Flüssigkeit; terpentinartiger, aromatischer Geruch; leicht bitterer etwas ölig-seifiger Geschmack.

2. Relative Dichte:
0,855 bis 0,885.

3. Dünnschichtchromatographie:
Kieselgel F_{254}.
Untersuchungslösung: 6 mg Substanz in 1,0 ml Toluol.
Vergleichslösung: 40 mg Bornylacetat und 5 mg Borneol in 10 ml Toluol.
Aufzutragende Menge: Je 20 µl bandförmig (15 mm × 3 mm).
Fließmittel: Hexan-Ethylacetat (8+2).
Laufhöhe: Zweimal je 10 cm.
Laufzeit: Zweimal 20 Min. mit 15 Min. Zwischentrocknung.

▸ Abdunsten des Fließmittels

▸ Besprühen mit Anisaldehyd-Lösung (RV)

▸ Im Trockenschrank 15 Min. lang auf 100 bis 105 °C erhitzen.

Mehrere Flecke u. a. bei Rf ca. 0,9 (braun-Bornylacetat) und Rf ca. 0,45 (rotviolett). Kein Fleck bei Rf ca. 0,50 (braun-Borneol) (Unterscheidung von Fichtennadelöl).

braun Bornylacetat

braun Borneol

rotviolett

Start

Apothekengerechte Prüfvorschriften Jan. 1990, 3. Erg.-Lfg.

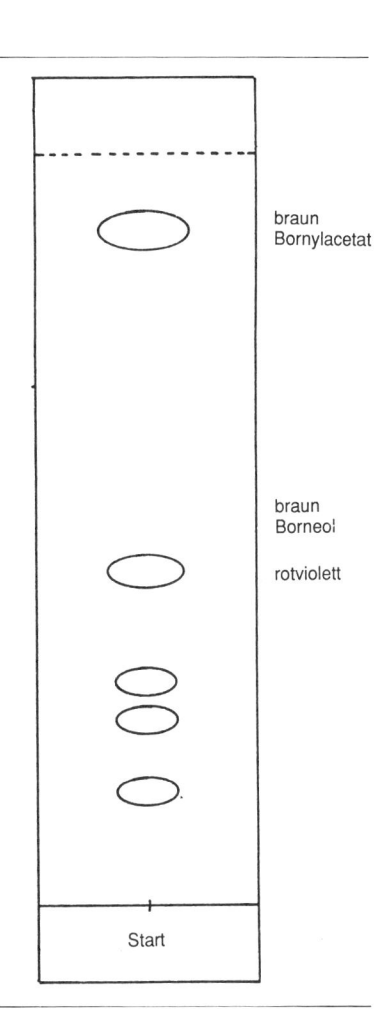

Einige Untersuchungen zur Qualitätssicherung
Reinheit

A. Fichtennadelöl:
Dünnschichtchromatographie
(vgl. Identität)

Bei Rf ca. 0,50 darf in Höhe der Vergleichssubstanz Borneol kein brauner Fleck auftreten.

B. Löslichkeit in Ethanol:
- 0,5 ml Substanz in 5 ml Ethanol 90 % (V/V) lösen
- Bei Tageslicht gegen einen dunklen Untergrund in gleicher Schichtdicke mit Ethanol 90 % (V/V) vergleichen (Trübungsvergleich).

Es darf höchstens eine geringe Trübung auftreten.

C. Säurezahl:
- 5,610 g Substanz in 15 ml Ethanol 96 % (V/V) und 15 ml Ether lösen
- 0,5 ml Phenolphthalein-Lösung R1 (RV) zufügen
- 1,0 ml 0,1 N-Kaliumhydroxid-Lösung zufügen.

Es muß mindestens für 15 sec. eine Rosafärbung auftreten. Andernfalls liegen unzulässige Mengen saurer Substanzen vor.

Weitere Prüfungen (DAB 9)
In der Apotheke durchführbar: Keine.
Des weiteren: Brechungsindex, optische Drehung.

Teil 1

Gereinigte Kieselerde (EB 6)

Terra silicea purificata
Kieselgur

Löslichkeit: Praktisch unlöslich in Wasser, Säuren und organischen Lösungsmitteln; löslich in starken Alkalilaugen und Flußsäure.

Zur Prüfung erforderlich: Identität: Ca. 5,3 g.
Qualitätssicherung: 3 g.

Identität

1. Organoleptik:
Weißes oder grauweißes, lockeres Pulver; geruch- und geschmacklos.

2. Mikroskopie:
- Ca. 10 mg Substanz in 1 ml Wasser suspendieren
- Bei 100- bis 300facher Vergrößerung betrachten.

Unter dem Mikroskop sind vereinzelt spindelförmige, gekammerte Schalen von Kieselalgen erkennbar. Daneben zahlreiche, stark lichtbrechende, rechteckige Bruchstücke. (Gereinigte Kieselerde besteht aus den gereinigten und geglühten Schalen der Kieselalgen.)

3. Reaktion:
- Ca. 0,2 g Substanz in 5 ml Natriumhydroxid-Lösung (8,5 % G/V) im Reagenzglas 10 Min. lang im siedenden Wasserbad erwärmen (Prüflösung)
- 5 ml Natriumhydroxid-Lösung (8,5 % G/V) im Reagenzglas 10 Min. im siedenden Wasserbad erwärmen (Blindprobe)
- 1,0 ml Ammoniummolybdat-Lösung (10 % G/V) mit 3 Tropfen Salpetersäure (65 % G/G) ansäuern
- 2 Tropfen der abgesetzten Prüflösung hinzugeben
- Blindprobe in gleicher Weise durchführen
- Färbung von Prüflösung und Blindprobe vergleichen.

Die Prüflösung muß die Ammoniummolybdat-Lösung sofort wesentlich stärker gelb färben als die Blindprobe (Silikatnachweis).

4. Schüttvolumen:
- 5 g Substanz von einem Papier in einen 100 ml Meßzylinder gleiten lassen
- Volumen ablesen.

Das Schüttvolumen liegt unter 40 ml (Unterschied zu hochdispersem Siliciumdioxid).

Gereinigte Kieselerde — Teil 1

Einige Untersuchungen zur Qualitätssicherung
Reinheit

A. pH-Wert:
- 1 g Substanz mit 10 ml Wasser zum Sieden erhitzen
- Filtrieren
- Reaktion des Filtrates mit rotem Lackmuspapier prüfen.

Das Filtrat darf Lackmuspapier nicht verändern. Andernfalls liegen alkalisch reagierende Verunreinigungen vor.

B. Färbung des Filtrates:
- Färbung des (getrübten) Filtrates nach A. beurteilen.

Das Filtrat muß farblos sein.

C. Carbonate:
- Ca. 1 g Substanz in 25 ml Salzsäure (7,3 % G/V) suspendieren
- Gasentwicklung beobachten.

Es darf keine Gasentwicklung erfolgen, andernfalls liegen Carbonate vor.

D. Sulfat:
- Suspension von C. zum Sieden erhitzen
- Filtrieren
- 1 ml Filtrat mit 3 Tropfen Bariumchlorid-Lösung (25 % G/V) versetzen.

Es darf sich kein Niederschlag bilden (Bariumsulfat).

E. Eisen:
- 1 ml Filtrat nach D. mit 3 Tropfen Kaliumhexacyanoferrat(II)-Lösung (5,3 % G/V) versetzen.

Es darf keine Blaufärbung auftreten (Berliner Blau).

F. Glühverlust:
- Ca. 1,000 g Substanz, genau gewogen, in eine geglühte und gewogene Porzellanschale geben
- Bei 800 °C glühen
- Abkühlen im Exsiccator und wiegen.

Der Glühverlust darf höchstens 10 % betragen, andernfalls liegen ein zu hoher Wassergehalt oder wasserhaltige Silikate vor.

G. Organische Stoffe:
- Färbung der Substanz beim Glühen auf einem Spatel beobachten.

Die Substanz darf sich zu Beginn des Glühens nicht dunkel färben (organische Verunreinigungen).

Weitere Prüfungen (EB 6)
In der Apotheke durchführbar: In verdünnter Salzsäure lösliche Verbindungen.

Teil 1

Medizinische Kohle (DAB 9)

Carbo activatus
Carbo medicinalis

Löslichkeit: Unlöslich in allen gebräuchlichen Lösungsmitteln.
Zur Prüfung erforderlich: Identität: Ca. 0,3 g.
Qualitätssicherung: Ca. 18 g.

Identität

1. Organoleptik:
Schwarzes, leichtes Pulver, frei von körnigen Teilchen; geruch- und geschmacklos.

2. Reaktionen:

A. ▶ Substanz zur Rotglut erhitzen.

Die Substanz verbrennt langsam ohne Flamme.

B. ▶ 0,22 g Substanz mit 40 ml Wasser und 60 mg Methylenblau in einem mit Glasstopfen verschließbaren Gefäß 5 Min. lang kräftig schütteln.

Der Schaum über der Mischung muß nach 5 Min. farblos sein; blau gefärbter Schaum zeigt ein ungenügendes Absorptionsvermögen.

Einige Untersuchungen zur Qualitätssicherung
Reinheit

A. Sauer oder alkalisch reagierende Verunreinigungen:

▶ 2 g Substanz 5 Min. lang in 40 ml Wasser kochen

▶ Auf 40 ml mit Wasser ergänzen

▶ Filtrieren, die ersten 20 ml Filtrat verwerfen

▶ 10 ml Filtrat mit 0,25 ml Bromthymolblau-Lösung R1 (RV) und 0,25 ml 0,02 N-Natriumhydroxid-Lösung versetzen

▶ 0,75 ml 0,02 N-Salzsäure hinzufügen.

Die Lösung muß nach Zusatz von Natriumhydroxid blau sein; Gelbfärbung zeigt sauer reagierende Verunreinigungen an. Tritt auf Zusatz von Salzsäure keine Gelbfärbung auf, so liegen alkalisch reagierende Verunreinigungen vor.

Medizinische Kohle — Teil 1

B. Sulfide:
- 0,2 g Substanz mit 1 ml Salzsäure (25 % G/V) und 4 ml Wasser versetzen
- Zum Sieden erhitzen
- Blei(II)acetat-Papier in den Dampf halten.

Das Blei(II)acetat-Papier darf nicht gebräunt werden, andernfalls liegen Verunreinigungen durch Sulfide vor (Bleisulfid).

C. Fluoreszierende Substanzen:
- 10 g Substanz 2 Std. lang im Soxhletapparat mit 100 ml Cyclohexan R1 (RV) extrahieren
- Mit Cyclohexan R1 (RV) auf 100 ml auffüllen
- Im UV-Licht bei 365 nm in gleich gefüllten Reagenzgläsern mit einer Lösung von 0,083 mg Chinin in 1 l 0,01 N-Schwefelsäure vergleichen.

Es darf keine stärkere Fluoreszenz auftreten als in der Vergleichslösung, andernfalls liegen Verunreinigungen durch fluoreszierende Substanzen vor (polycyclische aromatische Kohlenwasserstoffe).

D. Trocknungsverlust:
- Ca. 1,000 g Substanz, genau gewogen, 4 Std. lang im Trockenschrank bei 120 °C trocknen.

Der Trocknungsverlust darf höchstens 15 % betragen.

Weitere Prüfungen (DAB 9):
In der Apotheke durchführbar: Säurelösliche Substanzen, alkalilösliche, gefärbte Substanzen, ethanollösliche Substanzen, Sulfatasche, Adsorptionsvermögen.
Des weiteren: Blei, Kupfer, Zink (Atomabsorptionsspektroskopie), mikrobielle Verunreinigungen.

Teil 1

Kühlsalbe (DAB 9, 1. NT)

Unguentum leniens
Cold Cream

Herstellung: Gelbes Wachs 7 Gew.-Teile
Cetylpalmitat 8 Gew.-Teile
Erdnußöl 60 Gew.-Teile
Wasser 25 Gew.-Teile

In das auf etwa 60 °C erwärmte Gemisch von Wachs, Cetylpalmitat und Erdnußöl, dem ein geeignetes Antioxidans zugesetzt werden kann, wird das auf gleiche Temperatur abgekühlte, frisch aufgekochte Wasser eingearbeitet. Die Salbe wird bis zum Erkalten gerührt.

Zur Prüfung erforderlich: Identität: 30 mg.
Qualitätssicherung: Ca. 7 g.

Identität

1. Organoleptik:
Gelblichweiße Salbe; schwacher Geruch nach Bienenwachs.

2. Dünnschichtchromatographie:
HPTLC Fertigplatten RP-18.
Untersuchungslösung: Ca. 30 mg Substanz in 3 ml Chloroform.
Vergleichslösung (a): 2 Tropfen Erdnußöl in 3 ml Chloroform.
Vergleichslösung (b): 2,5 mg Gelbes Wachs in 3 ml Chloroform.
Aufzutragende Menge: Je 1 bis 2 µl (1 cm aus Mikrokapillare).
Fließmittel: Acetonitril-Ethylacetat (1+1).
Laufhöhe: 8 cm.
Laufzeit: Zweimal je ca. 15 Min.

▶ Substanz 0,5 cm vom unteren Plattenrand auftragen

▶ 1 cm vom unteren Plattenrand mit Bleistift seitliche Markierung anbringen

▶ In Ether bis zu dieser Markierung laufen lassen

▶ Trocknen

▶ Vorgang wiederholen

▶ Dann im angegebenen Fließmittel laufen lassen

▶ Trocknen

▶ Nochmals im gleichen Fließmittel laufen lassen

▶ Abdunsten des Fließmittels

▶ Mit Molybdatophosphorsäure 10 % (RV) besprühen

▶ 2 bis 3 Min. lang auf 120 °C erhitzen.

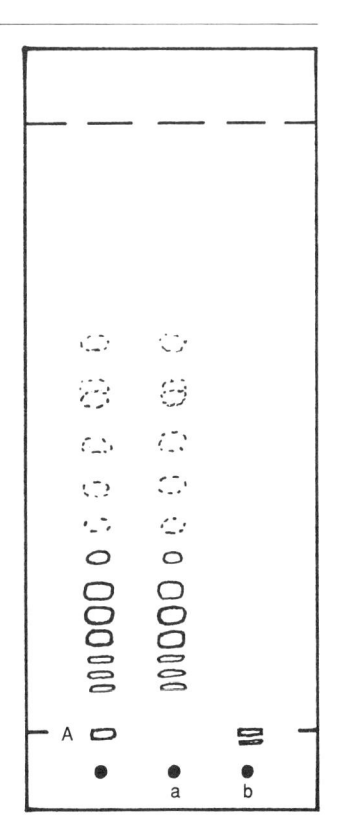

*Die Substanz wird durch das mehrfache Entwickeln in Ether zu einer schmalen Startzone konzentriert.
Die Substanz liefert ein mit Erdnußöl fast übereinstimmendes Chromatogramm. Unterhalb der Markierung ist ein Fleck A zu erkennen (Bienenwachs), der beim Erdnußöl fehlt.*

Einige Untersuchungen zur Qualitätssicherung
Reinheit

A. Verdorbenheit:
- Geruch der warmen Substanz prüfen.

Ranziger oder stechender Geruch zeigt Verdorbenheit an.

B. Säurezahl:
- 50 ml eines Gemisches aus gleichen Volumenteilen Ethanol 96% (V/V) und Ether mit 1 ml Phenolphthalein-Lösung R1 (RV) versetzen
- 0,1 N-Kaliumhydroxid-Lösung bis zur 15 Sek. lang bestehenbleibenden Rosafärbung zusetzen
- 5,61 g Substanz in diesem Gemisch lösen
- 2,40 ml 0,1 N-Kaliumhydroxid-Lösung zusetzen.

Es muß eine mindestens 15 Sek. lang bestehenbleibende Rosafärbung auftreten. Andernfalls ist die Säurezahl zu hoch (freie Säuren aus verseiftem Öl).

C. Trocknungsverlust:
- 1,000 g Substanz 2 Std. lang bei 105 °C im Trockenschrank trocknen.

Der Trocknungsverlust muß zwischen 20 und 26% betragen.

Weitere Prüfungen (DAB 9, 1. NT)
In der Apotheke durchführbar: Verseifungszahl.

Teil 1

Kümmelöl (DAB 9)

Carvi aetheroleum
Oleum Carvi
Carum-carvi-Fruchtöl

Löslichkeit: Mischbar mit Ethanol 90 % (V/V), Ether, Toluol, Chloroform, flüssigen Paraffinen, Petroläther und fetten Ölen.

Zur Prüfung erforderlich: Identität: Ca. 1 Tropfen.
Qualitätssicherung: Ca. 2 g.

Identität

1. Organoleptik:
Klare, farblose, allmählich gelb werdende Flüssigkeit; würziger Geruch; aromatischer und würziger Geschmack.

2. Relative Dichte:
0,904 bis 0,917.

3. Dünnschichtchromatographie:
Kieselgel F_{254}.
Untersuchungslösung: 20 µl Substanz in 1,0 ml Toluol.
Vergleichslösung: 10 µl Carvon in 1,0 ml Toluol.
Aufzutragende Menge: Je 10 µl bandförmig (15 mm × 3 mm).
Fließmittel: Toluol-Ethylacetat (95 + 5).
Laufhöhe: 10 cm.
Laufzeit: Ca. 30 Min.

▶ Abdunsten des Fließmittels

▶ Unter der UV-Lampe (254 nm) Flecke markieren

▶ Mit frisch bereiteter Anisaldehyd-Lösung (RV) besprühen

▶ 20 Min. lang im Trockenschrank auf 100 ° bis 105 °C erhitzen.

Mehrere fluoreszenzmindernde Flecke, von denen der bei Rf ca. 0,4 in Höhe der Vergleichssubstanz Carvon liegen muß. Nach Detektion mehrere Flecke u. a. bei Rf ca. 0,4 (rot, Carvon).

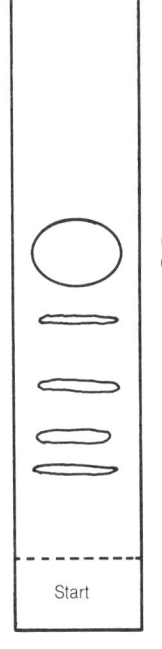

rot Carvon

Start

Apothekengerechte Prüfvorschriften 1988, 2. Erg.-Lfg.

Einige Untersuchungen zur Qualitätssicherung
Reinheit

A. Aussehen der Lösung:
- 1,0 ml Substanz in 1,0 ml Ethanol 90% (V/V) lösen
- In Reagenzgläsern bei Tageslicht gegen einen dunklen Untergrund mit 2,0 ml Ethanol 90% (V/V) vergleichen.

Die Lösung muß klar sein. Trübungen zeigen Verunreinigungen an.

B. Fette Öle und verharzte ätherische Öle:
- 1 Tropfen Substanz auf Filterpapier tropfen
- 24 Std. lang liegenlassen.

Durchscheinender oder fettartiger Fleck zeigt fette Öle bzw. verharzte ätherische Öle an.

C. Fremde Ester:
- 1,0 ml Substanz in 3,0 ml einer frisch hergestellten 10 proz. Lösung (G/V) von Kaliumhydroxid in Ethanol 96% (V/V) lösen
- 2 Min. lang im siedenden Wasserbad erwärmen
- Abkühlen und 30 Min. lang stehenlassen.

Es darf sich kein kristalliner Niederschlag bilden. Andernfalls liegen unzulässige Verunreinigungen durch fremde Ester vor.

Weitere Prüfungen (DAB 9)
In der Apotheke durchführbar: Säurezahl, wasserlösliche Anteile, Gehaltsbestimmung.
Des weiteren: Brechungsindex, optische Drehung.

Teil 1

Lanolin (DAB 9)   Lanolinum

Herstellung: Wollwachs   65 Gew.-Teile
Wasser   20 Gew.-Teile
Dickflüssiges Paraffin   15 Gew.-Teile

Wollwachs und dickflüssiges Paraffin auf dem Wasserbad schmelzen, das Wasser in kleinen Anteilen einarbeiten. Nach 24 Std. nochmals durchrühren.

Zur Prüfung erforderlich: Identität: Ca. 0,15 g.
                             Qualitätssicherung: Ca. 35,2 g.

Identität

1. Organoleptik:
Gelblichweiße Salbe; schwacher Geruch nach Wollwachs.

2. Dünnschichtchromatographie:
Kieselgel/Kieselgur F_{254} (Folie).
Untersuchungslösung: Ca. 50 mg Substanz in 1 ml Chloroform.
Vergleichslösung: Ca. 50 mg authentische Vergleichssubstanz oder ca. 20 mg Wollwachs und ca. 50 mg Vaseline in 1 ml Chloroform.
Aufzutragende Menge: Je 1 Tropfen (1 bis 2 µl).
Fließmittel: Petroläther — Ether — Essigsäure (99% G/G) (80+20+1).
Laufhöhe: 8 cm.
Laufzeit: Ca. 8 Min.

▶ Abdunsten des Fließmittels

▶ Besprühen mit Molybdatophosphorsäure 10% (RV)

▶ Ca. 10 Min. lang auf 120 °C erhitzen.

Die Substanz muß ein mit der Vergleichssubstanz übereinstimmendes Chromatogramm ergeben.

3. Reaktion:

▸ Ca. 0,1 g Substanz in 5 ml Chloroform lösen

▸ 1 ml Acetanhydrid und 0,2 ml Schwefelsäure (96 % G/G) hinzufügen.

Grünfärbung der Lösung zeigt in den Wollwachsalkoholen enthaltene Cholesterol-Derivate an (Liebermann-Burchard-Reaktion).

Einige Untersuchungen zur Qualitätssicherung
Reinheit

A. Verdorbenheit:
▸ Geruch der warmen Substanz prüfen.

Ranziger oder stechender Geruch zeigt Verdorbenheit an.

B. Seife:
▸ 6 g Substanz im Wasserbad schmelzen

▸ Mit 30 ml Wasser von 80 °C 1 Min. lang kräftig durchrühren

▸ Erkalten lassen

▸ 10 ml der wäßrigen Schicht in einen Neßler-Zylinder geben (Prüflösung)

▸ In einem anderen Neßler-Zylinder 1,6 ml Kaliumsulfat-Lösung (0,0181 % G/V), 4,4 ml Wasser, 1,2 ml 1 N-Salzsäure und 2,8 ml Bariumchlorid-Lösung R2 (3,65 % G/V) mischen (Vergleichslösung)

▸ 5 Min. nach Herstellung der Vergleichslösung beide Lösungen gegen einen dunklen Untergrund vergleichen (Trübungsvergleich).

Während des Erkaltens muß sich das Wachs rasch vom Wasser trennen (emulgierende Seife). Die Prüflösung ist weniger oder gleichstark getrübt als die Vergleichslösung. Starke Trübung der Prüflösung zeigt zu großen Anteil an Seife an.

C. Sauer oder alkalisch reagierende, wasserlösliche Verunreinigungen:
▸ 7,5 g Substanz in 75 ml 90 °C bis 95 °C warmes Wasser geben

▸ Eine Min. lang kräftig schütteln

▸ Nach dem Erkalten die wäßrige Schicht abtrennen

▸ Zu 60 ml Filtrat 4 Tropfen Bromthymolblau-Lösung (RV) hinzufügen, Lösung teilen

▸ Zu einer Hälfte der Lösung 0,2 ml 0,02 N-Salzsäure-Lösung hinzufügen

▸ Zur anderen Hälfte 0,15 ml 0,02 N-Natriumhydroxid-Lösung hinzufügen.

Die Lösung muß nach Salzsäure-Zusatz gelb, nach Zusatz der Natriumhydroxid-Lösung blau gefärbt sein, andernfalls liegen sauer oder alkalisch reagierende Substanzen vor.

D. Trocknungsverlust (Wassergehalt):
▸ Ca. 1,000 g Substanz und ca. 5,000 g Seesand, jeweils genau gewogen, unter leichtem Erwärmen vermischen

▸ Im Trockenschrank 2 Std. lang bei 105 °C trocknen.

Der Trocknungsverlust muß zwischen 18 und 21 % betragen.

E. Wasseraufnahmevermögen:
- 15 g Substanz in einer Reibschale mit insgesamt 17 ml Wasser in mehreren Anteilen verreiben
- Die salbenartige Emulsion nach 12 Std. beurteilen.

Eine innerhalb von 12 Std. auftretende Wasserabscheidung zeigt ein unzureichendes Wasseraufnahmevermögen an.

F. Säurezahl:
- 10 ml Ethanol 96 % (V/V) und 20 ml Ether mit 20 Tropfen Phenolphthalein-Lösung (RV) versetzen
- Mit 0,1 N-Kaliumhydroxid-Lösung bis zur 15 Sek. lang bestehen bleibenden Rosafärbung versetzen
- 5,61 g Substanz in diesem Gemisch lösen
- 0,5 ml 0,1 N-Kaliumhydroxid-Lösung zusetzen.

Es muß eine mindestens 15 Sek. lang bestehenbleibende Rosafärbung auftreten. Andernfalls ist die Säurezahl zu hoch (freie Fettsäuren aus verseiftem Öl).

Weitere Prüfungen (DAB 9)
In der Apotheke durchführbar: Verseifungszahl, wasserlösliche, oxidierbare Substanzen, wasserlösliche Substanzen, Chlorid, Peroxidzahl.
Des weiteren: Wasser (Karl-Fischer-Methode).

Teil 1

Lavendelöl (DAB 9)

Lavandulae aetheroleum
Oleum Lavandulae
Lavandula-angustifolia-
Blüten(stand)öl

Löslichkeit: Mischbar mit Ethanol 90 % (V/V), Ether, Toluol, Chloroform und fetten Ölen; nicht mischbar mit Wasser.

Zur Prüfung erforderlich: Identität: Ca. 1 Tropfen.
Qualitätssicherung: Ca. 1,5 g.

Identität

1. Organoleptik:
Klare, farblose bis schwach gelbliche, leicht bewegliche Flüssigkeit; charakteristischer Geruch; brennender, schwach bitterer Geschmack.

2. Relative Dichte:
0,876 bis 0,894.

3. Dünnschichtchromatographie:
Kieselgel F_{254}.
Untersuchungslösung: 20 µl Substanz in 1,0 ml Toluol.
Vergleichslösung: Je 10 µl Linalool, Linalylacetat und 1,8-Cineol in 1,0 ml Toluol.
Aufzutragende Menge: Je 10 µl Untersuchungslösung und Vergleichslösung bandförmig (15 mm × 3 mm).
Laufmittel: Toluol-Ethylacetat (95 + 5).
Laufhöhe: Zweimal 10 cm mit 5 Min. Zwischentrocknung.
Laufzeit: Ca. 1 Std.

▶ Abdunsten des Fließmittels

▶ Mit Anisaldehyd-Lösung (RV) besprühen

▶ 5 bis 10 Min. lang im Trockenschrank auf 100° bis 105 °C erhitzen.

Mehrere Flecke u. a. bei Rf ca. 0,5 (blau-Linalool); 0,8 (blau-Linalylacetat). Weitere Flecke Rf ca. 0,3 (gelbbraun); 0,25 (hellblau).

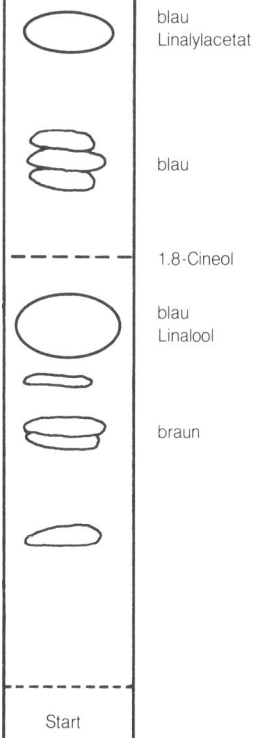

blau Linalylacetat

blau

1.8-Cineol

blau Linalool

braun

Start

Einige Untersuchungen zur Qualitätssicherung
Reinheit

A. Dünnschichtchromatographie:
(vgl. Identität).

Ein zusätzlicher blauer Fleck zwischen Rf ca. 0,5 und 0,6 in Höhe der Vergleichssubstanz 1,8-Cineol (Lavandulinöl) darf nur schwach sichtbar sein.

B. Aussehen der Lösung:
- 0,5 ml Substanz in 1,5 ml Ethanol 70% (V/V) lösen
- In Reagenzgläsern bei Tageslicht gegen einen dunklen Untergrund mit 2,0 ml Ethanol 70% (V/V) vergleichen.

Die Lösung muß klar sein. Trübungen zeigen Verunreinigungen an.

C. Fette Öle und verharzte ätherische Öle:
- 1 Tropfen Substanz auf Filterpapier tropfen
- 24 Std. lang liegenlassen.

Durchscheinender oder fettartiger Fleck zeigt fette Öle bzw. verharzte ätherische Öle an.

D. Fremde Ester:
- 1,0 ml Substanz in 3,0 ml einer frisch hergestellten 10 proz. Lösung (G/V) von Kaliumhydroxid in Ethanol 96% (V/V) lösen
- 2 Min. lang im siedenden Wasserbad erwärmen
- Abkühlen und 30 Min. lang stehenlassen.

Es darf sich kein kristalliner Niederschlag bilden. Andernfalls liegen Verunreinigungen durch fremde Ester vor.

Weitere Prüfungen (DAB 9)
In der Apotheke durchführbar: Säurezahl, wasserlösliche Anteile, Gehaltsbestimmung.
Des weiteren: Brechungsindex, optische Drehung.

Teil 1

Leichtes basisches Magnesiumcarbonat (DAB 9)

Magnesii subcarbonas levis[1]
Magnesium subcarbonicum leve
Magnesium carbonicum hydroxydatum

Löslichkeit: Unter Aufbrausen löslich in verdünnten Säuren; praktisch unlöslich in Wasser.
Zur Prüfung erforderlich: Identität: 0,15 g (ohne Füllvolumen).
Qualitätssicherung: 3,5 g.

Identität

1. Organoleptik:
Lockeres, leichtes, weißes Pulver; geruchlos; geschmacklos.

2. Reaktionen:
A. ▶ 50 mg Substanz in 2 ml verdünnter Salpetersäure (12,6% G/V) lösen

▶ 0,5 ml Ammoniumchlorid-Lösung (10,7% G/V) zufügen

▶ Mit Ammoniaklösung (17,5% G/G) alkalisieren

▶ Natriummonohydrogenphosphat-Lösung (9% G/V) zufügen.

Auf Zusatz der Ammoniaklösung bleibt die Lösung klar. Mit Natriummonohydrogenphosphat Fällung von weißem, kristallinem Ammoniummagnesiumphosphat.

B. ▶ Ca. 100 mg Substanz auf einem Uhrglas mit einigen Tropfen verdünnter Salzsäure (7,3% G/V) übergießen

▶ Geruch prüfen.

Unter Aufbrausen Entwicklung eines geruchlosen Gases (Bildung von Kohlendioxid aus Carbonat).

3. Füllvolumen:
▶ Auf einen in 1 ml unterteilten 250 ml Meßzylinder einen Trichter setzen

▶ 15 g der frisch gesiebten Substanz (Siebnummer 710) locker einfüllen

▶ Oberfläche mit einem Pinsel vorsichtig einebnen

▶ Nach 1 Min. Volumen ablesen.

15 g Substanz müssen etwa 180 ml einnehmen (Schweres basisches Magnesiumcarbonat besitzt ein Füllvolumen von etwa 30 ml für 15 g Substanz).

Einige Untersuchungen zur Qualitätssicherung
Reinheit

A. Aussehen der Lösung:
▶ 2,5 g Substanz in 50 ml verdünnter Essigsäure (12% G/V) lösen

▶ Nach Beendigung der Gasentwicklung 2 Min. lang zum Sieden erhitzen

---

[1] Nach DAB 9 ist für Pulvermischungen nicht diese Substanz, sondern „Schweres basisches Magnesiumcarbonat" zu verwenden, wenn „Basisches Magnesiumcarbonat" verordnet wird. Die beiden Substanzen unterscheiden sich durch das Füllvolumen.

Leichtes basisches Magnesiumcarbonat — Teil 1

- ▶ Abkühlen und mit verdünnter Essigsäure (12 % G/V) zu 50 ml auffüllen
- ▶ Trübungen bzw. Rückstände durch einen gewogenen Porzellanfiltertiegel (A3) abfiltrieren
- ▶ Lösung in Neßler-Zylindern bei Tageslicht in 4 cm Schichtdicke von oben gegen einen weißen Untergrund mit Farbvergleichslösung B_4 (RV) vergleichen.

Die Lösung darf nicht stärker gefärbt sein als die Farbvergleichslösung. Eine stärkere Färbung zeigt Verunreinigungen an.

B. In Essigsäure unlösliche Stoffe:
- ▶ Den bei einer evtl. notwendigen Filtration der Lösung nach A. erhaltenen Rückstand auswaschen
- ▶ Im Trockenschrank bei 105 °C trocknen, und bei 600 °C glühen.

Der Rückstand darf höchstens 0,05 % betragen, bezogen auf die Einwaage nach A. von 2,5 g Substanz.

C. Schwermetalle:
a)
- ▶ 20 ml Filtrat nach A. mit 15 ml Salzsäure (25 % G/V) mischen
- ▶ 2 Min. lang mit 25 ml Isobutylmethylketon schütteln
- ▶ Wäßrige Schicht in einer Porzellanschale zur Trockne eindampfen (Abzug!)
- ▶ Rückstand in einer Mischung aus 1 ml Essigsäure (30 % G/V) und 19 ml Wasser lösen

b)
- ▶ 12 ml Lösung nach (a) mit 2 ml Pufferlösung pH 3,5 (RV) versetzen
- ▶ 1,2 ml Thioacetamid-Reagenz zufügen (Prüflösung)

c)
- ▶ Gleichzeitig 2 ml Lösung nach A. mit 10 ml Blei-Standardlösung (1 ppm Pb) (RV) mischen
- ▶ 2 ml Pufferlösung pH 3,5 (RV) zufügen
- ▶ Mit 1,2 ml Thioacetamid-Reagenz (RV) versetzen (Vergleichslösung)
- ▶ Nach 2 Min. Lösung (b) und (c) in Neßler-Zylindern bei Tageslicht gegen einen weißen Untergrund vergleichen.

Die Prüflösung (b) darf nicht stärker gefärbt sein als die Vergleichslösung (c). Andernfalls liegen unzulässige Verunreinigungen durch Schwermetalle vor.

D. Wasserlösliche Stoffe:
- ▶ Ca. 1,000 g Substanz, genau gewogen, in 50 ml Wasser 5 Min. zum Sieden erhitzen
- ▶ Die noch heiße Lösung durch einen Glassintertiegel (40) (G3) filtrieren
- ▶ Filtrat in einer Abdampfschale zur Trockne eindampfen
- ▶ Rückstand bei 100° bis 105 °C im Trockenschrank bis zur Gewichtskonstanz trocknen.

Der Rückstand darf höchstens 1,0 % betragen.

Weitere Prüfungen (DAB 9)
In der Apotheke durchführbar: Chlorid, Sulfat, Arsen, Calcium, Eisen, Gehaltsbestimmung.

Teil 1

Schweres basisches Magnesiumcarbonat (DAB 9)

Magnesii subcarbonas ponderosus[1]
Magnesium subcarbonicum ponderosum
Magnesium carbonicum

Die Substanz muß den Anforderungen an „Leichtes basisches Magnesiumcarbonat" entsprechen, mit Ausnahme des Füllvolumens.

Füllvolumen:
- ▶ Bestimmung wie bei leichtem basischen Magnesiumcarbonat.

15 g Substanz müssen etwa 30 ml einnehmen (leichtes basisches Magnesiumcarbonat besitzt ein Füllvolumen von etwa 180 ml für 15 g Substanz).

---

[1] Diese Substanz ist nach DAB 9 für Pulvermischungen zu verwenden, wenn „Basisches Magnesiumcarbonat" verordnet wird.

Teil 1

Leichtes Magnesiumoxid (DAB 9)

Magnesii oxidum leve[1]
Magnesia usta
Gebrannte Magnesia

Löslichkeit: Unter Umsetzung löslich in verdünnten Säuren; praktisch unlöslich in Wasser.
Zur Prüfung erforderlich: Identität: 0,1 g (ohne Füllvolumen).
Qualitätssicherung: 3,5 g.

Identität

1. Organoleptik:
Weißes, feines, amorphes Pulver; geruchlos; leicht alkalischer Geschmack. Nimmt aus der Luft langsam Feuchtigkeit und Kohlendioxid auf.

2. Reaktionen:
A. ▶ 50 mg Substanz in 1 ml Wasser kräftig schütteln
   ▶ 2 Tropfen Phenolphthalein-Lösung (RV) zufügen.

   Rosafärbung durch eine leicht alkalische Reaktion.

B. ▶ 50 mg Substanz in 2 ml verdünnter Salpetersäure (12,5 % G/V) lösen
   ▶ 0,5 ml Ammoniumchlorid-Lösung (10,7 % G/V) zufügen
   ▶ Mit Ammoniaklösung (17,5 % G/G) alkalisieren
   ▶ Natriummonohydrogenphosphat-Lösung (9 % G/V) zufügen.

   Auf Zusatz der Ammoniaklösung bleibt die Lösung klar. Mit Natriummonohydrogenphosphat Fällung von weißem, kristallinem Ammoniummagnesiumphosphat.

3. Füllvolumen:
▶ Auf einen in 1 ml unterteilten 250 ml Meßzylinder einen Trichter setzen
▶ 15 g der frisch gesiebten Substanz (Siebnummer 710) locker einfüllen
▶ Oberfläche mit einem Pinsel vorsichtig einebnen
▶ Nach 1 Min. Volumen ablesen.

15 g Substanz müssen etwa 150 ml einnehmen (das ebenfalls im Handel befindliche schwerere Präparat besitzt ein Füllvolumen von etwa 30 ml pro 15 g Substanz).

Einige Untersuchungen zur Qualitätssicherung

Reinheit

A. Aussehen der Lösung:
▶ 2,5 g Substanz in einer Mischung aus 35 ml Essigsäure (30 % G/V) und 15 ml Wasser lösen
▶ 2 Min. lang zum Sieden erhitzen
▶ Abkühlen und mit verdünnter Essigsäure (12 % G/V) zu 50 ml ergänzen

---

[1] Auch als „gebrannte Magnesia" bzw. „Magnesium oxidatum levissimum" bezeichnet. Es ist noch eine spezifisch schwerere Qualität im Handel, welche sich von der vorliegenden Substanz durch das Füllvolumen unterscheidet (Schweres Magnesiumoxid, DAB 9).

Leichtes Magnesiumoxid — Teil 1

- ▶ Trübungen bzw. Rückstände durch einen gewogenen Porzellanfiltertiegel (A3) abfiltrieren
- ▶ Lösung in Neßler-Zylindern in 4 cm Schichtdicke von oben bei Tageslicht gegen einen weißen Untergrund mit Farbvergleichslösung B_2 (RV) vergleichen.

Die Lösung darf nicht stärker gefärbt sein als die Farbvergleichslösung. Eine stärkere Färbung zeigt Verunreinigungen an.

B. In Essigsäure unlösliche Stoffe:
- ▶ Den bei einer evtl. notwendigen Filtration der Lösung nach A. erhaltenen Rückstand auswaschen
- ▶ Im Trockenschrank bei 105 °C trocknen und bei 600 °C glühen.

Der Rückstand darf höchstens 0,1 % betragen (bezogen auf die Einwaage nach A. von 2,5 g Substanz).

C. Schwermetalle:

a) ▶ 20 ml Filtrat nach A. mit 15 ml Salzsäure R1 (25 % G/V) mischen
- ▶ 2 Min. lang mit 25 ml Isobutylmethylketon schütteln
- ▶ Wäßrige Schicht in einer Porzellanschale zur Trockne eindampfen (Abzug!)
- ▶ Rückstand in einer Mischung von 1,5 ml Essigsäure (30 % G/V) und 28,5 ml Wasser lösen

b) ▶ 12 ml Lösung nach (a) mit 2 ml Pufferlösung pH 3,5 (RV) versetzen
- ▶ Mit 1,2 ml Thioacetamid-Reagenz (RV) versetzen (Prüflösung)

c) ▶ Gleichzeitig 2 ml Lösung nach (a) mit 10 ml Blei-Standardlösung (1 ppm Pb) R mischen
- ▶ 2 ml Pufferlösung pH 3,5 (RV) zusetzen
- ▶ Mit 1,2 ml Thioacetamid-Reagenz (RV) versetzen
- ▶ Nach 2 Min. Lösung (b) und (c) in Neßler-Zylindern bei Tageslicht gegen einen weißen Untergrund vergleichen.

Die Prüflösung (b) darf nicht stärker braun gefärbt sein als die Vergleichslösung (c). Andernfalls liegen unzulässige Verunreinigungen durch Schwermetalle vor (Schwermetallsulfide).

D. Wasserlösliche Stoffe:
- ▶ Ca. 1,000 g Substanz, genau gewogen, mit 50 ml Wasser 5 Min. lang zum Sieden erhitzen
- ▶ Die noch heiße Lösung durch einen Glassintertiegel (40) (G3) filtrieren
- ▶ Filtrat in einer Abdampfschale zur Trockne eindampfen
- ▶ Rückstand bei 100 ° bis 105 °C im Trockenschrank bis zur Gewichtskonstanz trocknen.

Der Rückstand darf höchstens 2,0 % betragen.

Weitere Prüfungen (DAB 9)
In der Apotheke durchführbar: Chlorid, Sulfat, Arsen, Calcium, Eisen, Glühverlust, Gehaltsbestimmung.

Teil 1

Magnesiumperoxid (DAB 9)

Magnesii peroxidum
Magnesium peroxidatum
25 %

Löslichkeit: Unter Zersetzung löslich in verdünnten Säuren; praktisch unlöslich in Wasser.
Zur Prüfung erforderlich: Identität: 0,07 g.
Qualitätssicherung: 2,7 g.

Identität

1. Organoleptik:
Leichtes, weißes Pulver; geruchlos; geschmacklos.

2. Reaktionen:

A. ▶ Ca. 20 mg Substanz in ca. 0,4 ml verdünnter Schwefelsäure (9,8 % G/V) lösen und 1 ml Wasser zufügen

▶ Lösung mit 0,5 ml 0,1 N-Kaliumdichromat-Lösung und 3 ml Ether versetzen

▶ Kräftig schütteln (Vorsicht!).

Der Ether färbt sich tiefblau (Freisetzung von Wasserstoffperoxid und Bildung eines instabilen Chromperoxids, das sich mit blauer Farbe in Ether löst).

B. ▶ 50 mg Substanz in 2 ml verdünnter Salzsäure (7,3 % G/V) lösen

▶ Einige Min. aufkochen und 0,5 ml Ammoniumchlorid-Lösung (10,7 % G/V) zufügen

▶ Mit Ammoniaklösung (17,5 % G/G) alkalisieren

▶ Natriummonohydrogenphosphat-Lösung (9 % G/V) zufügen.

Auf Zusatz der Ammoniaklösung bleibt die Lösung klar. Mit Natriummonohydrogenphosphat Fällung von weißem, kristallinem Ammoniummagnesiumphosphat.

Einige Untersuchungen zur Qualitätssicherung

1. Reinheit

A. Aussehen der Lösung:

▶ 2,5 g Substanz in 20 ml Salzsäure (25 % G/V) lösen

▶ Auf dem Wasserbad zur Trockne eindampfen

▶ Rückstand in Wasser zu 25 ml lösen

▶ Lösung in Neßler-Zylindern bei Tageslicht in 4 cm Schichtdicke von oben gegen einen dunklen Untergrund mit Referenzsuspension IV (RV) vergleichen (Trübungsvergleich)

▶ Die gleichen Proben gegen einen weißen Untergrund mit Farbvergleichslösung G₄ (RV) vergleichen (Farbvergleich).

*Das gebildete Wasserstoffperoxid wird durch Eindampfen entfernt.
Die Lösung muß schwächer opaleszierend sein als die Referenzsuspension. Stärkere Trübungen zeigen Verunreinigungen an. Die Lösung darf nicht stärker gefärbt sein als die Farbvergleichslösung. Stärkere Färbungen zeigen Verunreinigungen an.*

B. Schwermetalle:

a) ▶ 15 ml Lösung nach A. mit verdünnter Ammoniaklösung (10% G/V) gegen Universalindikatorpapier neutralisieren

▶ Filtrieren und mit Wasser zu 30 ml verdünnen[1]

b) ▶ 12 ml Lösung nach (a) mit 2 ml Pufferlösung pH 3,5 (RV) versetzen

▶ 1,2 ml Thioacetamid-Reagenz (RV) zufügen (Prüflösung)

c) ▶ Gleichzeitig 2 ml Lösung nach (a) mit 10 ml Blei-Standardlösung (2 ppm Pb) versetzen

▶ Mit 1,2 ml Thioacetamid-Reagenz (RV) versetzen

▶ Nach 2 Min. Lösung (b) und (c) in Neßler-Zylindern bei Tageslicht gegen einen weißen Untergrund vergleichen.

Die Prüflösung (b) darf nicht stärker braun gefärbt sein als die Vergleichslösung (c). Andernfalls liegen unzulässige Verunreinigungen durch Schwermetalle vor (Schwermetallsulfide).

2. Gehaltsbestimmung

▶ Ca. 0,200 g Substanz, genau gewogen, in einem Iodzahlkolben mit 10 ml Wasser anschütteln

▶ 5 ml Salzsäure (25% G/V) zusetzen

▶ 6 ml Kaliumiodid-Lösung (16,6% G/V) zufügen

▶ 5 ml Wasser und 0,05 ml Ammoniummolybdat-Lösung (10% G/V) zufügen

▶ Kolben sofort verschließen und unter häufigem Umschütteln 3 Min. lang stehenlassen

▶ Iodidfreie Stärkelösung (RV) zusetzen

▶ Unter häufigem Umschütteln mit 0,1 N-Natriumthiosulfat-Lösung titrieren.

In saurer Lösung freigesetztes Wasserstoffperoxid oxidiert Iodid zu Iod. Ammoniummolybdat dient als Oxidationskatalysator.

1 ml 0,1 N-Natriumthiosulfat-Lösung entspricht 2,815 mg Magnesiumperoxid.
Verbrauch bei 0,2000 g Einwaage mindestens 17,1 ml und höchstens 19,9 ml 0,1 N-Natriumthiosulfat-Lösung (F = 1,000).

Entspricht einem Gehalt von mindestens 24,0 und höchstens 28,0% Magnesiumperoxid.

Weitere Prüfungen (DAB 9)
In der Apotheke durchführbar: Alkalisch reagierende Substanzen, Chlorid, Sulfat, Calcium, Eisen, wasserlösliche Salze.

---

[1] Eine etwaige Gelbfärbung des Filtrats durch Zusatz einiger Tropfen einer Lösung von Hydroxylaminhydrochlorid (1% G/V) unter schwachem Erwärmen beseitigen.

Teil 1

Magnesiumsulfat (DAB 10)
(Standardzulassung 1199.99.99)

Magnesii sulfas[1)]
Magnesium sulfuricum
Bittersalz

Löslichkeit: Löslich in Wasser; praktisch unlöslich in Ethanol.
Zur Prüfung erforderlich: Identität: 0,55 g.
　　　　　　　　　　　　　Qualitätssicherung: 3,5 g.

Identität

1. Organoleptik:
Glänzende, farblose Kristalle oder weißes, kristallines Pulver; geruchlos; bitterer Geschmack. Verwittert an trockener Luft bei Raumtemperatur. An feuchter Luft beständig. Die Substanz verliert beim Erhitzen im Schmelzpunktröhrchen bei ca. 105 °C Kristallwasser.

2. Reaktionen:
A. ▶ 50 mg Substanz in 2 ml Wasser lösen

　▶ 1 ml Lösung mit 0,5 ml Ammoniumchlorid-Lösung (10,7 % G/V) versetzen

　▶ Mit Ammoniaklösung (17,5 % G/G) alkalisieren

　▶ Natriummonohydrogenphosphat-Lösung (9 % G/V) zufügen.

Auf Zusatz der Ammoniaklösung bleibt die Lösung klar. Mit Natriumhydrogenphosphat Fällung von weißem, kristallinem Ammoniummagnesiumphosphat.

B. ▶ 1 ml Lösung nach A. mit verdünnter Salzsäure (7,3 % G/V) ansäuern

　▶ Mit Bariumchlorid-Lösung R1 (6,1 % G/V) versetzen.

Weißer Niederschlag von Bariumsulfat.

3. Trocknungsverlust:
▶ Ca. 0,500 g Substanz, genau gewogen, in einem Porzellantiegel 1 Std. lang bei 110° bis 120 °C im Trockenschrank trocknen

▶ Anschließend mit dem Bunsenbrenner zur beginnenden Rotglut (ca. 400 °C) bis zur Gewichtskonstanz erhitzen.

Der Trocknungsverlust muß zwischen 48,0 und 52,0 % liegen (die Substanz liegt als Heptahydrat vor).

Einige Untersuchungen zur Qualitätssicherung
Reinheit

A. Aussehen der Lösung:
▶ 2,5 g Substanz zu 25,0 ml lösen

▶ Lösung in Neßler-Zylindern bei Tageslicht in 4 cm Schichtdicke von oben gegen einen dunklen Untergrund mit Wasser vergleichen (Trübungsvergleich)

▶ Die gleichen Proben in gleicher Weise gegen einen weißen Untergrund vergleichen (Farbvergleich).

Die Lösung muß klar und farblos sein. Trübungen und Färbungen zeigen Verunreinigungen an.

[1)] Magnesiumsulfat liegt als Heptahydrat vor.

Magnesiumsulfat — Teil 1

B. Sauer oder alkalisch reagierende Verunreinigungen:
- ▶ 10,0 ml Lösung nach A. mit einem Tropfen Phenolrot-Lösung (RV) versetzen
- ▶ Ist die Lösung gelb gefärbt, 0,2 ml 0,01 N-Natriumhydroxid-Lösung zufügen
- ▶ Ist die Lösung nach Phenolrot-Zusatz rotviolett gefärbt, 0,2 ml 0,01 N-Salzsäure zufügen.

Nach Phenolrot-Zusatz ist die Lösung entweder gelb oder rotviolett gefärbt. Färbt sich die zunächst gelbe Lösung mit Natriumhydroxid nicht rotviolett, so liegen sauer reagierende Verunreinigungen vor. Färbt sich die zunächst rotviolette Lösung mit Salzsäure nicht gelb, so liegen alkalisch reagierende Verunreinigungen vor.

C. Schwermetalle:

a)
- ▶ 12 ml Lösung nach A. mit 2 ml Pufferlösung pH 3,5 (RV) versetzen
- ▶ Mit 1,2 ml Thioacetamid-Reagenz mischen (Prüflösung)

b)
- ▶ Gleichzeitig 2 ml Lösung nach A. mit 10 ml Blei-Standardlösung (1 ppm Pb) (RV) mischen
- ▶ Mit 2 ml Pufferlösung pH 3,5 (RV) versetzen
- ▶ 1,2 ml Thioacetamid-Reagenz (RV) zusetzen (Vergleichslösung)
- ▶ Nach 2 Min. Lösung (a) und (b) in Neßler-Zylindern bei Tageslicht gegen einen weißen Untergrund vergleichen.

Die Prüflösung (a) darf nicht stärker braun gefärbt sein als die Vergleichslösung (b), andernfalls liegen unzulässige Verunreinigungen durch Schwermetalle vor (Schwermetallsulfide).

D. Arsen (Ph. Eur. I/II):

a)
- ▶ 1 g Substanz in einer Mischung aus 4 ml Salzsäure (36,5 % G/G) und 3 ml Hypophosphit-Reagenz (RV) lösen
- ▶ 15 Min. lang unter gelegentlichem Umschütteln im siedenden Wasserbad erwärmen (Prüflösung)

b)
- ▶ Gleichzeitig 0,5 ml Arsen-Standardlösung (10 ppm As) (RV) mit 4 ml Salzsäure (36,5 % G/G) und 3 ml Hypophosphit-Reagenz (RV) mischen
- ▶ 15 Min. lang unter gelegentlichem Umschütteln im siedenden Wasserbad erwärmen (Vergleichslösung)
- ▶ Lösung (a) und (b) in Neßler-Zylindern bei Tageslicht gegen einen weißen Untergrund vergleichen.

Die Prüflösung (a) darf nicht stärker dunkel gefärbt sein als die Vergleichslösung (b), andernfalls liegen Verunreinigungen durch Arsen vor (Reduktion von Arsenverbindungen zu braunem, elementarem Arsen durch Hypophosphit).

Weitere Prüfungen (DAB 10)
In der Apotheke durchführbar: Eisen, Chlorid, Gehaltsbestimmung.

Teil 1

Mandelöl (DAB 9)

Amygdalae oleum
Oleum Amygdalarum
Prunus-dulcis var.
amara-Samenöl
var. dulcis-Samenöl

Mischbarkeit: Mischbar mit Ether, Chloroform und Petroläther; wenig mischbar mit absolutem Ethanol; praktisch nicht mischbar mit Ethanol 90% (V/V).

Zur Prüfung erforderlich: Identität: 1 g.
Qualitätssicherung: Ca. 15 g.

Identität

1. Organoleptik:
Hellgelbes Öl; schwacher Geruch nach Mandeln; milder Geschmack.

2. Dünnschichtchromatographie:
HPTLC-Fertigplatten RP-18 F_{254}.
Untersuchungslösung: 2 Tropfen Substanz in 3 ml Chloroform.
Vergleichslösung (a): 2 Tropfen authentische Vergleichssubstanz in 3 ml Chloroform.
oder
Vergleichslösung (b): 2 Tropfen Maisöl in 3 ml Chloroform.
Aufzutragende Menge: Je 1 Tropfen (1 bis 2 μl).
Fließmittel: Acetonitril-Ethylacetat (1+1).
Laufhöhe: 8 cm (zweimal).
Laufzeit: Zweimal je ca. 15 Min.

- Substanz 0,5 cm vom unteren Plattenrand auftragen
- 1 cm vom unteren Plattenrand mit Bleistift seitliche Markierung anbringen
- In Ether bis zu dieser Markierung laufen lassen
- Trocknen
- Vorgang wiederholen
- Dann im angegebenen Fließmittel laufen lassen
- Trocknen
- Nochmals im gleichen Fließmittel laufen lassen
- Abdunsten des Fließmittels
- Mit Molybdatophosphorsäure 10% (RV) besprühen
- 2 bis 3 Min. lang auf 120 °C erhitzen.

Die Substanz wird durch das mehrfache Entwickeln in Ether zu einer schmalen Startzone konzentriert.

Die Substanz muß ein mit der authentischen Vergleichssubstanz übereinstimmendes Chromatogramm ergeben, der Fleck A muß deutlich stärker, Fleck B deutlich schwächer ausgeprägt sein als die auf gleicher Höhe liegenden Flecke des Maisöls.

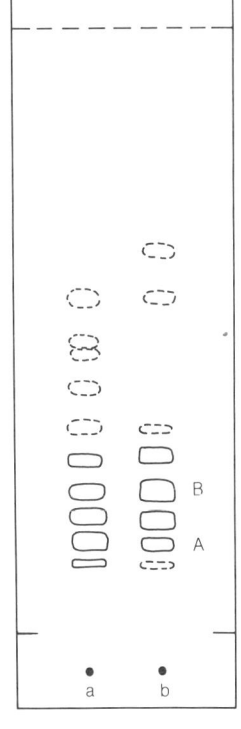

Apothekengerechte Prüfvorschriften 1988, 2. Erg.-Lfg.

3. Erstarrungstemperatur:

▶ Substanz auf −10 °C abkühlen.

Die Substanz muß klar bleiben. Mandelöl erstarrt erst bei etwa −18 °C.

Einige Untersuchungen zur Qualitätssicherung
Reinheit

A. Verdorbenheit:
▶ Geruch und Geschmack der warmen Substanz prüfen.

Ranziger Geruch oder Geschmack zeigt Verdorbenheit an.

B. Aussehen:
▶ Substanz in Neßler-Zylindern bei Tageslicht in 4 cm Schichtdicke von oben gegen einen dunklen Untergrund mit Wasser vergleichen (Trübungsvergleich)

▶ Die gleiche Probe in gleicher Weise gegen einen weißen Untergrund mit Farbvergleichslösung G_3 vergleichen (Farbvergleich).

Die Lösung muß klar sein und darf nicht stärker gefärbt sein als die Vergleichslösung. Trübungen und stärkere Färbungen zeigen Verunreinigungen oder eine überalterte Substanz an.

C. Aprikosenkern- oder Pfirsichkernöl:
▶ 2 ml Substanz unter Kühlung mit 1 ml Wasser und 1 ml rauchender Salpetersäure (95 % G/G) versetzen (Schutzbrille!)

▶ Kräftig durchschütteln.

Die Mischung muß farblos sein. Rosa- oder Braunfärbung zeigt Aprikosenkern- oder Pfirsichkernöl an.

D. Trocknende Öle:
▶ 1 ml Substanz und 5 ml Salpetersäure (65 % G/G) in kleinen Anteilen mit ca. 0,5 g Natriumnitrit versetzen

▶ In den Kühlschrank stellen.

Das Öl erstarrt innerhalb von 4 bis 10 Std. zu einer weißen Masse. Bei trocknenden Ölen bleibt die Mischung flüssig.

E. Sesamöl:
▶ 2 ml Substanz mit 1 ml Salzsäure (36,5 % G/G), die 1 % Saccharose enthält, versetzen

▶ Schütteln, nach 5 Min. gegen einen weißen Hintergrund betrachten.

Die untere Phase darf sich nicht rosa oder rot färben, andernfalls liegt Sesamöl vor.

F. Flüssige und feste Kohlenwasserstoffe:
▶ 3,0 g Substanz, 4 ml Kaliumhydroxid-Lösung (20 % G/V) und 3 ml Ethanol 96 % (V/V) auf dem Wasserbad unter Rückfluß 10 Min. lang erhitzen

▶ Mit 30 ml siedendem Wasser mischen

▶ Schaum durch Auftropfen von 0,1 ml Ethanol 96 % (V/V) beseitigen.

Die Lösung muß klar sein und darf an der Oberfläche kein Öl abscheiden, andernfalls liegen Verunreinigungen durch Kohlenwasserstoffe vor.

G. Säurezahl:
- 25 ml eines Gemisches aus gleichen Teilen Ethanol und Ether mit 1 ml Phenolphthalein-Lösung (RV) versetzen
- 0,1 N-Kaliumhydroxid-Lösung bis zur 15 Sek. lang bestehenbleibenden Rosafärbung zusetzen
- 5,61 g Substanz in diesem Gemisch lösen
- 1,50 ml 0,1 N-Kaliumhydroxid-Lösung zusetzen.

Es muß eine mindestens 15 Sek. lang bestehenbleibende Rosafärbung auftreten. Andernfalls ist die Säurezahl zu hoch (freie Säuren aus verseiftem Öl).

Weitere Prüfungen (DAB 9)
In der Apotheke durchführbar: Relative Dichte, Iodzahl, Peroxidzahl, unverseifbare Anteile, Verseifungszahl, alkalisch reagierende Substanzen in fetten Ölen.
Des weiteren: Fremde fette Öle (GC).
Für Mandelöl zur parenteralen Anwendung ist bei Prüfung G nur 0,50 ml 0,1 N-Kaliumhydroxid-Lösung zu verwenden.
Zusätzliche Prüfungen: Wasser (Karl-Fischer-Methode), Peroxidzahl (höchstens 5,0).

Teil 1

Methanol (DAB 9)

Methanolum
Alcohol methylicus
Carbinol
Methylalkohol
mind. 99,5 %

Mischbarkeit: Mischbar mit Wasser, Aceton, Chloroform, Dichlormethan, Ethanol, Ether.
Zur Prüfung erforderlich: Identität: 2 ml.
Qualitätssicherung: 135 ml.

Identität

1. Organoleptik:
Klare, farblose, leicht bewegliche Flüssigkeit; charakteristischer Geruch; brennender Geschmack. Beim Mischen mit Wasser Volumenkontraktion und Wärmeentwicklung.

2. Reaktion:
- In einem Reagenzglas 2 ml Substanz mit 0,5 ml Natriumtetraborat-Lösung (5 % G/V) mischen
- 0,1 ml Schwefelsäure (96 % G/G) zufügen (Vorsicht!)
- In der Bunsenflamme vorsichtig unter Schütteln erhitzen
- Die entstehenden Dämpfe entzünden.

Die Dämpfe brennen mit grüner Flamme (Borsäuretrimethylester).

3. Relative Dichte[1]:
20 °C: 0,791 bis 0,793. 25 °C: 0,789.

4. Siedepunkt:
64 ° bis 65 °C.

Einige Untersuchungen zur Qualitätssicherung
Reinheit

A. Aussehen:
- Substanz in Neßler-Zylindern in 4 cm Schichtdicke bei Tageslicht von oben gegen einen dunklen Untergrund mit Wasser vergleichen (Trübungsvergleich)
- Die gleichen Proben in gleicher Weise gegen einen weißen Untergrund vergleichen (Farbvergleich).

Die Substanz muß klar und farblos sein, andernfalls liegen Verunreinigungen vor.

B. Sauer reagierende Substanzen:
- 15 ml Substanz mit 15 ml Wasser mischen
- 0,1 ml Bromcresolgrün-Lösung (RV) zugeben
- 1,3 ml 0,01 N-Natriumhydroxid-Lösung zugeben.

Die Lösung muß nach Zugabe der Natriumhydroxid-Lösung blau gefärbt sein. Andernfalls liegen sauer reagierende Verunreinigungen vor.

---

[1] Aus der relativen Dichte läßt sich der Gehalt (G/G) ermitteln (Tabelle für 25 ° C Seite 360/2).

Apothekengerechte Prüfvorschriften Jan. 1990, 3. Erg.-Lfg.

Methanol — Teil 1

C. Reduzierende Substanzen:

a) ▶ 10 ml Substanz im Wasserbad auf 20 ± 1 °C einstellen

▶ 1,0 ml 0,01 N-Kaliumpermanganatlösung im Wasserbad auf 20 ± 1 °C einstellen

b) ▶ 1,1 ml Stammlösung Gelb (RV), 2,6 ml Stammlösung Rot (RV) und 6,3 ml Salzsäure (1 % G/V) mischen (Vergleichslösung)

c) ▶ Lösungen nach a) mischen und 8 Min. lang im Wasserbad bei 20 ± 1 °C belassen (Prüflösung)

▶ Sofort danach Prüflösung und Vergleichslösung in gleicher Schichtdicke gegen einen weißen Untergrund vergleichen.

Die Prüflösung muß noch deutlich stärker Rotviolett gefärbt sein als die lachsfarbene Vergleichslösung. Sie darf die Farbe der Vergleichslösung erst 10 Min. nach Mischung der Lösungen nach a) erreichen. Andernfalls liegen unzulässige reduzierende Substanzen vor.

D. Verhalten gegen Schwefelsäure:

▶ 5 ml Substanz im Eisbad vorsichtig mit 5 ml vorher im Eisbad gekühlter Schwefelsäure (96 % G/G) mischen

▶ Nach 1 Min. Färbung der Mischung beurteilen.

Die Lösung darf sich innerhalb 1 Min. nicht verfärben.

E. Nichtflüchtige Bestandteile:

▶ 1,00 g Substanz vorsichtig im Wasserbad eindampfen (Abzug!)

▶ Rückstand bei 100 °C bis 105 °C im Trockenschrank trocknen.

Der Rückstand darf höchstens 1 mg betragen.

Weitere Prüfungen (DAB 9)
In der Apotheke durchführbar: Aceton, Schwermetalle, Zink, Eisen.
Des weiteren: Brechungsindex, Wasser (Karl-Fischer-Methode).

Ermittlung des Methanol-Gehaltes in Prozent (G/G) von Methanol-Wasser-Mischungen aus der relativen Dichte bei 25 °C (d_{25}^{25})

Relative Dichte	0,7890	0,8038	0,8182	0,8317
% (G/G)	100	95	90	85
Relative Dichte	0,8449	0,8578	0,8700	0,8818	0,8936
% (G/G)	80	75	70	65	60
Relative Dichte	0,9045	0,9149	0,9247	0,9343	
% (G/G)	55	50	45	40	

Teil 1

Methylsalicylat (DAB 9)

Methylis salicylas
Methylium salicylicum
Salicylsäuremethylester

Löslichkeit: Mischbar mit Ethanol, Chloroform, fetten und ätherischen Ölen; sehr schwer mischbar mit Wasser.

Zur Prüfung erforderlich: Identität: Ca. 0,1 g.
Qualitätssicherung: Ca. 5 g.

Identität

1. Organoleptik:
Klare, farblose oder schwach gelb gefärbte Flüssigkeit; charakteristischer Geruch; süßlich-brennender Geschmack. Gelbfärbung durch Luft- und Lichteinwirkung.

2. Relative Dichte:
1,180 bis 1,186.

3. Dünnschichtchromatographie:
Kieselgel F_{254}.
Untersuchungslösung: 5 mg Substanz in 1 ml Chloroform.
Vergleichslösung: 5 mg authentische Substanz in 1 ml Chloroform.
Aufzutragende Menge: Je 10 μl.
Fließmittel: Chloroform — Aceton — Ameisensäure (98 % G/G) (70+29+1).
Laufhöhe: 12 cm.
Laufzeit: Ca. 30 Min.

▶ Abdunsten des Fließmittels
▶ Unter der UV-Lampe (254 nm und 365 nm) Flecke markieren.

Dunkelvioletter (254 nm) bzw. hellvioletter (365 nm) Fleck bei Rf ca. 0,60 in Höhe der Vergleichssubstanz.

4. Reaktion:
▶ Ca. 100 mg Substanz mit 5 ml Wasser schütteln
▶ 1 Tropfen Eisen(III)-chlorid-Lösung R1 (10,5 % G/V) zufügen.

Violettfärbung (Eisen(III)-chlorid-Reaktion auf Phenole und Enole).

Einige Untersuchungen zur Qualitätssicherung
Reinheit

A. Aussehen der Lösung:
▶ 2,0 ml Substanz in 10 ml Ethanol 96 % (V/V) lösen
▶ Lösung in Neßler-Zylindern bei Tageslicht in 4 cm Schichtdicke von oben gegen einen dunklen Untergrund mit Ethanol 70 % (V/V) vergleichen

| ▶ Lösung in der gleichen Weise gegen einen weißen Untergrund mit Farbvergleichslösung G₇ (RV) vergleichen. | *Die Substanz muß sich vollständig lösen. Rückstände bzw. Trübungen und Färbungen zeigen Verunreinigungen an.* |

B. Sauer reagierende Substanzen:
▶ 0,1 ml Bromcresolgrün-Lösung (RV) zu 25 ml Ethanol 96 % (V/V) hinzufügen
▶ Mit 0,1 N-Natriumhydroxid-Lösung bis zur Blaufärbung neutralisieren
▶ 2,5 g Substanz zugeben
▶ 0,2 ml 0,1 N-Natriumhydroxid-Lösung zugeben.

Die blaue Lösung wird bei Zugabe der Substanz gelblich. Mit Natriumhydroxid-Lösung muß erneut ein Umschlag nach Blau erfolgen. Andernfalls liegen unzulässige sauer reagierende Substanzen vor.

Weitere Prüfungen (DAB 9)
In der Apotheke durchführbar: Gehaltsbestimmung.
Des weiteren: Brechungsindex.

Teil 1

Milchsäure (DAB 9)

Acidum lacticum

Mischbarkeit: Mischbar mit Wasser, Ethanol und Ether; praktisch nicht mischbar mit Chloroform und Petroläther.

Zur Prüfung erforderlich: Identität: Ca. 0,1 g.
Qualitätssicherung: Ca. 9,2 g.

Identität

1. Organoleptik:
Sirupartige, farblose bis schwach gelbliche, klare, hygroskopische Flüssigkeit; geruchlos; ätzend; in verdünnter wäßriger Lösung saurer Geschmack.

2. Relative Dichte:
1,20 bis 1,21.

3. Reaktionen:

A. ▶ 1 Tropfen Substanz mit 1 ml Wasser verdünnen, pH mit pH-Papier messen.

Die Substanz reagiert stark sauer (pH unter 1).

B. ▶ Lösung nach A. mit 1 bis 2 Kristallen Kaliumpermanganat versetzen

▶ Erhitzen bis zur Abscheidung brauner Flocken

▶ Mit Teststreifen auf Ketonkörper prüfen.

Der Ketonkörper-Nachweis ist positiv.

C. ▶ Einige Tropfen Substanz mit 2 ml Wasser und 1 Tropfen Eisen(III)-chlorid-Lösung R2 (1,3 % G/V) versetzen.

Die Mischung färbt sich zitronengelb.

Einige Untersuchungen zur Qualitätssicherung

1. Reinheit

A. Aussehen:

▶ Substanz in Neßler-Zylindern bei Tageslicht in 4 cm Schichtdicke von oben gegen einen weißen Untergrund mit einer Mischung aus 5 ml Farbreferenzlösung G und 95 ml Salzsäure (1 % G/V) vergleichen.

Die Substanz darf nicht stärker gefärbt sein als die Vergleichslösung. Andernfalls liegen Verunreinigungen vor.

B. Citronen-, Oxal- und Phosphorsäure:

▶ 3 g Substanz in 25 ml 1 N-Natriumhydroxid-Lösung lösen und mit Wasser zu 30 ml auffüllen.

▶ 5 ml Lösung mit verdünnter Ammoniak-Lösung R1 (10 % G/V) bis zur schwach alkalischen Reaktion versetzen

▶ 1 ml Calciumchlorid-Lösung (7,35 % G/V) hinzufügen

▶ 5 Min. lang im Wasserbad erhitzen.

Die Lösung muß nach Erhitzen im Wasserbad klar sein. Trübungen zeigen Verunreinigungen durch andere Säuren an (in heißem Wasser schwer lösliche Calciumsalze).

C. Schwermetalle:

a) ▶ 12 ml Lösung nach B. mit 1,2 ml Thioacetamid-Reagenz (RV) und 2 ml Pufferlösung pH 3,5 (RV) mischen (Prüflösung)

b) ▶ Gleichzeitig 10 ml Blei-Standardlösung 1 ppm Pb) (RV), 1,2 ml Thioacetamid-Reagenz (RV), 2 ml Lösung nach B. und 2 ml Pufferlösung pH 3,5 (RV) mischen (Vergleichslösung)

▶ Nach 2 Min. Lösungen (a) und (b) in Neßler-Zylindern bei Tageslicht gegen einen weißen Untergrund vergleichen.

Die Prüflösung (a) darf nicht dunkler gefärbt sein als die Vergleichslösung (b), andernfalls liegen Verunreinigungen durch Schwermetalle vor (Schwermetallsulfide).

D. Flüchtige Fettsäuren:

▶ In einem mit einem Glasstopfen verschlossenen Erlenmeyerkolben 5 g Substanz auf 50° bis 60 °C erwärmen

▶ Stopfen entfernen

▶ Geruch prüfen.

Unmittelbar nach dem Entfernen des Stopfens muß die Substanz geruchlos sein; ein unangenehmer Geruch zeigt niedere Fettsäuren an.

E. Etherunlösliche Substanzen:

▶ 1,0 g Substanz in 25 ml Ether lösen

▶ 10,0 ml Lösung in Neßler-Zylindern bei Tageslicht gegen einen dunklen Untergrund mit 10,0 ml Ether vergleichen.

Die Lösung muß klar sein. Trübungen zeigen Verunreinigungen an.

2. Gehaltsbestimmung

▶ Ca. 0,200 g Substanz, genau gewogen, in einem Iodzahlkolben mit 20 ml Wasser und 50 ml 0,1 N-Natriumhydroxid-Lösung versetzen

▶ Im verschlossenen Kolben 30 Min. lang stehen lassen

▶ 10 Tropfen Phenolphthalein-Lösung (RV) hinzusetzen und mit 0,1 N-Salzsäure bis zum Farbumschlag titrieren.

Die in der Substanz vorhandene freie Milchsäure und die während des Stehenlassens aus gespaltenen Estergruppen entstandene Milchsäure werden mit Natriumhydroxid neutralisiert. Die nicht verbrauchte Menge Natriumhydroxid wird mit Salzsäure zurücktitriert.

1 ml 0,1 N-Natriumhydroxid-Lösung entspricht 9,01 mg Milchsäure.
Bei 0,2000 g Einwaage Verbrauch höchstens 30,47 ml und mindestens 29,58 ml 0,1 N-Salzsäure (F = 1,000).

Entspricht einem Gehalt von mindestens 88 und höchstens 92% (G/G) Milchsäure.

Weitere Prüfungen (DAB 9)
In der Apotheke durchführbar: Methanol und Methylester, Sulfat, Calcium, Zucker und andere reduzierende Substanzen, Sulfatasche.

Teil 1

Morphinhydrochlorid (DAB 9)

Morphini hydrochloridum[1])
Morphinum hydrochloricum

Löslichkeit: Löslich in Wasser und Glycerol; wenig löslich in Ethanol; praktisch unlöslich in Ether und Chloroform.

Zur Prüfung erforderlich: Identität: Ca. 0,026 g (ohne Trocknungsverlust).
Qualitätssicherung: 0,55 g.

Identität

1. Organoleptik:
Weißes kristallines Pulver oder farblose, seidenartige Nadeln oder würfelförmige, weiße Masse; bitterer Geschmack.

2. Dünnschichtchromatographie:
Kieselgel F_{254}.
Untersuchungslösung: 10 mg Substanz in 1 ml Ethanol 50% (V/V).
Vergleichslösung (a): 3 mg authentische Substanz in 1 ml Ethanol 50% (V/V).
Zur Prüfung auf verwandte Substanzen (Qualitätssicherung C.) ist zusätzlich die Vergleichslösung (b) aufzutragen.
Vergleichslösung (b): In 0,5 ml Untersuchungslösung 5 mg Codeinphosphat lösen. 0,1 ml dieser Lösung mit Ethanol 50% (V/V) auf 10 ml verdünnen.
Aufzutragende Menge: Je 10 µl.
Fließmittel: Toluol-Ethanol 70% (V/V)-Aceton-Ammoniaklösung (26% G/V) (35+35+32,5+2,5).
Laufhöhe: 15 cm.
Laufzeit: Ca. 1 Std.

▶ Abdunsten des Fließmittels
▶ Unter der UV-Lampe (254 nm) Flecke markieren
▶ Mit Draggendorfs Reagenz (RV) besprühen.

In der Untersuchungslösung fluoreszenzmindernder Fleck bei Rf ca. 0,5 in Höhe der Vergleichslösung (a). Nach Besprühen orangeroter Fleck bei Rf ca. 0,5 in Höhe der Vergleichslösung (a).

3. Reaktionen:
A. ▶ Etwa 5 mg Substanz in 5 ml Wasser lösen
▶ 1 ml verdünnte Wasserstoffperoxid-Lösung (3% G/G) zufügen
▶ 1 ml verdünnte Ammoniaklösung R1 (10% G/V) zufügen
▶ 1 Tropfen Kupfer(II)sulfat-Lösung (4% G/V) zufügen.

Es entsteht eine vorübergehende Rotfärbung (Reaktion nach Denigès. Mechanismus noch nicht geklärt).

---

[1]) Morphinhydrochlorid liegt als Trihydrat vor.

Morphinhydrochlorid — Teil 1

B. ▶ 10 mg Substanz in 1 ml Wasser lösen

▶ Mit verdünnter Salpetersäure (12,6% G/V) ansäuern

▶ Tropfenweise Silbernitrat-Lösung R1 (4,25% G/V) zufügen.

Weißer, sich zusammenballender, in Salpetersäure unlöslicher Niederschlag von Silberchlorid.

C. ▶ 1 mg pulverisierte Substanz in einer Porzellanschale mit 0,5 ml Schwefelsäure (96% G/G) versetzen

▶ 0,05 ml Formaldehyd-Lösung (35% G/V) zufügen.

Entwicklung einer Purpurfärbung, die nach violett umschlägt.

4. Trocknungsverlust:
▶ Ca. 0,250 g Substanz, genau gewogen, bei 130 °C im Trockenschrank bis zur Gewichtskonstanz trocknen.

Der Trocknungsverlust muß zwischen 12,0 % und 15,0 % liegen (die Substanz liegt als Trihydrat vor).

Einige Untersuchungen zur Qualitätssicherung

1. Reinheit

A. Aussehen der Lösung:
▶ 0,3 g Substanz in Wasser zu 15,0 ml lösen

▶ Lösung in Neßler-Zylindern bei Tageslicht in 4 cm Schichtdicke von oben gegen einen dunklen Untergrund mit Wasser vergleichen (Trübungsvergleich)

▶ Die Probe in gleicher Weise gegen einen weißen Untergrund mit Farbvergleichslösung G$_6$ vergleichen (Farbvergleich).

Die Lösung muß klar sein und darf nicht stärker gefärbt sein als die Farbvergleichslösung.

B. Sauer oder alkalisch reagierende Verunreinigungen:
▶ Zu 10,0 ml Lösung nach A. 1 Tropfen Methylrot-Lösung (RV) zufügen

▶ Ist die Lösung rot gefärbt, 0,2 ml 0,02 N-Natriumhydroxid-Lösung zusetzen

▶ Ist die Lösung nach Methylrot-Zusatz gelb gefärbt, 0,2 ml 0,02 N-Salzsäure zufügen.

Nach Methylrot-Zusatz ist die Lösung entweder rot oder gelb gefärbt. Färbt sich die zunächst rote Lösung mit Natriumhydroxid nicht gelb, so liegen sauer reagierende Verunreinigungen vor. Färbt sich die zunächst gelbe Lösung mit Salzsäure nicht rot, so liegen alkalisch reagierende Verunreinigungen vor.

C. Verwandte Substanzen:
Dünnschichtchromatographie:
(vgl. Identität).

(Das Chromatogramm darf nur ausgewertet werden, wenn Vergleichslösung [b] zwei deutlich getrennte Flecke zeigt.) Ein orangeroter Fleck bei Rf ca. 0,6 in der Untersuchungslösung darf nicht stärker sein als der entsprechende Fleck in Vergleichslösung (b) (Codein). Weitere Nebenflecke

| | der Untersuchungslösung dürfen nicht stärker sein als ein orangeroter Fleck bei Rf ca. 0,5 der Vergleichslösung (b). |

D. Meconat:
- 5 ml Lösung nach A. mit 0,5 ml Salzsäure (36,5 % G/G) versetzen
- Einige Tropfen Eisen(III)-chlorid-Lösung R1 (10,5 % G/V) hinzufügen.

Es darf keine Rotfärbung entstehen, andernfalls liegen Verunreinigungen durch Meconsäure vor.

2. Gehaltsbestimmung

- Etwa 0,200 g der unter Identität (4.) getrockneten Substanz, genau gewogen, in 15 ml wasserfreier Essigsäure (99,6 % G/G) lösen
- Einige Tropfen Kristallviolett-Lösung (RV) zufügen
- 3,5 ml Quecksilber(II)-acetatlösung (RV) zufügen
- Aus einer Feinbürette mit 0,1 N-Perchlorsäure bis zum Umschlag auf den ersten Grünstich titrieren (Verbrauch: n_1)
- Blindversuch ohne Substanz durchführen (Verbrauch: n_2)

Freisetzung einer äquivalenten Menge Acetat durch Umsetzung des Hydrochlorids zu nicht dissoziiertem Quecksilber(II)-chlorid. Titration der Acetat-Ionen mit Perchlorsäure/Eisessig.

Titrationsverbrauch[1]: $n_1 - n_2$.
1 ml 0,1 N-Perchlorsäure entspricht 32,18 mg wasserfreiem Morphinhydrochlorid.
Verbrauch bei 0,2000 g Einwaage mindestens 6,09 ml und höchstens 6,22 ml 0,1 N-Perchlorsäure (F = 1,000).

Entspricht einem Gehalt der getrockneten Substanz von mindestens 98,0 % und höchstens 101,0 % Morphinhydrochlorid.

Weitere Prüfungen (DAB 9)
In der Apotheke durchführbar: Sulfatasche.
Des weiteren: UV-Absorption, spezifische Drehung, Meconat (photometrisch).

---

[1] Wenn die Temperatur, bei der titriert wurde, von der Temperatur, bei der die 0,1 N-Perchlorsäure eingestellt wurde, um mehr als 4 °C abweicht, so ist eine Volumenkorrektur des Titrationsverbrauchs nach DAB 9 durchzuführen.

Teil 1

Myrrhentinktur (DAB 10)
(Standardzulassung 6699.99.99)

Myrrhae tinctura
Tinctura Myrrhae

Herstellung: Myrrhe, gepulvert (Siebnummer 710) — 2 Gew.-Teile
Ethanol 90 % (V/V) — 10 Gew.-Teile

Die Tinktur wird durch Mazeration hergestellt.
Zur Prüfung erforderlich: Identität: 3,5 ml.
Qualitätssicherung: Ca. 8 ml.

Identität

1. Organoleptik:
Gelbrote bis gelbbraune (cognacfarbige) Flüssigkeit; Geruch nach Myrrhe; bitterer und zusammenziehender Geschmack.

2. Reaktionen:
A. ▶ 0,5 ml Substanz mit 0,5 ml Lösung von Vanillin (1 % G/V) in Ethanol 90 % (V/V) versetzen

Die Mischung färbt sich tiefrot.

▶ 0,25 ml Salzsäure (36,5 % G/G) hinzufügen.

B. ▶ Ca. 20 mg Borsäure in 3 ml Substanz lösen

▶ Einige Tropfen Schwefelsäure (96 % G/G) hinzusetzen

▶ Lösung in einem Reagenzglas aufkochen

▶ Dämpfe entzünden.

Die Dämpfe verbrennen mit gelber, grüngesäumter Flamme (Ethanol). Einheitliche Grünfärbung (Methanol) oder einheitliche Gelbfärbung (Isopropylalkohol) darf nicht auftreten.

3. Dünnschichtchromatographie:
Kieselgel F_{254} (Folie).
Untersuchungslösung: Substanz.
Vergleichslösung (a): Authentische Vergleichssubstanz.
Vergleichslösung (b): 1 mg Sudanrot und 1 mg Indophenolblau in 2 ml Dichlormethan lösen.
Aufzutragende Menge: Je 5 µl (3 cm aus der Mikrokapillare) strichförmig auftragen (10 mm × 2 mm).
Fließmittel: Dichlormethan.
Laufhöhe: 8 cm.
Laufzeit: 10 Min.

▶ Abdunsten des Fließmittels

▶ Besprühen mit Anisaldehyd-Lösung (RV)

▶ Ca. 10 Min. lang auf ca. 110 °C erhitzen.

Es muß eine rotviolette, intensive Zone auftreten (A), etwas oberhalb des Sudanrot-Flecks müssen zwei weitere, schmalere rotviolette Zonen zu erkennen sein. In Höhe des Indophenolblauflecks treten zwei eng nebeneinanderliegende grauviolette Flecken auf, darunter finden sich nicht aufgetrennte braunviolette Zonen. In diesem Bereich dürfen keine intensiv blauen Zonen vorhanden sein.

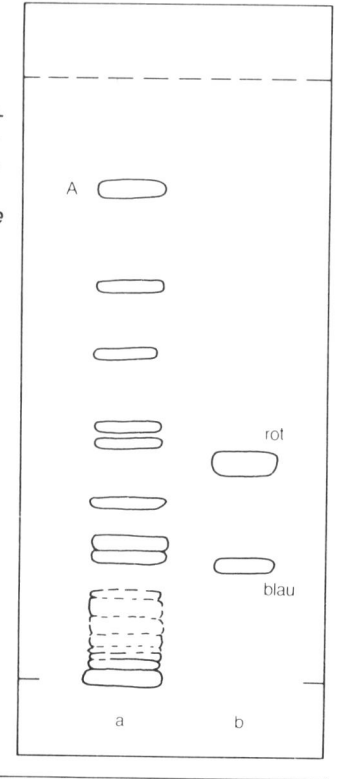

Einige Untersuchungen zur Qualitätssicherung
Reinheit

A. Ethanolgehalt:
- ▶ 2,00 ml Chloroform im Reagenzglas mit 1,20 ml Substanz mischen
- ▶ Umschütteln
- ▶ An der Reagenzglaswand ablaufenden Flüssigkeitsfilm gegen einen hellen Hintergrund in der Durchsicht betrachten
- ▶ 1,24 ml Substanz hinzufügen
- ▶ Wiederum Flüssigkeitsfilm betrachten.

Der Flüssigkeitsfilm muß nach dem 1. Zusatz der Substanz milchig trüb sein, nach dem 2. Zusatz der Substanz muß die milchige Trübung verschwunden sein. Andernfalls liegt ein zu hoher bzw. zu niedriger Ethanolgehalt vor (Ethanolgehalt 88 bis 82 % V/V).

B. Trockenrückstand:
- ▶ Ca. 3,000 g Substanz, genau gewogen, in einem Wägeglas auf dem siedenden Wasserbad zur Trockne eindampfen
- ▶ Im Trockenschrank 2 Std. lang bei 105 °C trocknen.

Der Trockenrückstand muß mindestens 4 % betragen.

Weitere Prüfungen (DAB 10)
In der Apotheke durchführbar: Methanol, Isopropylalkohol.

Teil 1

Natriumbromid (DAB 9)

Natrii bromidum
Natrium bromatum

Löslichkeit: Löslich in Wasser und Ethanol.
Zur Prüfung erforderlich: Identität: Ca. 0,1 g.
Qualitätssicherung: 2 g.

Identität

1. Organoleptik:
Weißes, körniges Pulver, oder kleine, farblose oder durchscheinende Kristalle; geruchlos; salziger Geschmack. Leicht hygroskopisch.

2. Reaktionen:

A. ▶ Eine Spatelspitze Substanz mit Salzsäure (36,5 % G/G) befeuchten

▶ Mit einem ausgeglühten Magnesiastäbchen in die nicht leuchtende Bunsenflamme halten.

Längere Zeit anhaltende gelbe Flammenfärbung durch Natrium.

B. ▶ 50 mg Substanz in 1 ml Wasser lösen

▶ Mit verdünnter Salzsäure (7,3 % G/V) ansäuern

▶ 1 ml Chloroform zufügen

▶ Tropfenweise mit Chloramin-T-Lösung 2 % (RV) versetzen und jeweils umschütteln (ein Überschuß an Chloramin-T-Lösung ist zu vermeiden).

Gelbbraune Färbung der Chloroform-Schicht (Oxidation von Bromid zu Brom, welches sich in Chloroform mit gelbbrauner Farbe löst).

Einige Untersuchungen zur Qualitätssicherung

Reinheit

A. Aussehen der Lösung:

▶ 2,0 g Substanz in Wasser zu 20,0 ml lösen

▶ Lösung in Neßler-Zylindern bei Tageslicht in 4 cm Schichtdicke von oben gegen einen dunklen Untergrund mit Wasser vergleichen (Trübungsvergleich)

▶ Die Proben in gleicher Weise gegen einen weißen Untergrund vergleichen (Farbvergleich).

Die Lösung muß klar und farblos sein. Stärkere Trübungen sowie Färbungen zeigen Verunreinigungen an.

Natriumbromid — Teil 1

B. Sauer oder alkalisch reagierende Verunreinigungen:
- 10,0 ml Lösung nach A. mit 0,1 ml Bromthymolblau-Lösung R1 (RV) versetzen
- Ist die Lösung gelb gefärbt, mit 0,5 ml 0,01 N-Natriumhydroxid-Lösung versetzen
- Ist die Lösung nach Bromthymolblau-Zusatz blau gefärbt, mit 0,5 ml 0,01 N-Salzsäure versetzen.

Nach Bromthymolblau-Zusatz ist die Lösung entweder gelb oder blau gefärbt. Färbt sich die zunächst gelbe Lösung mit Natriumhydroxid nicht blau, so liegen sauer reagierende Verunreinigungen vor. Färbt sich die zunächst blaue Lösung mit Salzsäure nicht gelb, so liegen alkalisch reagierende Verunreinigungen vor.

C. Bromat:
- 1 ml Lösung nach A. mit einigen Tropfen Stärke-Lösung (RV) versetzen
- In dieser Lösung einige Kristalle Kaliumiodid lösen
- Mit einigen Tropfen 1 N-Schwefelsäure ansäuern
- 5 Min. lang vor Licht geschützt stehen lassen.

Es darf keine blaue oder violette Färbung entstehen (Oxidation von Iodid zu Iod und Iod-Stärke-Reaktion des Iods).

D. Iodid:
- 5 ml Lösung nach A. mit 0,15 ml Eisen(III)-chlorid-Lösung R1 (10,5 % G/V) versetzen
- 1 Min. lang im siedenden Wasserbad erhitzen
- Erkalten lassen, mit 2 ml Chloroform versetzen und schütteln.

Die Chloroformschicht muß farblos bleiben, andernfalls liegen unzulässige Verunreinigungen durch Iodid vor (Oxidation von Iodid durch Eisen(III)-Ionen zu Iod).

E. Barium:
- 1 ml Lösung nach A. mit 1 ml destilliertem Wasser verdünnen
- Mit 3 Tropfen Schwefelsäure (10 % G/V) versetzen
- 15 Min. lang stehen lassen
- Mit einer Mischung aus 1 ml Lösung nach A. und 1 ml destilliertem Wasser vergleichen (Trübungsvergleich).

Die mit Schwefelsäure versetzte Lösung darf nicht stärker getrübt sein als die Vergleichslösung (Fällung von Bariumsulfat).

Weitere Prüfungen (DAB 9)
In der Apotheke durchführbar: Chlorid, Sulfat, Eisen, Magnesium, Erdalkalimetalle, Schwermetalle, Trocknungsverlust, Gehaltsbestimmung.

Teil 1

Natriumcarbonat-Decahydrat (DAB 9)

Natrii carbonas
  decahydricus
Natrium carbonicum
Natriumcarbonat
Soda

Löslichkeit: Löslich in Wasser; praktisch unlöslich in Ethanol.
Zur Prüfung erforderlich: Identität: Ca. 1,3 g.
  Qualitätssicherung: 5,5 g.

Identität

1. Organoleptik:
Farblose, durchsichtige Kristalle deren Oberfläche häufig weiß und glanzlos erscheint, oder weißes kristallines Pulver; geruchlos; alkalischer und salziger Geschmack. Verwittert bei Raum-Temperatur.

2. Schmelzpunkt:
Die Substanz verflüssigt sich bei ca. 34 °C in ihrem Kristallwasser.

3. Reaktionen:
A. ▶ Eine Spatelspitze Substanz mit Salzsäure (36,5 % G/G) befeuchten
   ▶ Mit einem ausgeglühten Magnesiastäbchen in die nicht leuchtende Bunsenflamme halten.

   Längere Zeit anhaltende gelbe Flammenfärbung durch Natrium.

B. ▶ Ca. 100 mg Substanz auf einem Uhrglas mit einigen Tropfen verdünnter Salzsäure (7,3 % G/V) übergießen.

   Unter Aufbrausen Entwicklung eines geruchlosen Gases (Bildung von Kohlendioxid aus Carbonat).

C. ▶ 100 mg Substanz in 1 ml Wasser lösen
   ▶ Mit Universalindikatorpapier pH-Wert prüfen.

   pH-Wert ca. 13 bis 14.

4. Trocknungsverlust:
▶ Ca. 1,000 g der vorher gepulverten Substanz, genau gewogen, bei 130 °C im Trockenschrank 2 Std. lang trocknen
▶ Im Exsiccator erkalten lassen, wägen und bis zur Gewichtskonstanz trocknen.

Der Trocknungsverlust muß zwischen 60,0 % und 63,3 % liegen (das Monohydrat hat einen Trocknungsverlust von 12,5 % bis 17,0 %, „kristallwasserfreie „Calcinierte Soda" von höchstens 2,5 %).

Einige Untersuchungen zur Qualitätssicherung
Reinheit

A. Aussehen der Lösung:
- 5,0 g Substanz in 12,5 ml Wasser lösen
- Lösung in Neßler-Zylindern bei Tageslicht in 4 cm Schichtdicke von oben gegen einen dunklen Untergrund mit Wasser vergleichen (Trübungsvergleich)
- Die Proben in gleicher Weise bei Tageslicht gegen einen weißen Untergrund mit Farbvergleichslösung G_6 (RV) vergleichen (Farbvergleich).

Die Lösung muß klar sein. Sie darf nicht stärker gefärbt sein als die Farbvergleichslösung. Stärkere Trübungen und Färbungen zeigen Verunreinigungen an.

B. Arsen:
- Die Lösung nach A. portionsweise vorsichtig in eine Mischung von 12,5 ml Wasser und 5 ml Salzsäure (36,5 % G/G) eingießen
- Zum Sieden erhitzen und abkühlen
- Mit verdünnter Natriumhydroxid-Lösung (8,5 % G/V) gegen Lackmuspapier neutralisieren
- Mit Wasser zu 50 ml verdünnen
- 5 ml Lösung der Grenzprüfung auf Arsen (DAB 9, Methode A) unterwerfen.

C. Alkalihydroxide und -hydrogencarbonate:
- 0,50 g Substanz in 10 ml Wasser lösen
- 10 ml Bariumchlorid-Lösung R1 (6,1 % G/V) zufügen und filtrieren
- 5 ml des Filtrats mit 1 Tropfen Phenolphthalein-Lösung (RV) versetzen
- Rest des Filtrats zwei Min. lang zum Sieden erhitzen.

Das Filtrat darf sich nach Zusatz von Phenolphthalein nicht rot färben (Carbonat wird als Bariumcarbonat gefällt. Im Filtrat wird auf Alkalihydroxide geprüft, welche Phenolphthalein-Lösung rot färben). Beim Erhitzen muß das Filtrat klar bleiben (Hydrogencarbonat wird zu Carbonat umgesetzt, welches mit Barium ausfällt).

Weitere Prüfungen (DAB 9)
In der Apotheke durchführbar: Chlorid, Sulfat, Eisen, Schwermetalle, Gehaltsbestimmung.

Teil 1

Kristallwasserfreies Natriumcarbonat
(Helv. V)

Carbonicum calcinatum[1]
Natrii carbonas
    anhydricus
Calcinierte Soda

Löslichkeit: Löslich in Wasser und Glycerol; praktisch unlöslich in Ethanol.
Zur Prüfung erforderlich: Identität: 0,2 g.
    Qualitätssicherung: Ca. 4,3 g.

Identität

1. Organoleptik:
Weißes Pulver oder weiße, leicht zerreibbare Masse; geruchlos; alkalischer und salziger Geschmack. Stark hygroskopisch.

2. Reaktionen:
A. und B. wie unter Natriumcarbonat beschrieben.
C. ▶ Eine erbsengroße Substanzprobe auf der Magnesiumrinne leicht erwärmen.

Die Substanz darf sich nicht verflüssigen. Unterscheidung von Natriumcarbonat-Decahydrat, das sich bei ca. 34 °C verflüssigt.

Einige Untersuchungen zur Qualitätssicherung
Reinheit

Die Untersuchungen entsprechen teilweise den für Natriumcarbonat-Dekahydrat vorgesehenen Verfahren mit entsprechend verringerter Einwaage.

A. Aussehen der Lösung:
Wie Natriumcarbonat-Dekahydrat. Es sind 2,86 g Substanz in 10,0 ml Wasser zu lösen.

B. Arsen:
▶ 3,5 ml Lösung nach A. vorsichtig mit 2,0 ml Salzsäure (36,5 G/G) versetzen

▶ 1 ml dieser Lösung mit 1 ml Hypophosphit-Reagenz (RV) versetzen

▶ 15 Min. lang in siedenden Wasserbad erhitzen

▶ Erkalten lassen und mit 3 ml Wasser verdünnen

▶ Mit 3 ml Ether durchschütteln.

Es darf weder ein dunkler Niederschlag noch eine Braunfärbung der Lösung noch eine braune Ausscheidung an der Grenzschicht zwischen Ether und Wasser auftreten. Andernfalls liegen Verunreinigungen durch Arsen vor (Reduktion von Arsenverbindungen zu elementarem Arsen).

---

[1] Wassergehalt höchstens 2,5 %.

Kristallwasserfreies Natriumcarbonat — Teil 1

C. Hydroxid, Formiat, Thiosulfat, Sulfid, Sulfit:
- 50 mg Substanz in 1 ml Wasser lösen
- In 10 ml 0,1 N-Silbernitrat-Lösung eingießen
- Schwach erwärmen.

Es muß ein gelblich-weißer Niederschlag entstehen, der sich beim Erwärmen nicht dunkel färben darf.

D. Alkalihydroxide und -hydrogencarbonate:
Wie Natriumcarbonat-Dekahydrat. Es sind 0,192 g Substanz in 10,0 ml Wasser zu lösen.

E. Trocknungsverlust:
- Wie Natriumcarbonat-Dekahydrat.

Der Trocknungsverlust darf höchstens 2,5 % betragen.

Weitere Prüfungen (Helv. V)
In der Apotheke durchführbar: Ammonium, Schwermetalle, Eisen, Magnesium, Nitrat, Calcium, Chlorid, Sulfat.

Teil 1

Natriumchlorid (DAB 10)[1]

Natrii chloridum
Natrium chloratum
Kochsalz
Natrium muriaticum

Löslichkeit: Löslich in Wasser und Glycerol; praktisch unlöslich in wasserfreiem Ethanol.
Zur Prüfung erforderlich: Identität: Ca. 30 mg.
Qualitätssicherung: 16 g.

Identität

1. Organoleptik:
Farblose Kristalle oder weißes, kristallines Pulver; geruchlos; salziger Geschmack.

2. Reaktionen:

A. ▸ Eine Spatelspitze Substanz mit Salzsäure (36,5 % G/G) befeuchten

▸ Mit einem ausgeglühten Magnesiastäbchen in die nichtleuchtende Bunsenflamme halten.

Längere Zeit anhaltende, gelbe Flammenfärbung durch Natrium.

B. ▸ Ca. 15 mg Substanz in 1,5 ml Wasser lösen

▸ Mit Silbernitrat-Lösung (4,25 % G/V) versetzen

▸ Eine Hälfte der Mischung mit Salpetersäure (65 % G/G) versetzen

▸ Die andere Hälfte mit Ammoniak-Lösung (17,5 % G/G) versetzen

▸ Diese Lösung mit Salpetersäure (65 % G/G) ansäuern.

Weißer, sich zusammenballender Niederschlag von Silberchlorid. In Salpetersäure unlöslich, in Ammoniak-Lösung löslich, aus welcher beim Ansäuern mit Salpetersäure erneut ein Niederschlag ausfällt.

Einige Untersuchungen zur Qualitätssicherung[2]

Reinheit

A. Aussehen der Lösung:

▸ 8,0 g Substanz in 40 ml abgekochtem und wieder abgekühltem Wasser lösen

▸ Lösung in Neßler-Zylindern bei Tageslicht in 4 cm Schichtdicke von oben gegen einen dunklen Untergrund mit Wasser vergleichen (Trübungsvergleich)

▸ Die gleichen Proben in gleicher Weise gegen einen weißen Untergrund vergleichen (Farbvergleich).

Die Lösung muß klar und farblos sein. Trübungen und Färbungen zeigen Verunreinigungen an (z. B. Aerosil oder Magnesiumstearat, welche dem Speisesalz als „Antibackmittel" zugesetzt werden)[1].

---

[1] Für Spezialzwecke sind Kochsalz-Sorten mit Zusätzen im Handel: Kaliumiodid („Iodsalz"), Natriumnitrit („Pökelsalz"), Farbstoff Ponceaurot („Viehsalz"), Aerosil (Antibackmittel), Kaliumhexacyanoferrat(II) (Antibackmittel), Magnesiumstearat (Antibackmittel), Dinatriumhydrogenphophat (Antibackmittel). Solche u. a. Zusätze sind für Natriumchlorid (DAB 10) verboten.
[2] Ist Natriumchlorid zur Herstellung von Parenteralia oder Hämodialyselösungen bestimmt, so sind alle Untersuchungen zur Qualitätssicherung nach DAB 10 durchzuführen.

Natriumchlorid — Teil 1

B. Sauer oder alkalisch reagierende Substanzen:
- 20 ml Lösung nach A. mit 0,1 ml Bromthymolblau-Lösung R 1 (RV) versetzen
- Ist die Lösung gelb gefärbt, mit 0,5 ml 0,01 N-Natriumhydroxid-Lösung versetzen
- Ist die Lösung nach Bromthymolblau-Zusatz blau gefärbt, mit 0,5 ml 0,01 N-Salzsäure versetzen.

Nach Bromthymolblau-Zusatz ist die Lösung entweder gelb oder blau gefärbt. Färbt sich die zunächst gelbe Lösung auf Zusatz von Natriumhydroxid nicht blau, so liegen sauer reagierende Verunreinigungen vor.
Färbt sich die zunächst blaue Lösung auf Zusatz von Salzsäure nicht gelb, so liegen alkalisch reagierende Verunreinigungen vor.

C. Phosphat:
a)
- 2 ml Phosphat-Standardlösung (5 ppm PO_4) (RV) mit 98 ml Wasser mischen
- Mit 4 ml Molybdänschwefelsäure R 3 (RV) versetzen und schütteln
- 0,1 ml 1:10 mit Salzsäure (7 % G/V) verdünnte Zinn(II)-chlorid-Lösung (RV) zufügen (Vergleichslösung)

b)
- 2 ml der Lösung nach A. mit Wasser zu 100 ml verdünnen
- Mit 4 ml Molybdänschwefelsäure R 3 (RV) versetzen und schütteln
- 0,1 ml 1:10 mit Salzsäure (7 % G/V) verdünnte Zinn(II)-chlorid-Lösung (RV) zufügen (Untersuchungslösung)

c)
- Nach 10 Min. je 20 ml Untersuchungslösung a) und Vergleichslösung b) in Neßler-Zylinder füllen
- Blaue Färbung gegen einen weißen Hintergrund vergleichen.

Eine blaue Färbung der Untersuchungslösung a) darf nicht stärker sein als die der Vergleichslösung b). Andernfalls liegen unzulässige Mengen Phosphat vor (Bildung von Molybdänblau).

D. Arsen:
- 5 ml der Lösung nach A. mit Wassser auf 25 ml verdünnen
- 15 ml Salzsäure (36 % G/G) zufügen
- 0,1 ml Zinn(II)-chlorid-Lösung (RV) zufügen
- 5 ml Kaliumiodid-Lösung (16,6 % G/V) zufügen
- 15 Min. stehenlassen
- 5 g Zink zugeben
- Einige Kriställchen Kupfersulfat zugeben
- Der Grenzprüfung auf Arsen (DAB 10, Methode A) unterwerfen.

Reduktion von Arsenverbindungen durch nascierenden Wasserstoff zu Arsin.

Teil 1   **Natriumchlorid**

E. Barium:
- ▶ 1,0 ml Lösung nach A. mit 3,0 ml Wasser versetzen
- ▶ 0,3 ml Schwefelsäure (10% G/V) zufügen
- ▶ 15 Min. lang stehenlassen
- ▶ Mit einer Mischung aus 1,0 ml Lösung nach A. und 3,3 ml Wasser vergleichen (Trübungsvergleich).

Die mit Schwefelsäure versetzte Lösung darf nicht stärker getrübt sein als die Vergleichslösung (Fällung von Bariumsulfat).

F. Schwermetalle:
a)
- ▶ 6,0 ml Lösung nach A. mit Wasser zu 12,0 ml verdünnen
- ▶ Mit 2 ml Pufferlösung pH 3,5 (RV) versetzen
- ▶ Mit 1,2 ml Thioacetamid-Reagenz (RV) mischen (Prüflösung)

b)
- ▶ Gleichzeitig 2 ml Lösung nach A. mit 10 ml Blei-Standardlösung (1 ppm Pb) (RV) mischen
- ▶ Mit 2 ml Pufferlösung pH 3,5 (RV) versetzen
- ▶ 1,2 ml Thioacetamid-Reagenz (RV) zusetzen (Vergleichslösung)
- ▶ Nach 2 Min. Lösung a) und b) in Neßler-Zylindern bei Tageslicht gegen einen weißen Untergrund vergleichen.

Die Prüflösung a) darf nicht stärker braun gefärbt sein als die Vergleichslösung b), andernfalls liegen unzulässige Verunreinigungen durch Schwermetalle vor (Schwermetallsulfide).

G. Ferrocyanid:
a)
- ▶ 2,0 g Substanz in 6 ml Wasser lösen

b)
- ▶ 100 ml Wasser mit 250 mg Schwefelsäure (96% G/G) versetzen
- ▶ 50 mg Ammoniumeisen(III)-Sulfat zufügen
- ▶ 0,95 g Eisen(II)-sulfat zufügen
- ▶ Lösung a) mit 0,5 ml Lösung b) versetzen
- ▶ 10 Min. lang stehenlassen.

Es darf keine Blaufärbung auftreten, andernfalls liegt Ferrocyanid vor (kann dem Speisesalz als „Antibackmittel" zugesetzt werden).

H. Iodid:
- ▶ Eine Mischung aus 0,15 ml Natriumnitrit-Lösung (10% G/V), 2 ml 1 N-Schwefelsäure, 25 ml iodidfreier Stärke-Lösung (RV) und 25 ml Wasser frisch herstellen
- ▶ 5 g Substanz tropfenweise mit dieser Lösung befeuchten.

Es darf keine Blaufärbung auftreten (Iodstärke-Reaktion).

I. Trocknungsverlust:
- ▶ Ca. 1,000 g Substanz, genau gewogen, 3 Std. lang im Trockenschrank bei 100° bis 105 °C trocknen.

Der Trocknungsverlust darf höchstens 1,0% betragen.

Apothekengerechte Prüfvorschriften 1992, 5. Erg.-Lfg.

Einige Untersuchungen zur Qualitätssicherung
Gehaltsbestimmung

▶ Ca. 0,5 g der getrockneten Substanz, (vgl. I. Trocknungsverlust), genau gewogen, in 50,0 ml Wasser lösen ▶ 10,0 ml dieser Lösung in einen 100 ml Weithals-Erlenmeyerkolben pipettieren ▶ Mit 50 ml Wasser und 5 ml Salpetersäure (12,5 % G/V) versetzen ▶ 25,0 ml 0,1 N-Silbernitrat-Lösung zufügen ▶ Mit 2 ml Dibutylphthalat versetzen und kräftig schütteln ▶ 2 ml Ammoniumeisen(III)-sulfat-Lösung (10 % G/V) zugeben ▶ Mit 0,1 N-Ammoniumthiocyanat-Lösung bis zum Umschlag nach Rot titrieren ▶ Vor dem Umschlagspunkt kräftig schütteln.	*Argentometrische Tritation des Chlorids nach Volhand.*
1 ml 0,1 N-Silbernitrat-Lösung entspricht 5,844 mg Natriumchlorid Verbrauch bei 0,1000 g Einwaage (in 10,0 ml) mindestens 16,94 ml und höchstens 17,20 ml 0,1 N-Silbernitrat-Lösung (F = 1,0000).	*Entspricht einem Gehalt von mindestens 99,0 % und höchstens 100,5 % Natriumchlorid, bezogen auf die getrocknete Substanz.*

Weitere Prüfungen (DAB 10)
In der Apotheke durchführbar: Bromid, Sulfat, Eisen, Magnesium und Erdkalimetalle.
Des weiteren: Kalium (flammenphotometrisch), Aluminium (fluorimetrisch).

Teil 1

Natriumcitrat (DAB 9)

Natrii citras[1]
Natrium citricum
Natrium citricum neutrale

Löslichkeit: Löslich in Wasser; praktisch unlöslich in Ethanol, Ether und Chloroform.

Zur Prüfung erforderlich: Identität: Ca. 0,1 g.
Qualitätssicherung: 2,5 g.

Identität

1. Organoleptik:
Weißes, kristallines Pulver oder weiße, gekörnte Kristalle; geruchlos; salziger Geschmack. Leicht hygroskopisch bei höherer Luftfeuchte.

2. Reaktionen:

A. ▶ Eine Spatelspitze Substanz mit Salzsäure (36,5 % G/G) befeuchten

▶ Mit einem ausgeglühten Magnesiastäbchen in die nicht leuchtende Bunsenflamme halten.

Längere Zeit anhaltende gelbe Flammenfärbung durch Natrium.

B. ▶ Ca. 50 mg Substanz in 2 ml Wasser lösen

▶ Lösung mit einem Überschuß von Quecksilber(II)-sulfat-Lösung (RV) versetzen

▶ Zum Sieden erhitzen

▶ Falls erforderlich, filtrieren

▶ Erneut zum Sieden erhitzen

▶ Tropfenweise mit verdünnter Kaliumpermanganat-Lösung (0,6 % G/V) versetzen.

Die Kaliumpermanganat-Lösung wird entfärbt. Es entsteht ein weißer Niederschlag (Oxidation der Citronensäure zu Aceton-dicarbonsäure, die ein schwerlösliches Quecksilbersalz bildet).

Einige Untersuchungen zur Qualitätssicherung

Reinheit

A. Aussehen der Lösung:

▶ 1,0 g Substanz in Wasser zu 10,0 ml lösen

▶ Lösung in Neßler-Zylindern bei Tageslicht in 4 cm Schichtdicke von oben gegen einen dunklen Untergrund mit Wasser vergleichen (Trübungsvergleich)

▶ Die gleichen Proben gegen einen weißen Untergrund vergleichen (Farbvergleich).

Die Lösung muß klar und farblos sein. Trübungen und Färbungen zeigen Verunreinigungen an.

---

[1] Natriumcitrat liegt als Dihydrat vor.

Apothekengerechte Prüfvorschriften 1988, 2. Erg.-Lfg.

Natriumcitrat — Teil 1

B. Sauer oder alkalisch reagierende Verunreinigungen:
- 10 ml Lösung nach A. mit 0,1 ml Phenolphthalein-Lösung (RV) versetzen
- Ist die Lösung farblos, mit 0,2 ml 0,1 N-Natriumhydroxid-Lösung versetzen
- Ist die Lösung nach Phenolphthalein-Zusatz rot gefärbt, mit 0,2 ml 0,1 N-Salzsäure versetzen.

Nach Phenolphthalein-Zusatz bleibt die Lösung entweder farblos oder färbt sich rot. Färbt sich die zunächst farblose Lösung mit Natriumhydroxid nicht rot, so liegen sauer reagierende Verunreinigungen vor. Entfärbt sich die zunächst rot gefärbte Lösung mit Salzsäure nicht, so liegen alkalisch reagierende Verunreinigungen vor.

C. Oxalat:
- 0,50 g Substanz in 5,0 ml Wasser lösen
- 0,30 ml Essigsäure (30% G/V) zufügen
- 5,0 ml Calciumchlorid-Lösung (7,35% G/V) zufügen
- 1 Std. lang stehenlassen (Prüflösung)
- In Neßler-Zylindern mit einer Lösung von 0,50 g Substanz in 10,0 ml Wasser gegen einen dunklen Untergrund vergleichen (Trübungsvergleich).

Die Prüflösung darf gegenüber der Vergleichslösung nicht stärker getrübt sein. Stärkere Trübungen zeigen Verunreinigungen durch Oxalat an.

D. Trocknungsverlust:
- Ca. 0,500 g Substanz, genau gewogen, bei 180 °C im Trockenschrank mindestens 18 Std. lang bis zur Gewichtskonstanz trocknen.

Der Trocknungsverlust muß zwischen 11,0 und 13,0% liegen (die Substanz liegt als Dihydrat vor).

Weitere Prüfungen (DAB 9)
In der Apotheke durchführbar: Chlorid, Sulfat, Schwermetalle, Verhalten gegen Schwefelsäure, Wasser (Karl-Fischer-Methode), Gehaltsbestimmung.

Teil 1

Natriumcyclamat (DAC 79)

Natrii cyclamas
Natrium cyclamicum

Löslichkeit: Löslich in Wasser; wenig löslich in Ethanol und Propylenglykol; praktisch unlöslich in Ether und Chloroform.
Zur Prüfung erforderlich: Identität: Ca. 0,25 g.
Qualitätssicherung: 12,5 g.

Identität

1. Organoleptik:
Weißes bis fast weißes, kristallines Pulver; geruchlos; süßer Geschmack (eine 0,1 prozentige wäßrige Lösung schmeckt noch deutlich süß).

2. Dünnschichtchromatographie:
Kieselgel F_{254}.
Untersuchungslösung: 100 mg Substanz in 1 ml Wasser.
Vergleichslösung (a): 10 mg authentische Substanz in 1 ml Wasser.
Zur Reinheitsprüfung auf Sulfaminsäure ist zusätzlich die Vergleichslösung (b) aufzutragen.
Vergleichslösung (b): 10 mg Sulfaminsäure in 100 ml Wasser.
Aufzutragende Menge: 2 µl.
Fließmittel: n-Propanol-Ethylacetat-Ammoniak-Lösung (26% G/G) — Wasser (70+20+10+10).
Laufhöhe: 12 cm.
Laufzeit: Ca. 2 Std.

▶ Abdunsten des Fließmittels bei 50 °C im Trockenschrank (15 Min.)

▶ Besprühen mit Natriumhypochlorit-Lösung (13% aktives Chlor G/V)

▶ 1 Stunde an der Luft liegen lassen

▶ Besprühen mit Kaliumiodid-Stärke-Lösung (RV).

Blauer Fleck bei Rf ca. 0,6 in Höhe der Vergleichslösung (a).

2. Reaktionen:
A. ▶ Eine Spatelspitze Substanz mit Salzsäure (36,5% G/G) befeuchten

▶ Mit einem ausgeglühten Magnesiastäbchen in die nicht leuchtende Bunsenflamme halten.

Längere Zeit anhaltende gelbe Flammenfärbung durch Natrium.

B. ▶ 100 mg Substanz in 5 ml Wasser lösen

▶ 1 ml Salzsäure R1 (25% G/V) zusetzen

▶ 1 ml Bariumchlorid-Lösung R1 (6,1% G/V) zusetzen

▶ 1 ml Natriumnitrit-Lösung (10% G/V) zusetzen.

Nach Zusatz von Bariumchlorid bleibt die Lösung klar. Mit Natriumnitrit erfolgt Gasentwicklung und weiße Fällung (Freisetzung von Sulfat nach Diazotierung der Amino-Gruppe und Zersetzung des Diazotats).

Einige Untersuchungen zur Qualitätssicherung
Reinheit

A. pH-Wert:
- ▶ 2,00 g Substanz in aufgekochtem und wieder abgekühltem Wasser zu 20,0 ml lösen
- ▶ 1,0 ml dieser Lösung mit Wasser auf 5 ml verdünnen
- ▶ Mit Spezialindikatorpapier pH-Wert prüfen. *pH-Wert 5,5 bis 7,5.*

B. Aussehen der Lösung:
- ▶ Unverdünnte Lösung nach A. in Neßler-Zylindern bei Tageslicht gegen einen dunklen Untergrund mit Vergleichslösung B_2 (RV) vergleichen (Trübungsvergleich)
- ▶ Die Prüflösung gegen einen weißen Untergrund mit 10,0 ml Wasser vergleichen (Farbvergleich).

Die Lösung muß schwächer opaleszieren als die Vergleichslösung B_2. Sie muß farblos sein. Stärkere Trübungen und Färbungen zeigen Verunreinigungen an.

C. Schwermetalle:
a)
- ▶ 12 ml unverdünnte Lösung nach A. mit 1,2 ml Thioacetamid-Reagenz (RV) versetzen
- ▶ Mit 2 ml Pufferlösung pH 3,5 (RV) mischen (Prüflösung)

b)
- ▶ Gleichzeitig 2 ml unverdünnte Lösung nach A. mit 10 ml Blei-Standardlösung (1 ppm Pb) (RV) mischen
- ▶ Mit 1,2 ml Thioacetamid-Reagenz (RV) versetzen
- ▶ 2 ml Pufferlösung pH 3,5 (RV) zusetzen (Vergleichslösung)
- ▶ Nach 2 Min. Lösung (a) und (b) in Neßler-Zylindern bei Tageslicht gegen einen weißen Untergrund vergleichen.

Die Prüflösung (a) darf nicht stärker gefärbt sein als die Vergleichslösung (b). Andernfalls liegen unzulässige Verunreinigungen durch Schwermetalle vor (Schwermetallsulfide).

D. Sulfaminsäure:
Dünnschichtchromatographie:
(vgl. Identität).

In der Untersuchungslösung darf ein Nebenfleck in Höhe der Sulfaminsäure (Rf ca. 0,3) nicht stärker sein als der Fleck der Sulfaminsäure in Vergleichslösung (b).

E. Cyclohexylamin, Dicyclohexylamin:
Kieselgel F_{254}.
Untersuchungslösung:
- ▶ 10 g Substanz in 60,0 ml Wasser lösen
- ▶ Mit 2,0 ml verdünnter Natriumhydroxid-Lösung (8% G/V) versetzen
- ▶ 3mal mit je 15 ml Methylenchlorid ausschütteln
- ▶ Vereinigte organische Phasen über Kaliumcarbonat filtrieren
- ▶ Mit 2 ml einer Mischung von 0,4 ml Salzsäure (36,5% G/G) und 100 ml Methanol versetzen

Teil 1   **Natriumcyclamat**

- ▸ Organisches Lösungsmittel im Vakuum bei einer Temperatur von höchstens 40 °C abdampfen
- ▸ Rückstand in 1,0 ml Methanol aufnehmen.

Vergleichslösung (a):
- ▸ 50 mg Cyclohexylamin mit 20 ml Methanol mischen
- ▸ Mit 1,5 ml verdünnter Salzsäure (7,3 % G/V) versetzen
- ▸ Mit Methanol zu 100,0 ml verdünnen.

Vergleichslösung (b):
- ▸ 50 mg Dicyclohexylamin mit 20 ml Methanol mischen
- ▸ Mit Methanol zu 50,0 ml verdünnen
- ▸ 1,00 ml dieser Lösung mit Methanol zu 100,0 ml verdünnen.

Aufzutragende Menge: Je 100 µl.
Fließmittel: Dichlormethan-Methanol-Ethylacetat-wasserfreie Essigsäure (99,6 % G/G) (75 + 25 + 15 + 5).
Laufhöhe: 10 cm.
Laufzeit: 35 Min.

- ▸ Abdunsten des Fließmittels
- ▸ Besprühen mit Ninhydrin-Lösung (RV)
- ▸ Im Trockenschrank mindestens 15 Min. lang auf 110 °C erhitzen.

Ein rötlicher Fleck in der Untersuchungslösung bei Rf ca. 0,3 darf nicht stärker sein als der Fleck bei Rf ca. 0,3 in Vergleichslösung (a). Andernfalls liegen unzulässige Verunreinigungen durch Cyclohexylamin vor. Ein rötlicher Fleck in der Untersuchungslösung bei Rf ca. 0,6 darf nicht stärker sein als der Fleck bei Rf ca. 0,6 in Vergleichslösung (b). Andernfalls liegen unzulässige Verunreinigungen durch Dicyclohexylamin vor.

F. Anilin:
Kieselgel F_{254}.
Untersuchungslösung: Wie Cyclohexylamin und Dicyclohexylamin (Qualitätssicherung E.).
Vergleichslösung:
- ▸ 50 mg Anilin mit etwa 20 ml Methanol mischen
- ▸ Mit 1,0 ml verdünnter Salzsäure (7,3 % G/V) versetzen
- ▸ Mit Methanol zu 50,0 ml verdünnen
- ▸ 1,00 ml dieser Lösung mit Methanol zu 100,0 ml verdünnen.

Aufzutragende Menge: Je 100 µl.
Fließmittel: Dichlormethan-Methanol-Ethylacetat-wasserfreie Essigsäure (99,6 % G/G) (75 + 25 + 15 + 5).
Laufhöhe: 10 cm.
Laufzeit: 35 Min.

Apothekengerechte Prüfvorschriften 1988, 2. Erg.-Lfg.

- ▸ Besprühen mit einer Lösung aus 0,5 g Natriumnitrit in 30 ml Wasser und 20 ml 3N-Salzsäure
- ▸ 10 Min. bei Raum-Temperatur liegen lassen
- ▸ Besprühen mit einer Lösung von 1 g Naphthylethylendiammoniumchlorid in 50 g Dimethylformamid und 50 ml 3N-Salzsäure.

Ein rotvioletter Fleck im Chromatogramm der Untersuchungslösung darf nicht intensiver sein als der Fleck der Vergleichslösung bei gleichem Rf-Wert (ca. 0,9). Ein intensiverer Fleck der Untersuchungslösung zeigt unzulässige Verunreinigungen durch Anilin an.

G. Trocknungsverlust:
Ca. 0,500 g Substanz, genau gewogen, im Trockenschrank bei 105 °C 4 Stunden trocknen.

Der Trocknungsverlust darf höchstens 1% betragen.

Weitere Prüfungen (DAC 79)
In der Apotheke durchführbar: Arsen, Calcium, Chlorid, Sulfat, Gehaltsbestimmung.
Des weiteren: Zink.

Teil 1

Natriumhydrogencarbonat (DAB 9)

Natrii hydrogenocarbonas
Natrium bicarbonicum
Natrium hydrogen-
  carbonicum
Natron
Natriumbicarbonat

Löslichkeit: Löslich in Wasser; praktisch unlöslich in Ethanol. Beim Erhitzen der wäßrigen Substanzlösung entsteht allmählich Natriumcarbonat-Lösung.

Zur Prüfung erforderlich: Identität: Ca. 0,2 g.
Qualitätssicherung: 4,25 g.

Identität

1. Organoleptik:
Weißes, kristallines Pulver; geruchlos; salziger, schwach laugenartiger Geschmack. Verliert bei Raum-Temperatur an feuchter Luft Kohlendioxid.
Geht beim Erwärmen über 50 °C allmählich in Natriumcarbonat über.

2. Reaktionen:

A. ▸ Ca. 100 mg Substanz auf einem Uhrglas mit einigen Tropfen verdünnter Salzsäure (7,3 % G/V) übergießen
   ▸ Lösung mit einem ausgeglühten Magnesiastäbchen in die nicht leuchtende Bunsenflamme halten.

Unter Aufbrausen Entwicklung eines geruchlosen Gases (Bildung von Kohlendioxid aus Hydrogencarbonat). Längere Zeit anhaltende gelbe Flammenfärbung durch Natrium.

B. ▸ Ca. 100 mg Substanz in 2 ml Wasser lösen
   ▸ Mit Spezialindikatorpapier pH-Wert prüfen
   ▸ In der Bunsenflamme 5 Min. zum Sieden erhitzen
   ▸ Mit Universalindikatorpapier pH-Wert prüfen.

pH-Wert höchstens 8,6. Beim Erhitzen Umwandlung in Carbonat (pH-Wert ca. 13 bis 14).

Einige Untersuchungen zur Qualitätssicherung[1]

1. Reinheit

A. Carbonat:
vgl. Identität B.

Der pH-Wert der frisch hergestellten Lösung (vgl. Identität B.) darf höchstens 8,6 betragen.

B. Aussehen der Lösung:
▸ 1,0 g Substanz in 20 ml abgekochtem und wieder abgekühltem Wasser lösen
▸ Lösung in Neßler-Zylindern bei Tageslicht in 4 cm Schichtdicke von oben gegen einen dunklen Untergrund mit Wasser vergleichen (Trübungsvergleich)

---

[1] Ist Natriumhydrogencarbonat zur Herstellung von Infusionslösungen bestimmt, so sind alle Untersuchungen zur Qualitätssicherung nach DAB 9 durchzuführen.

Natriumhydrogencarbonat — Teil 1

▸ Die Proben in gleicher Weise bei Tageslicht gegen einen weißen Untergrund mit Wasser vergleichen (Farbvergleich).

Die Lösung muß klar sein. Trübungen und Färbungen zeigen Verunreinigungen an.

C. Ammonium:
a) ▸ 10 ml Lösung nach B. mit 5 ml Wasser mischen
   ▸ 0,3 ml Neßlers Reagenz (RV) zugeben und Reagenzglas verschließen (Prüflösung)
b) ▸ Gleichzeitig 10 ml Ammonium-Standardlösung (1 ppm NH$_4$) (RV) mit 5 ml Wasser mischen
   ▸ 0,3 ml Neßlers Reagenz (RV) zugeben und Reagenzglas verschließen (Vergleichslösung)
   ▸ Nach 5 Min. Lösung a) und b) gegen einen weißen Untergrund vergleichen.

Die Prüflösung a) darf nicht stärker gelb gefärbt sein als die Vergleichslösung b). Andernfalls liegen unzulässige Verunreinigungen durch Ammonium vor.

D. Arsen:
▸ 0,5 g Substanz in 25 ml Wasser lösen
▸ 15 ml Salzsäure (36% G/G) zufügen
▸ 0,1 ml Zinn(II)-chlorid-Lösung (RV) zufügen
▸ Mit 5 ml Kaliumiodid-Lösung (16,6% G/V) versetzen
▸ 15 Min. lang stehenlassen
▸ 5 g Zink zugeben
▸ Einige Kriställchen Kupfersulfat zugeben
▸ Der Grenzprüfung auf Arsen (DAB 9, Methode A) unterwerfen.

Reduktion von Arsen-Verbindungen durch nascierenden Wasserstoff zu Arsin.

E. Schwermetalle:
a) ▸ 2,0 g Substanz in einer Mischung aus 2 ml Salzsäure (36% G/G) und 18 ml Wasser lösen
b) ▸ 12 ml der Lösung nach a) in einem Neßler-Zylinder mit 2 ml Pufferlösung pH 3,5 (RV) mischen
   ▸ 1,2 ml Thioacetamid-Reagenz (RV) zufügen (Prüflösung)
c) ▸ Gleichzeitig 2 ml Lösung nach a) in einem Neßler-Zylinder mit 10 ml Blei-Standardlösung (1 ppm Pb) (RV) mischen
   ▸ Mit 2 ml Pufferlösung pH 3,5 (RV) versetzen
   ▸ 1,2 ml Thioacetamid-Reagenz (RV) zufügen (Vergleichslösung)
   ▸ Nach 2 Min. Lösungen b) und c) in den Neßler-Zylindern bei Tageslicht gegen einen weißen Untergrund vergleichen.

Die Prüflösung b) darf nicht stärker braun gefärbt sein als die Vergleichslösung c). Andernfalls liegen unzulässige Verunreinigungen durch Schwermetalle vor (Schwermetallsulfide).

Teil 1   **Natriumhydrogencarbonat**

2. Gehaltsbestimmung:

- Ca. 0,750 g Substanz, genau gewogen, in 25 ml abgekochtem und wieder abgekühltem Wasser lösen
- 0,1 ml Methylorange-Lösung (RV) zufügen
- Mit 1 N-Salzsäure bis zum Farbumschlag von Gelb nach Rot titrieren.

1 ml 1 N-Salzsäure entspricht 84,0 mg Natriumhydrogencarbonat.
Verbrauch bei 0,7500 g Einwaage 8,84 bis 9,02 ml 1 N-Salzsäure (F = 1,000).

Entspricht einem Gehalt von 99,0 bis 101,0% Natriumhydrogencarbonat.

Weitere Prüfungen (DAB 9)
In der Apotheke durchführbar: Chlorid, Sulfat, Calcium, Eisen.

-
-
-
-

Teil 1

Natriumhydroxid (DAB 10)

Natrii hydroxidum[1]
Natrium hydroxydatum
Ätznatron
Natirum causticum fusum

Löslichkeit: Löslich in Wasser und Ethanol; schwer löslich in Glycerol 85 %; praktisch unlöslich in Ether.

Zur Prüfung erforderlich: Identität: Ca. 0,1 g.
Qualitätssicherung: 2 g.

Identität

1. Organoleptik:
Weiße, trockene, harte Stücke, Stäbchen oder Plätzchen mit kristallinem Bruch. Zerfließt an der Luft und nimmt Kohlendioxid auf.

2. Reaktionen:

A. ▶ Ca. 100 mg Substanz in 1 ml Wasser lösen

▶ Ca. 0,1 ml Lösung mit 10 ml Wasser verdünnen

▶ Mit Universalindikatorpapier pH-Wert prüfen.   *pH-Wert ca. 12.*

B. ▶ Die unverdünnte Lösung nach A. mit Wasser zu 2 ml verdünnen

▶ Mit Essigsäure (30 % G/V) gegen Lackmuspapier neutralisieren und ansäuern

▶ Mit einigen Tropfen Magnesiumuranylacetat-Lösung (RV) versetzen.   *Gelber Niederschlag von Natrium-magnesium-uranylacetat.*

Einige Untersuchungen zur Qualitätssicherung[1]

1. Reinheit

Aussehen der Lösung:

▶ 1,0 g Substanz in Wasser zu 10,0 ml lösen

▶ In Neßler-Zylindern bei Tageslicht in 4 cm Schichtdicke von oben gegen einen dunklen Untergrund mit Wasser vergleichen (Trübungsvergleich)

▶ Die gleichen Proben in gleicher Weise gegen einen weißen Untergrund vergleichen (Farbvergleich).   *Die Lösung muß klar und farblos sein. Trübungen und Färbungen zeigen Verunreinigungen an.*

---

[1] Ist Natriumhydroxid zur Herstellung von Parenteralia bestimmt, so ist „Reinstes Natriumhydroxid" (DAC 86) zu verwenden.

Apothekengerechte Prüfvorschriften 1992, 5. Erg.-Lfg.

2. Gehaltsbestimmung für Natriumhydroxid und Reinheitsprüfung auf Carbonat

▶ Ca. 1,000 g Substanz (genau gewogen) in ca. 40 ml frisch ausgekochtem und wieder abgekühltem Wasser lösen

▶ 0,3 ml Phenolphthalein-Lösung (RV) zufügen

▶ Mit 1 N-Salzsäure bis zum Verschwinden der Rotfärbung titrieren (Verbrauch a)

▶ 0,3 ml Methylorange-Lösung (RV) zufügen

▶ Mit 1 N-Salzsäure bis zum Auftreten der Rotfärbung titrieren (Verbrauch b).

Alkalimetrische Titration von Natriumhydroxid und Carbonat.

Prozent Gesamtalkali (berechnet als NaOH) $= \dfrac{4{,}000 \cdot (a+b)}{\text{Einwaage (g)}}$

Verbrauch (a+b) bei 1,0000 Einwaage 24,25 bis 25,13 ml 1 N-Salzsäure (F = 1,000).

Entspricht einem Gehalt von mindestens 97,0 bis 100,5% Natriumhydroxid.

Prozent Natriumcarbonat $= \dfrac{10{,}6 \cdot b}{\text{Einwaage (g)}}$

Verbrauch (b) bei 1,0000 g Einwaage höchstens 0,19 ml 1 N-Salzsäure (F = 1,000).

Entspricht einer Verunreinigung von höchstens 2% Natriumcarbonat.

Weitere Prüfungen (DAB 10)
In der Apotheke durchführbar: Schwermetalle, Eisen, Chlorid, Sulfat.

Teil 1

Natriumiodid (DAB 9)

Natriumjodid
Natrii iodidum
Natrium jodatum
Jodnatrium

Löslichkeit: Löslich in Wasser und Ethanol.
Zur Prüfung erforderlich: Identität: Ca. 0,1 g.
Qualitätssicherung: 4,5 g.

Identität

1. Organoleptik:
Farblose Kristalle oder weißes, kristallines Pulver; geruchlos; salziger und bitterer Geschmack. Die Substanz ist hygroskopisch und verfärbt sich durch Einwirkung von Licht und Feuchtigkeit gelb.

2. Reaktionen:
A. ▶ Eine Spatelspitze Substanz mit Salzsäure (36,5 % G/G) befeuchten

▶ Mit einem ausgeglühten Magnesiastäbchen in die nicht leuchtende Bunsenflamme halten.

Längere Zeit anhaltende, gelbe Flammenfärbung durch Natrium.

B. ▶ 20 mg Substanz in 1 ml verdünnter Schwefelsäure (9,8 % G/V) lösen

▶ 1 ml Chloroform zufügen

▶ Tropfenweise mit Chloramin-T-Lösung 2 % (RV) versetzen und schütteln.

Violettfärbung der Chloroformschicht (Oxidation von Iodid zu Iod, welches sich in Chloroform mit rotvioletter Farbe löst).

Einige Untersuchungen zur Qualitätssicherung

Reinheit

A. Aussehen der Lösung:
▶ 4,0 g Substanz in frisch ausgekochtem und wieder abgekühltem Wasser zu 40,0 ml lösen

▶ Lösung in Neßler-Zylindern bei Tageslicht in 4 cm Schichtdicke von oben gegen einen dunklen Untergrund mit Wasser vergleichen (Trübungsvergleich)

▶ Die gleichen Proben in gleicher Weise gegen einen weißen Untergrund vergleichen (Farbvergleich).

Die Lösung muß klar und farblos sein. Trübungen und Färbungen zeigen Verunreinigungen an.

B. Alkalisch reagierende Verunreinigungen:
▶ 12,5 ml Lösung nach A. mit 0,1 ml Bromthymolblau-Lösung R1 (RV) versetzen

▶ 0,7 ml 0,01 N-Salzsäure zufügen.

Die Lösung muß nach Zusatz der Salzsäure gelb gefärbt sein. Eine Blaufärbung zeigt alkalisch reagierende Verunreinigungen an.

Natriumiodid Teil 1

C. Thiosulfat:
- ▶ 10 ml Lösung nach A. mit 0,1 ml Stärke-Lösung (RV) versetzen
- ▶ 0,1 ml 0,01 N-Iod-Lösung zufügen.

Die Lösung muß blau gefärbt sein. Andernfalls liegen Verunreinigungen durch Thiosulfat vor (Reduktion von Iod zu Iodid durch Thiosulfat).

D. Schwermetalle:
  a) ▶ 12 ml Lösung nach A. mit 2 ml Pufferlösung pH 3,5 (RV) versetzen
  - ▶ Mit 1,2 ml Thioacetamid-Reagenz (RV) mischen (Prüflösung)

  b) ▶ Gleichzeitig 2 ml Lösung nach A. mit 10 ml Blei-Standardlösung (1 ppm Pb) (RV) mischen
  - ▶ Mit 2 ml Pufferlösung pH 3,5 (RV) versetzen
  - ▶ 1,2 ml Thioacetamid-Reagenz (RV) zufügen (Vergleichslösung)
  - ▶ Nach 2 Min. Lösung (a) und (b) in Neßler-Zylindern bei Tageslicht gegen einen weißen Untergrund vergleichen.

Die Prüflösung (a) darf nicht stärker braun gefärbt sein als die Vergleichslösung (b), andernfalls liegen unzulässige Verunreinigungen durch Schwermetalle vor (Schwermetallsulfide).

E. Trocknungsverlust:
- ▶ Ca. 0,500 g Substanz, genau gewogen, im Trockenschrank bei 100° bis 105 °C bis zur Gewichtskonstanz trocknen (ca. 3 Std.).

Der Trocknungsverlust darf höchstens 3,0 % betragen.

Weitere Prüfungen (DAB 9)
In der Apotheke durchführbar: Iodat, Eisen, Sulfat, Gehaltsbestimmung.

Teil 1

Natriumsulfat-Decahydrat
(DAB 10) (Standardzulassung 1399.99.99)

Natrii sulfas decahydricus[1]
Natrium sulfuricum
Glaubersalz
Natrium sulfuricum
   cristallisatum

Löslichkeit: Löslich in Wasser; praktisch unlöslich in Ethanol.
Zur Prüfung erforderlich: Identität: Ca. 1,1 g.
                           Qualitätssicherung: 3,75 g.

Identität

1. Organoleptik:
Farblose, durchscheinende Kristalle oder weißes, kristallines Pulver; geruchlos; schwach bitterer und salziger Geschmack. Verwittert bei Raumtemperatur.

2. Schmelzpunkt:
Die Substanz verflüssigt sich bei ca. 33 °C in ihrem Kristallwasser.

3. Reaktionen:
A. ▶ Eine Spatelspitze Substanz mit Salzsäure (36,5 % G/G) befeuchten

▶ Mit einem ausgeglühten Magnesiastäbchen in die nicht leuchtende Bunsenflamme halten.

Längere Zeit anhaltende, gelbe Flammenfärbung durch Natrium.

B. ▶ Ca. 50 mg Substanz in 1 ml Wasser lösen

▶ Lösung mit verdünnter Salzsäure (7,3 % G/V) ansäuern

▶ Mit Bariumchlorid-Lösung R1 (6,1 % G/V) versetzen.

Weißer Niederschlag von Bariumsulfat.

4. Trocknungsverlust:
▶ 1,000 g Substanz, genau gewogen, im Trockenschrank 1 Std. bei 30 °C trocknen

▶ Anschließend bei 130 °C bis zur Gewichtskonstanz trocknen.

Der Trocknungsverlust muß zwischen 52,0 % und 57,0 % liegen (die Substanz liegt als Dekahydrat vor. Trocknungsverlust der entwässerten Substanz höchstens 5,0 %).

---

[1] Natriumsulfat liegt als Dekahydrat vor. Nach DAB 10 ist für Pulvermischungen „Wasserfreies Natriumsulfat" (Natrii sulfas anhydricus) zu verwenden.

Natriumsulfat-Decahydrat — Teil 1

Einige Untersuchungen zur Qualitätssicherung
Reinheit

A. Aussehen der Lösung:
- 1,25 g Substanz in Wasser zu 25,0 ml lösen
- Lösung in Neßler-Zylindern bei Tageslicht in 4 cm Schichtdicke von oben gegen einen dunklen Untergrund mit Wasser vergleichen (Trübungsvergleich)
- Die gleichen Proben in gleicher Weise gegen einen weißen Untergrund vergleichen (Farbvergleich).

Die Lösung muß klar und farblos sein. Trübungen und Färbungen zeigen Verunreinigungen an.

B. Sauer oder alkalisch reagierende Verunreinigungen:
- 10,0 ml Lösung nach A. mit einem Tropfen Bromthymolblau-Lösung R1 (RV) versetzen
- Ist die Lösung gelb gefärbt, 0,5 ml 0,01 N-Natriumhydroxid-Lösung zusetzen
- Ist die Lösung nach Bromthymolblau-Zusatz blau gefärbt, 0,5 ml 0,01 N-Salzsäure zusetzen.

Nach Bromthymolblau-Zusatz ist die Lösung entweder gelb oder blau gefärbt. Färbt sich die zunächst gelbe Lösung mit Natriumhydroxid nicht blau, so liegen sauer reagierende Verunreinigungen vor. Färbt sich die zunächst blaue Lösung mit Salzsäure nicht gelb, so liegen alkalisch reagierende Verunreinigungen vor.

C. Schwermetalle:
a)
- 12 ml Lösung nach A. mit 2 ml Pufferlösung pH 3,5 (RV) versetzen
- Mit 1,2 ml Thioacetamid Reagenz (RV) mischen (Prüflösung)

b)
- Gleichzeitig 2 ml Lösung nach A. mit 10 ml Blei-Standardlösung (1 ppm Pb) mischen
- Mit 2 ml Pufferlösung pH 3,5 (RV) versetzen
- 1,2 ml Thioacetamid-Reagenz (RV) zufügen (Vergleichslösung)
- Nach 2 Min. Lösung (a) und (b) in Neßler-Zylindern bei Tageslicht gegen einen weißen Untergrund vergleichen.

Die Prüflösung (a) darf nicht stärker braun gefärbt sein als die Vergleichslösung (b). Andernfalls liegen unzulässige Verunreinigungen durch Schwermetalle vor (Schwermetallsulfide).

D. Arsen (Ph. Eur. I/II):
a)
- 2,5 g Substanz in einer Mischung aus 4 ml Salzsäure (36,5% G/G) und 3 ml Hypophosphit-Reagenz (RV) lösen
- 15 Min. lang unter gelegentlichem Umschütteln im siedenden Wasserbad erwärmen (Prüflösung)

b) ▸ Gleichzeitig 0,5 ml Arsen-Standardlösung (10 ppm As) (RV) mit 4 ml Salzsäure (36,5 % G/G) und 3 ml Hypophosphit-Reagenz (RV) mischen

▸ 15 Min. lang unter gelegentlichem Umschütteln im siedenden Wasserbad erwärmen (Vergleichslösung)

▸ Lösung (a) und (b) in Neßler-Zylindern bei Tageslicht gegen einen weißen Untergrund vergleichen.

Die Prüflösung (a) darf nicht stärker dunkel gefärbt sein als die Vergleichslösung (b). Andernfalls liegen unzulässige Verunreinigungen durch Arsen vor (Reduktion von Arsenverbindungen zu braunem, elementarem Arsen durch Hypophosphit).

Weitere Prüfungen (DAB 10)
In der Apotheke durchführbar: Calcium, Eisen, Magnesium, Chlorid, Gehaltsbestimmung.

Teil 1

Wasserfreies Natriumsulfat
(DAB 9)

Natrii sulfas anhydricus[1]
Natrium sulfuricum siccatum
Natrium sulfuricum
Entwässertes Natriumsulfat

Löslichkeit: Löslich in Wasser, praktisch unlöslich in Ethanol.
Zur Prüfung erforderlich: Identität: Ca. 1,2 g.
Qualitätssicherung: 2,05 g.

Identität

1. **Organoleptik:**
   Weißes Pulver; geruchlos; schwach bitterer und salziger Geschmack. Hygroskopisch.

2. **Reaktionen:**
   A. und B. wie unter Natriumsulfat-Dekahydrat beschrieben.

   C. ▶ Eine erbsengroße Substanzprobe auf der Magnesiarinne leicht erwärmen. *Die Substanz darf sich nicht verflüssigen. Unterscheidung von Natriumsulfat-Dekahydrat, das sich bei ca. 33 °C verflüssigt.*

3. **Trocknungsverlust:**
   ▶ Ca. 1,000 g Substanz, genau gewogen, im Trockenschrank bei 130 °C bis zur Gewichtskonstanz trocknen. *Der Trocknungsverlust darf höchstens 5,0% betragen (Trocknungsverlust des Dekahydrats 52,0% bis 57,0%).*

Einige Untersuchungen zur Qualitätssicherung
Reinheit

Die Untersuchungen entsprechen den für Natriumsulfat-Dekahydrat vorgesehenen Verfahren mit entsprechend verringerter Einwaage.

A. **Aussehen der Lösung:**
   Es sind 0,55 g Substanz zu 25 ml in Wasser zu lösen.

B. **Sauer oder alkalisch reagierende Verunreinigungen:**
   Es ist von 10,0 ml Lösung nach A. auszugehen.

C. **Schwermetalle:**
   Es ist von 12 ml Lösung nach A. auszugehen.

D. **Arsen:**
   Es sind 1,5 g Substanz in einer Mischung aus 4 ml Salzsäure (36,5% G/G) und 3 ml Hypophosphit-Reagenz (RV) zu lösen.

Weitere Prüfungen (DAB 9)
In der Apotheke durchführbar: Calcium, Eisen, Magnesium, Chlorid, Gehaltsbestimmung.

---
[1] Diese Substanz ist nach DAB 9 für Pulvermischungen zu verwenden, wenn „Natriumsulfat" verordnet wird.

Teil 1

Wasserfreies, rohes Natriumsulfat[1]	Rohes Natriumsulfat, getrocknet[1] Natrium sulfuricum crudum calcinatum Calciniertes, rohes Glaubersalz Natrii sulfas venalis siccatus Natrii sulfas crudus siccatus Natrium sulfuricum siccum ad usum veterinarium

Löslichkeit: Löslich in Wasser, praktisch unlöslich in Ethanol.
Zur Prüfung erforderlich: Identität: Ca. 1,2 g.
  Qualitätssicherung: 1,5 g.

Identität

1. Organoleptik:
Weißes bis fast weißes, kristallines Pulver; geruchlos; salziger und schwach bitterer Geschmack. Hygroskopisch.

2. Reaktionen:
A. und B. wie unter Natriumsulfat-Dekahydrat beschrieben.

C. ▶ Eine erbsengroße Substanzprobe auf der Magnesiarinne leicht erwärmen.

Die Substanz darf sich nicht verflüssigen. Unterscheidung von Natriumsulfat-Dekahydrat, das sich bei ca. 33 °C verflüssigt.

3. Trocknungsverlust:
▶ Ca. 1,000 g Substanz, genau gewogen, im Trockenschrank bei 130 °C bis zur Gewichtskonstanz trocknen.

Der Trocknungsverlust darf höchstens 2% betragen (Trocknungsverlust des Dekahydrats 52,0% bis 57,0%).

Einige Untersuchungen zur Qualitätssicherung
Reinheit

A. Aussehen der Lösung:
▶ 1 g Substanz in 10 ml Wasser lösen.

Die Lösung muß klar oder fast klar und farblos sein.

B. pH-Wert:
▶ Mit Universalindikatorpapier pH-Wert der Lösung nach A. messen.

pH-Wert ca. 5,5 bis 6.

---
[1] Wassergehalt höchstens 2%.

Apothekengerechte Prüfvorschriften Jan. 1990, 3. Erg.-Lfg.

C. Arsen:
- 0,5 g Substanz in 2 ml Hypophosphit-Reagenz (RV) lösen
- 15 Min. lang im siedenden Wasserbad erhitzen.

Es darf weder ein dunkler Niederschlag noch eine Braunfärbung der Lösung auftreten. Andernfalls liegt ein zu hoher Gehalt an Arsenverbindungen vor.

Weitere Prüfungen (Helv. V, Nord. 63)
In der Apotheke durchführbar: Schwermetalle, Ammonium, Nitrat, Eisen, Chlorid, Reduzierende Verunreinigungen.

Teil 1

Natriumtetraborat (DAB 9)

Natrium tetraboricum[1]
Natrii tetraboras
Natrium boricum
Borax

Löslichkeit: Löslich in Wasser und Glycerol; wenig löslich in Ethanol und Aceton.
Zur Prüfung erforderlich: Identität: Ca. 0,1 g.
Qualitätssicherung: 1 g.

Identität

1. Organoleptik:
Farblose Kristalle, kristalline Masse oder weißes, kristallines Pulver; geruchlos; laugenartiger Geschmack. Verwittert an der Luft.

2. Reaktionen:

A. ▶ Eine Spatelspitze Substanz mit Salzsäure (36,5 % G/G) befeuchten

▶ Mit einem ausgeglühten Magnesiastäbchen in die nicht leuchtende Bunsenflamme halten.

Längere Zeit anhaltende gelbe Flammenfärbung durch Natrium.

B. ▶ Ca. 50 mg Substanz in 1 ml Wasser lösen

▶ Mit einigen Tropfen Schwefelsäure (96 % G/G) versetzen

▶ 5 ml Methanol zufügen

▶ In einer Abdampfschale schwach erwärmen und die Dämpfe entzünden (Vorsicht!).

Grüne Flamme bzw. Methanol-Flamme mit grünem Saum (Borsäuretrimethylester).

Einige Untersuchungen zur Qualitätssicherung

Reinheit

A. Aussehen der Lösung, pH-Wert:

▶ 1,0 g Substanz in Wasser zu 25 ml lösen

▶ Mit Spezialindikatorpapier pH-Wert prüfen

pH-Wert 9,0 bis 9,6.

▶ Lösung in Neßler-Zylindern bei Tageslicht in 4 cm Schichtdicke von oben gegen einen dunklen Untergrund mit Wasser vergleichen (Trübungsvergleich)

▶ Die gleichen Proben in gleicher Weise gegen einen weißen Untergrund vergleichen (Farbvergleich).

Die Lösung muß klar und farblos sein. Trübungen und Färbungen zeigen Verunreinigungen an.

B. Schwermetalle:

a) ▶ 12 ml Lösung nach A. mit 2 ml Pufferlösung pH 3,5 (RV) versetzen

▶ 1,2 ml Thioacetamid-Reagenz (RV) zufügen (Prüflösung)

---

[1] Natriumtetraborat liegt als Decahydrat vor.

| | Natriumtetraborat | Teil 1 |

b) ▸ Gleichzeitig 2,0 ml Lösung nach A. mit 10 ml Blei-Standardlösung (1 ppm Pb) (RV) mischen

- ▸ Mit 2 ml Pufferlösung 3,5 (RV) versetzen
- ▸ 1,2 ml Thioacetamid-Reagenz (RV) zufügen (Vergleichslösung)
- ▸ Nach 2 Min. Lösung (a) und (b) in Neßler-Zylindern bei Tageslicht gegen einen weißen Untergrund vergleichen.

Die Prüflösung (a) darf nicht stärker braun gefärbt sein als die Vergleichslösung (b), andernfalls liegen unzulässige Verunreinigungen durch Schwermetalle vor (Schwermetallsulfide).

Weitere Prüfungen (DAB 9)
In der Apotheke durchführbar: Sulfat, Ammonium, Arsen, Calcium, Gehaltsbestimmung.

Teil 1

Natriumthiosulfat (DAB 9)

Natrii thiosulfas[1]
Natrium thiosulfuricum
Natrium hyposulfurosum

Löslichkeit: Löslich in Wasser; praktisch unlöslich in Ethanol.
Zur Prüfung erforderlich: Identität: Ca. 0,7 g.
Qualitätssicherung: 2,5 g.

Identität

1. Organoleptik:
Durchscheinende, farblose Kristalle. Verwittert an trockener Luft.

2. Schmelzpunkt:
Die Substanz verflüssigt sich bei ca. 44° bis 49°C in ihrem Kristallwasser.

3. Reaktionen:

A. ▸ Eine Spatelspitze Substanz mit Salzsäure (36,5% G/G) befeuchten

▸ Mit einem ausgeglühten Magnesiastäbchen in die nicht leuchtende Bunsenflamme halten.

Längere Zeit anhaltende, gelbe Flammenfärbung durch Natrium.

B. ▸ Ca. 100 mg Substanz in 2 ml Wasser lösen

▸ 1 ml Lösung mit wenig Salzsäure versetzen

▸ Vorsichtig Geruch prüfen.

Geruch nach Schwefeldioxid und weiße Fällung (Zersetzung von Thiosulfat durch Salzsäure unter Bildung von Schwefeldioxid und Schwefel).

C. ▸ 1 ml Lösung nach B. mit 2 ml Silbernitrat-Lösung (1,7% G/V) versetzen.

Weißer Niederschlag von Silberthiosulfat, der sich rasch gelblich, dann schwarz färbt (Reduktion von Silberionen zu elementarem Silber durch Thiosulfat).

4. Gehaltsbestimmung:

▸ Etwa 0,500 g Substanz, genau gewogen, in 20 ml Wasser lösen

▸ Mit 0,1 N-Iod-Lösung bis zur Entfärbung titrieren

▸ Gegen Ende der Titration 1 ml Stärke-Lösung (RV) zufügen.

---

[1] Natriumthiosulfat liegt als Pentahydrat vor.

Apothekengerechte Prüfvorschriften 1988, 2. Erg.-Lfg.

1 ml 0,1 N-Iod-Lösung entspricht 24,82 mg Natriumthiosulfat-Pentahydrat.
Verbrauch bei 0,5000 g Einwaage zwischen 19,95 ml und 20,35 ml 0,1 N-Iod-Lösung (F = 1,000).

Entspricht einem Gehalt von mindestens 99,0 % und höchstens 101,0 % Natriumthiosulfat-Pentahydrat.

Einige Untersuchungen zur Qualitätssicherung
Reinheit

A. pH-Wert:
- 2,50 g Substanz in frisch aufgekochtem und wieder abgekühltem Wasser zu 25,0 ml lösen
- Mit Universalindikatorpapier pH-Wert prüfen.

pH-Wert 6,0 bis 8,4.

B. Aussehen der Lösung:
- Lösung nach A. in Neßler-Zylindern bei Tageslicht in 4 cm Schichtdicke von oben gegen einen dunklen Untergrund mit Wasser vergleichen (Trübungsvergleich)
- Die gleichen Proben in gleicher Weise gegen einen weißen Untergrund vergleichen (Farbvergleich).

Die Lösung muß klar und farblos sein. Trübungen und Färbungen zeigen Verunreinigungen an.

C. Sulfat, Sulfit:
a)
- 6,0 ml Sulfat-Standardlösung (10 ppm SO_4) (RV) mit 4,0 Bariumchlorid-Lösung (25 % G/V) versetzen
- Schütteln und 1 Min. lang stehenlassen

b)
- 2,5 ml Lösung nach A. mit destilliertem Wasser zu 10 ml verdünnen
- 3 ml dieser Lösung mit 2 ml Iod-Lösung (RV) versetzen
- Weiter tropfenweise Iod-Lösung (RV) bis zur bleibenden, sehr leichten Gelbfärbung zugeben
- Die Lösung mit Wasser zu 15 ml verdünnen
- Mit 0,5 ml Essigsäure (30 % G/V) ansäuern
- Mit 2,5 ml der Mischung nach (a) versetzen (Prüflösung)

c)
- Gleichzeitig 15 ml Sulfat-Standardlösung (10 ppm SO_4) (RV) mit 0,5 ml Essigsäure (30 % G/V) ansäuern
- Mit 2,5 ml der Mischung nach (a) versetzen (Vergleichslösung)
- Lösung (b) und (c) in Neßler-Zylindern bei Tageslicht gegen einen dunklen Untergrund vergleichen.

Lösung zur Herstellung von Prüflösung und Vergleichslösung. Dient zum „Animpfen" bei der Fällung von Bariumsulfat.

Die Prüflösung (b) darf nicht stärker getrübt sein als die Vergleichslösung (c). Andernfalls liegen unzulässige Verunreinigungen durch Sulfat und Sulfit vor (Überführung von Thiosulfat in Tetrathionat und von Sulfit in Sulfat. Fällung von Sulfat als Bariumsulfat).

Natriumthiosulfat

D. Sulfid:
- ▶ 10 ml Lösung nach A. mit 0,05 ml einer frisch hergestellten 5prozentigen Lösung (G/V) von Natriumpentacyanonitrosylferrat(II) versetzen.

Die Lösung darf sich nicht violett färben, andernfalls liegen unzulässige Verunreinigungen durch Sulfid vor (Natriumpentacyanonitrosylferrat(II) bildet mit Sulfid einen violetten Komplex).

E. Schwermetalle:
- a) ▶ 10 ml Lösung nach A. mit 0,05 ml Natriumsulfid-Lösung (RV) versetzen (Prüflösung)
- b) ▶ Gleichzeitig 10 ml Blei-Standardlösung (1 ppm Pb) (RV) mit 0,05 ml Natriumsulfid-Lösung (RV) versetzen (Vergleichslösung)
- ▶ Nach 2 Min. Lösung (a) und (b) in Neßler-Zylindern bei Tageslicht gegen einen weißen Untergrund vergleichen.

Die Prüflösung (a) darf nicht stärker braun gefärbt sein als die Vergleichslösung (b). Andernfalls liegen unzulässige Verunreinigungen durch Schwermetalle vor (Schwermetallsulfide).

Weitere Prüfungen (DAB 9)
In der Apotheke durchführbar: Chlorid.

Teil 1

Nelkenöl (DAB 9)

Caryophylli aetheroleum
Oleum Caryophylli
Gewürznelkenöl
Syzygium-aromaticum-
Blütenknospenöl

Löslichkeit: Mischbar mit Ether, Toluol, Dichlormethan, Chloroform und fetten Ölen.
Zur Prüfung erforderlich: Identität: Ca. 1 Tropfen.
Qualitätssicherung: Ca. 3 g.

Identität

1. Organoleptik:
Klare, fast farblose bis gelbliche, an der Luft sich bräunende Flüssigkeit; charakteristischer Geruch; brennender Geschmack.

2. Relative Dichte:
1,030 bis 1,055.

3. Dünnschichtchromatographie:
Kieselgel F_{254}.
Untersuchungslösung: 10 µl Substanz in 1,0 ml Toluol.
Vergleichslösung: 5 µl Eugenol in 1,0 ml Toluol.
Aufzutragende Menge: Je 10 µl bandförmig (15 mm × 3 mm).
Fließmittel: Dichlormethan.
Laufhöhe: 10 cm.
Laufzeit: Ca. 30 Min.

▶ Abdunsten des Fließmittels

▶ Unter der UV-Lampe (254 nm) Flecke markieren

▶ Besprühen mit Anisaldehyd-Lösung (RV)

▶ 5 bis 10 Min. im Trockenschrank auf 100 ° bis 105 °C erhitzen.

Mehrere fluoreszenzmindernde Flecke, von denen der bei Rf ca. 0,5 in Höhe der Vergleichssubstanz Eugenol liegen muß. Nach Detektion mehrere Flecke u. a. bei Rf ca. 0,9 (rotviolett-Caryophyllen) und 0,5 (blau-Eugenol).

Einige Untersuchungen zur Qualitätssicherung
Reinheit

A. Sauer reagierende Verunreinigungen:
- ▶ 0,5 ml Substanz mit 10 ml Wasser von 50 °C schütteln und nach Erkalten filtrieren
- ▶ 2 ml Filtrat mit 0,1 ml Bromphenolblau-Lösung R1 (RV) versetzen.

Die Lösung muß grün oder blau gefärbt sein. Gelbfärbung zeigt sauer reagierende Verunreinigungen an.

B. Fremde Phenole:
- ▶ 2 ml Filtrat nach A. mit 0,2 ml Eisen(III)-chlorid-Lösung R2 (1,3 % G/V) versetzen.

Die Lösung darf höchstens vorübergehend graugrünlich aber nicht blauviolett gefärbt sein. Andernfalls liegen fremde Phenole vor (Eisen(III)-chlorid-Reaktion).

C. Aussehen der Lösung:
- ▶ 1,0 ml Substanz in 2,0 ml Ethanol 70 % (V/V) lösen
- ▶ In Neßlerzylindern bei Tageslicht von oben gegen einen dunklen Untergrund mit Ethanol 70 % (V/V) vergleichen.

Die Lösung muß klar sein, Trübungen zeigen Verunreinigungen an.

D. Fette Öle und verharzte ätherische Öle:
- ▶ 1 Tropfen Substanz auf Filterpapier tropfen
- ▶ 24 Std. lang liegen lassen.

Durchscheinender oder fettartiger Fleck zeigt fette Öle bzw. verharzte ätherische Öle an.

E. Fremde Ester:
- ▶ 1,0 ml Substanz in 3,0 ml einer frisch hergestellten 10prozentigen Lösung (G/V) von Kaliumhydroxid in Ethanol 96 % (V/V) lösen
- ▶ 2 Min. lang im siedenden Wasserbad erwärmen
- ▶ Abkühlen und 30 Min. lang stehenlassen
- ▶ Im Falle des Ausfallens eines kristallinen Niederschlages erneut zum Sieden erhitzen.

Es soll beim Abkühlen kein kristalliner Niederschlag ausfallen. Fällt ein Niederschlag aus, so muß sich dieser beim erneuten Sieden wieder lösen. Andernfalls liegen unzulässige Verunreinigungen durch fremde Ester vor.

Weitere Prüfungen (DAB 9)
In der Apotheke durchführbar: Wasserlösliche Anteile, halogenhaltige Verunreinigungen, Gehaltsbestimmung.
Des weiteren: Brechungsindex, optische Drehung.

Teil 1

Nystatin (DAB 9)

Nystatinum
Fungicidin

Löslichkeit: Leicht löslich in Dimethylformamid; fast unlöslich in Methanol und Wasser; unlöslich in Chloroform, Ethanol und Ether.
Zur Prüfung erforderlich: Identität: Ca. 12 mg.
　　　　　　　　　　　　　Qualitätssicherung: 0,5 g.

Identität

1. Organoleptik:
Gelbes bis leicht bräunliches hygroskopisches Pulver; schwacher getreideartiger Geruch; lichtempfindlich.

2. Schmelzpunkt:
Ab 160 °C Zersetzung (ohne zu schmelzen).

3. Dünnschichtchromatographie:
Kieselgel F_{254}.
Untersuchungslösung: 5 mg Substanz in 2 ml Methanol.
Vergleichslösung: 5 mg authentische Substanz in 5 ml Methanol.
Aufzutragende Menge: Je 10 μl.
Fließmittel: n-Butanol-Essigsäure (99,6 % G/G)-Wasser (4+1+2).
Laufhöhe: 15 cm.
Laufzeit: Ca. 3,5 Std.

- Abdunsten des Fließmittels unter dem Warmluftfön (ca. 15 Min.)
- Unter der UV-Lampe (254 nm) Flecke markieren
- Besprühen mit 0,02 N-Kaliumpermanganat-Lösung.

Fluoreszenzmindernde Flecken bei Rf ca. 0,4 und mit geringer Intensität bei Rf ca. 0,35 in Höhe der Vergleichssubstanz. Nach Besprühen gelbgrüne Flecken auf rosa Grund bei Rf ca. 0,40 und 0,35 mit dazwischen liegender Schwanzbildung. Die gelbe Farbe geht allmählich in weiß über.

4. pH-Wert:
- Ca. 5 mg Substanz in 1 ml Wasser 2 Min. schütteln
- Mit Spezialindikatorpapier pH-Wert prüfen.

pH-Wert 6,0 bis 8,0.

5. Reaktionen:
A. ▸ Die zur Prüfung des pH-Wertes hergestellte Suspension (vgl. Identität 4.) mit 0,5 ml Pyrogallol versetzen
　　▸ Im siedenden Wasserbad erwärmen
　　▸ 1 Std. stehenlassen.

Beim Erwärmen im Wasserbad rotviolette Färbung, die nach 1 Std. noch bestehen muß.

B. ▶ Ca. 2 mg Substanz mit einer Tüpfelplatte mit ca. 0,1 ml Schwefelsäure (96% G/G) versetzen.

Braune Färbung, die nach violett umschlägt (Reaktionsprodukte nicht bekannt).

Einige Untersuchungen zur Qualitätssicherung[1]
Reinheit

A. pH-Wert:
Vgl. Identität 4.

B. Trocknungsverlust:
▶ Ca. 0,500 g Substanz, genau gewogen, in der Trockenpistole über Phosphor(V)-oxid bei 60 °C und einem Vakuum unter 1 mm Hg (1 Torr) 3 Std. lang trocknen.

Der Trocknungsverlust darf höchstens 5% betragen.

Weitere Prüfungen (DAB 9)
In der Apotheke durchführbar: Schwermetalle, Sulfatasche.
Des weiteren[1]**:** Absorption, Mikrobiologische Wertbestimmung, Anomale Toxizität.

---

[1] Die therapeutische Qualität der Substanz kann nur durch die mikrobiologische Wertbestimmung gesichert werden. Zur oralen Anwendung muß die Anomale Toxizität (DAB 9) bestimmt werden (beide Methoden sind nicht in der Apotheke durchführbar).

Teil 1

Oleyloleat (DAB 9)

Oleyli oleas
Oleylium oleinicum
Cetiol
Ölsäureoleylester

Mischbarkeit: Leicht mischbar mit Ether, Petroläther, fetten Ölen, flüssigem Paraffin; kaum mischbar mit Ethanol 90 % (V/V); praktisch nicht mischbar mit Wasser.
Zur Prüfung erforderlich: Identität: 3 Tropfen.
  Qualitätssicherung: 5,61 g.

Identität

1. Organoleptik:
Schwach gelbliches, klares Öl; schwacher Geruch nach Ölsäure; geschmacklos.

2. Relative Dichte:
0,861 bis 0,882.

3. Dünnschichtchromatographie:
Kieselgel/Kieselgur F_{254} (Folie).
Untersuchungslösungen: a) 1 Tropfen Substanz in 5 ml Chloroform.
b) 2 Tropfen Substanz mit 4 ml ethanolischer Kaliumhydroxid-Lösung (RV) 1 Min. lang in siedendem Wasserbad erhitzen, mit 5 ml Chloroform schütteln, Chloroform-Phase verwenden.
Vergleichslösung: 1 Tropfen authentische Vergleichssubstanz in 5 ml Chloroform.
Aufzutragende Menge: Je 1 Tropfen (1 bis 2 μl).
Fließmittel: Petroläther — Ether — Essigsäure (99 % G/G) (80+20+1).
Laufhöhe: 7,5 cm.
Laufzeit: Ca. 8 Min.

▶ Abdunsten des Fließmittels

▶ Besprühen mit Molybdatophosphorsäure 10 % (RV)

▶ Ca. 10 Min. lang auf 120 °C erhitzen.

Die Substanz zeigt einen blauen Fleck in Höhe der Vergleichssubstanz (Rf ca. 0,75). Die mit Kaliumhydroxid behandelte Substanz zeigt zwei blaue Flecke (Rf 0,25 und 0,18) von Ölsäure und Oleylalkohol.

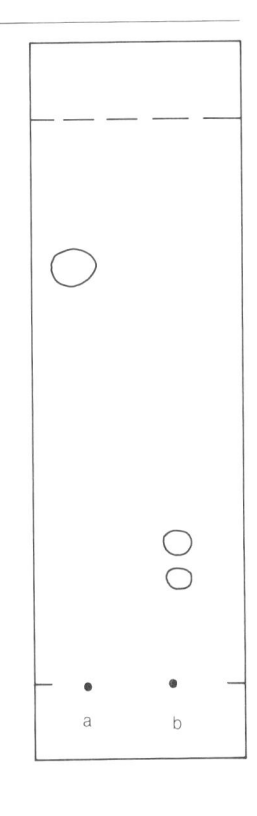

4. Reaktion:
▶ 0,1 ml Substanz mit 1 ml Chloroform mischen

▶ In kleinen Anteilen unter Umschütteln mit 0,1 N-Bromlösung versetzen.

Mindestens 3 ml Bromlösung werden entfärbt.

Einige Untersuchungen zur Qualitätssicherung
Reinheit

Säurezahl:
▶ 25 ml eines Gemisches aus gleichen Teilen Ethanol 96% (V/V) und Ether mit 1 ml Phenolphthalein-Lösung (RV) versetzen

▶ 0,1 N-Kaliumhydroxid-Lösung bis zur 15 Sek. lang bestehenbleibenden Rosafärbung zusetzen

▶ 5,61 g Substanz in diesem Gemisch lösen

▶ 2,00 ml 0,1 N-Kaliumhydroxid-Lösung zusetzen.

Es muß eine mindestens 15 Sek. lang bestehenbleibende Rosafärbung auftreten. Andernfalls ist die Säurezahl zu hoch (freie Säuren aus verseiftem Ölsäureoleylester).

Weitere Prüfungen (DAB 9)
In der Apotheke durchführbar: Verseifungszahl, Iodzahl, Hydroxylzahl.
Des weiteren: Brechungsindex.

Teil 1

Olivenöl (DAB 10)

Olivae oleum
Oleum Olivarum
Olea-europaea-Fruchtöl

Mischbarkeit: Mischbar mit Ether, Chloroform und Petroläther; wenig mischbar mit wasserfreiem Ethanol; praktisch nicht mischbar mit Ethanol 90 % (V/V).

Zur Prüfung erforderlich: Qualitätssicherung: Ca. 10 g.

Identität

1. Organoleptik:
Klares, gelbes bis grünlichgelbes Öl; charakteristischer Geruch und Geschmack.

2. Relative Dichte:
0,910 bis 0,916.

3. Dünnschichtchromatographie:
HPTLC-Fertigplatten RP-18 F_{254}.
Untersuchungslösung: 2 Tropfen Substanz in 3 ml Chloroform.
Vergleichslösung (a): 2 Tropfen authentische Vergleichssubstanz in 3 ml Chloroform.
oder
Vergleichslösung (b): 2 Tropfen Maisöl in 3 ml Chloroform.
Aufzutragende Menge: Je 1 Tropfen (1 bis 2 µl).
Fließmittel: Acetonitril — Ethylacetat (1+1).
Laufhöhe: 8 cm (zweimal).
Laufzeit: Zweimal je ca. 15 Min.

▶ Substanz 0,5 cm vom unteren Plattenrand auftragen
▶ 1 cm vom unteren Plattenrand mit Bleistift seitliche Markierung anbringen
▶ In Ether bis zu dieser Markierung laufen lassen
▶ Trocknen
▶ Vorgang wiederholen
▶ Dann im angegebenen Fließmittel laufen lassen
▶ Trocknen
▶ Nochmals im gleichen Fließmittel laufen lassen
▶ Abdunsten des Fließmittels
▶ Mit Molybdatophosphorsäure 10 % (RV) besprühen
▶ 2 bis 3 Min. lang auf 120 °C erhitzen.

Die Substanz wird durch das mehrfache Entwickeln in Ether zu einer schmalen Startzone konzentriert.

Die Substanz muß ein mit der authentischen Vergleichssubstanz übereinstimmendes Chromatogramm ergeben, der charakteristische Fleck A in Nähe der Fließmittelfront (Rf 0,8—0,9) muß zu erkennen sein. Der Hauptfleck B ist deutlich stärker als der unterste Fleck des Maisöls.

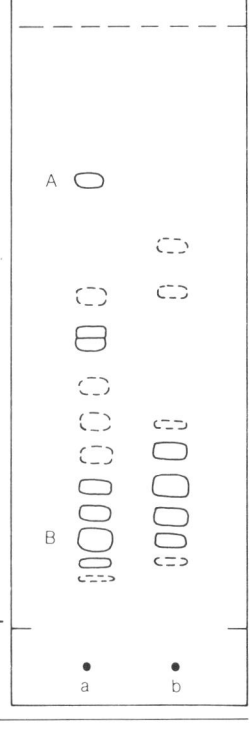

Unterhalb des Hauptflecks dürfen nur 1—2 schwache Flecken erkennbar sein, keine Serie von 4 Flecken (Raps- oder Erdnußöl). Der 3. Fleck über dem Fleck B muß deutlich schwächer als der 1. Fleck über B sein (andere Öle).

Einige Untersuchungen zur Qualitätssicherung[1]
Reinheit

A. Verdorbenheit:
- Geruch und Geschmack der warmen Substanz prüfen.

Ranziger Geruch oder Geschmack zeigt Verdorbenheit an.

B. Säurezahl:
- 25 ml eines Gemisches aus gleichen Teilen Ethanol und Ether mit 1 ml Phenolphthalein-Lösung (RV) versetzen
- 0,1 N-Kaliumhydroxid-Lösung bis zur 15 Sek. lang bestehenbleibenden Rosafärbung zusetzen
- 5,61 g Substanz in diesem Gemisch lösen
- 2,00 ml 0,1 N-Kaliumhydroxid-Lösung zusetzen.

Es muß eine mindestens 15 Sek. lang bestehenbleibende Rosafärbung auftreten. Andernfalls ist die Säurezahl zu hoch (freie Säuren aus verseiftem Öl).

C. Fremde Öle:
- Ca. 2 g Substanz 1 Min. lang mit ca. 2 ml Salpetersäure (65 % G/G) schütteln.

Es entsteht ein grünlich-weißes Gemisch. Rot- oder Braunfärbung zeigt Verunreinigungen durch Samenöl, Tresteröl, raffinierte oder veresterte Öle an.

D. Sesamöl:
- 2 ml Substanz mit 1 ml Salzsäure (36,5 % G/G), die 1 % Saccharose enthält, versetzen
- Schütteln, nach 5 Min. gegen einen weißen Hintergrund betrachten.

Die untere Phase darf sich nicht rosa oder rot färben, andernfalls liegt Sesamöl vor.

Weitere Prüfungen (DAB 10)
In der Apotheke durchführbar: Unverseifbare Anteile, Peroxidzahl.
Des weiteren: Absorption, fremde fette Öle, Sterole.

---

[1] Olivenöl zur parenteralen Anwendung darf nicht mehr als 0,1 % Wasser enthalten (Karl-Fischer-Methode, in der Apotheke nicht durchführbar). Zusätzlich sind eine niedrigere Peroxidzahl und niedrigere Säurezahl gefordert.

Teil 1

Opiumtinktur (DAB 9)

Opii tinctura
Tinctura Opii

Zur Prüfung erforderlich: Identität: Ca. 2,1 ml.
Qualitätssicherung: Ca. 10 g.

Identität

1. Organoleptik:
Rotbraune Flüssigkeit; Geruch nach Opium; bitterer Geschmack.

2. Dünnschichtchromatographie:
Kieselgel F_{254} (Folie).
Untersuchungslösung: Substanz 1:4 mit Ethanol 35% (V/V) verdünnen.
Vergleichslösung: Authentische Vergleichssubstanz analog verdünnt oder Lösungen (0,05% G/V) von Papaverin und Codein in Ethanol 35% (V/V).
Aufzutragende Menge: Je 5 Tropfen (5 bis 10 µl).
Fließmittel: Toluol-Aceton-Ethanol 96% (V/V) — Ammoniak-Lösung (26% G/G) (45+45+7+3).
Laufhöhe: 8 cm.
Laufzeit: Ca. 12 Min.

▶ Fließmittel abdunsten

▶ Unter der UV-Lampe bei 254 nm Flecke markieren

▶ Besprühen mit konzentrierter Schwefelsäure (96% G/G)

▶ Flecke markieren

▶ 10 Min. lang auf 120 °C erhitzen

▶ Flecke markieren.

*Die Substanz muß ein mit der authentischen Vergleichssubstanz übereinstimmendes Chromatogramm ergeben.
Mit Schwefelsäure färbt sich der Thebain-Fleck sofort gelb; nach dem Erhitzen braun.*

UV_{254}	H_2SO_4	H_2SO_4 120°	
	Front		
○		○	rosa-beige Noscapin
○		○	gelblich Papaverin
○	○	○	gelb Thebain
		○	
		○	
○		○	rotviolett Codein
○		○	rotviolett Morphin
⊙	Start	○	braun-beige Narcein

Apothekengerechte Prüfvorschriften 1988, 2. Erg.-Lfg.

3. Reaktionen:

A. ▸ 1 ml Substanz mit 5 ml Wasser verdünnen, filtrieren

▸ 0,25 ml Eisen (III)-chlorid-Lösung R2 (1,3 % G/V) hinzusetzen

▸ Lösung teilen

▸ Einen Teil mit 0,2 ml verdünnter Salzsäure (7,3 % G/V) versetzen

▸ Zum Rest 0,2 ml Quecksilber(II)-chlorid-Lösung (5,4 % G/V) hinzufügen.

Nach Eisen(III)-chlorid-Zusatz tritt eine Rotfärbung auf (Eisen(III)-Salz der Meconsäure), die sich weder durch Salzsäure noch durch Quecksilber(II)-chlorid beseitigen läßt.

B. ▸ 1 ml Substanz mit 5 ml Chloroform und 0,25 ml verdünnter Ammoniak-Lösung (10 % G/V) kräftig schütteln

▸ 0,2 g gepulverten Traganth hinzufügen, schütteln, filtrieren

▸ Filtrat auf einem Uhrglas auf dem Wasserbad eindunsten lassen

▸ Rückstand mit 0,25 ml Formaldehyd-Schwefelsäure (RV) versetzen.

Der Rückstand muß sich karminrot färben (Morphin und Morphinderivate).

Einige Untersuchungen zur Qualitätssicherung
Reinheit

A. Ethanolgehalt:

▸ 0,10 ml Chloroform im Reagenzglas mit 5,20 ml Substanz mischen

▸ Umschütteln

▸ An der Reagenzglaswand ablaufenden Flüssigkeitsfilm gegen einen hellen Hintergrund in der Durchsicht betrachten

▸ 1,00 ml Substanz hinzufügen

▸ Wiederum Flüssigkeitsfilm betrachten.

Der Flüssigkeitsfilm muß nach dem 1. Zusatz der Substanz milchig trüb sein und uneinheitlich von der Reagenzwand ablaufen. Nach dem 2. Zusatz muß die Substanz homogen ablaufen. Andernfalls liegt ein zu hoher bzw. zu niedriger Ethanolgehalt vor (Ethanolgehalt 34 bis 31,5 % V/V).

B. Trockenrückstand:

▸ Ca. 3,000 g Substanz, genau gewogen, in einem Wägeglas auf dem siedenden Wasserbad zur Trockne eindampfen

▸ Rückstand im Trockenschrank 2 Std. lang bei 105 °C trocknen.

Der Trockenrückstand beträgt mindestens 4 %.

Weitere Untersuchungen (DAB 9)
In der Apotheke durchführbar: Methanol, Isopropylalkohol, Gehaltsbestimmung.
Des weiteren: Gehaltsbestimmung (Hochdruckflüssigkeitschromatographie).

Teil 1

Papaverinhydrochlorid (DAB 9)

Papaverinii chloridum
Papaverinum
    hydrochloricum

Löslichkeit: Löslich in Chloroform; wenig löslich in Wasser und Ethanol; praktisch unlöslich in Ether.
Zur Prüfung erforderlich: Identität: Ca. 0,07 g.
Qualitätssicherung: 0,22 g.

Identität

1. Organoleptik:
Weißes oder fast weißes, kristallines Pulver mit grünlichem Schimmer oder weiße bis fast weiße Kristalle; geruchlos; schwach bitterer, dann brennender Geschmack.

2. Schmelzpunkt:
220° bis 225 °C unter Zersetzung.

3. Dünnschichtchromatographie:
Kieselgel F_{254}.
Untersuchungslösung: 50 mg Substanz in 1 ml Chloroform.
Vergleichslösung (a): 50 mg authentische Substanz in 1 ml Chloroform.
Zur Prüfung auf fremde Alkaloide (Qualitätssicherung C.) ist zusätzlich die Vergleichslösung (b) aufzutragen.
Vergleichslösung (b): 5 mg Codein in 10 ml Cloroform.
Aufzutragende Menge: Je 10 µl.
Fließmittel: Toluol-Ethylacetat-Diethylamin (14+4+2)
Laufhöhe: 10 cm.
Laufzeit: Ca. 30 Min.

▶ Platte mit dem Warmluftfön trocknen bis kein Diethylamingeruch mehr vorhanden ist

▶ Unter der UV-Lampe (254 nm) Flecke markieren.

In der Untersuchungslösung fluoreszenzmindernder Fleck bei Rf ca. 0,5 in Höhe der Vergleichslösung (a).

4. Reaktionen:
A. ▶ 10 mg Substanz mit 3 ml Acetanhydrid versetzen

▶ 3 bis 4 Tropfen Schwefelsäure (96% G/G) zufügen

▶ 3 bis 4 Min. lang im siedenden Wasserbad erhitzen.

Gelbfärbung mit grüner Fluoreszenz (Coralyn-Reaktion. Mit einem Acetyl-Rest entsteht das gelb gefärbte grün fluoreszierende Coralyniumion).

B. ▶ Ca. 10 mg Substanz in 1 ml Wasser lösen

▶ Mit verdünnter Salpetersäure (12,6% G/V) ansäuern

▶ Tropfenweise Silbernitrat-Lösung R1 (4,25% G/V) zufügen.

Weißer, sich zusammenballender, in Salpetersäure unlöslicher Niederschlag von Silberchlorid.

Einige Untersuchungen zur Qualitätssicherung
Reinheit

A. pH-Wert:
- 0,2 g Substanz in Wasser zu 10 ml lösen
- Mit Spezialindikatorpapier pH-Wert prüfen.

pH-Wert 3,0 bis 4,0.

B. Aussehen der Lösung:
- Lösung nach A. in Neßler-Zylindern bei Tageslicht in 4 cm Schichtdicke von oben gegen einen dunklen Untergrund mit Wasser vergleichen (Trübungsvergleich)
- Lösung nach A. in gleicher Weise gegen einen weißen Untergrund mit Farbvergleichslösung GG_6 vergleichen (Farbvergleich).

Die Lösung muß klar sein. Sie darf nicht stärker gefärbt sein als die Vergleichslösung. Trübungen und Färbungen zeigen Verunreinigungen an.

C. Fremde Alkaloide:
Dünnschichtchromatographie:
(vgl. Identität).

In der Untersuchungslösung darf keiner der Nebenflecke stärker sein als der Hauptfleck (Rf ca. 0,3) in Vergleichslösung (b). Ein Nebenfleck der Untersuchungslösung kann am Start sichtbar sein.

D. Verhalten gegen Schwefelsäure:
- 20 mg Substanz mit 2,0 ml Schwefelsäure (96% G/G) versetzen
- Nach 15 Min. in Reagenzgläsern bei Tageslicht von der Seite gegen einen weißen Hintergrund mit 2,0 ml Farbvergleichslösung R_4 (RV) vergleichen.

Die Lösung darf nicht stärker gefärbt sein als die Farbvergleichslösung. Eine stärkere Färbung zeigt Verunreinigungen durch fremde Alkaloide an (z. B. Kryptopin, Narcotin, Narcein, Thebain).

Weitere Prüfungen (DAB 9)
In der Apotheke durchführbar: Trocknungsverlust, Sulfatasche, Gehaltsbestimmung.
Des weiteren: UV-Absorption.

Teil 1

Paracetamol (DAB 9) Paracetamolum

Löslichkeit: Löslich in Ethanol, Aceton, Chloroform und Glycerol; wenig löslich in Wasser; praktisch unlöslich in Ether und Benzol.
Zur Prüfung erforderlich: Identität: Ca. 0,17 g.
Qualitätssicherung: 0,5 g.

Identität

1. Organoleptik:
Weißes, kristallines Pulver; geruchlos; bitterer Geschmack.

2. Schmelzpunkt:
168 ° bis 172 °C.
Der Mischschmelzpunkt mit authentischer Substanz muß innerhalb dieses Intervalls liegen.

3. Dünnschichtchromatographie:
Kieselgel F_{254}.
Untersuchungslösung (a): 20 mg Substanz in 1 ml Ethanol 96 % (V/V).
Vergleichslösung (a): 20 mg authentische Substanz in 1 ml Ethanol 96 % (V/V).
Zur Prüfung auf verwandte Substanzen (Qualitätssicherung C.) sind zusätzlich die Untersuchungslösungen (b) und (c) sowie die Vergleichslösungen (b) und (c) aufzutragen.
Untersuchungslösung (b): 1,0 g feingepulverte Substanz mit 5 ml peroxidfreiem Ether 30 Min. schütteln, abfiltrieren, Filter mit 2 ml Ether nachwaschen, und auf 1,2 ml eindampfen.
Untersuchungslösung (c): 0,2 ml Untersuchungslösung (b) mit Ethanol 96 % (V/V) zu 2 ml verdünnen.
Vergleichslösung (b): 20 mg Chloracetanilid in 100 ml Ethanol 96 % (V/V).
Vergleichslösung (c): 40 mg Substanz und 100 mg Chloracetanilid in 10 ml Ethanol 96 % (V/V).
Aufzutragende Menge: Je 10 μl. Untersuchungslösung (b): 50 μl.
Fließmittel: Chloroform — Aceton — Toluol (13+5+2).
Laufhöhe: 10 cm.
Laufzeit: Ca. 40 Min.

▶ Abdampfen des Fließmittels

▶ Unter der UV-Lampe (254 nm) Flecke markieren.

In der Untersuchungslösung (a) fluoreszenzmindernder Fleck bei Rf ca. 0,25 in Höhe der Vergleichslösung (a).

4. Reaktionen:

A. ▸ 50 mg Substanz in 5 ml Wasser lösen

▸ Mit 1 Tropfen Eisen(III)-chlorid-Lösung R1 (10,5 % G/V) versetzen.

Blauviolettfärbung (Eisen(III)-chlorid-Reaktion auf Phenole und Enole).

B. ▸ 0,1 g Substanz mit 1 ml Salzsäure (36,5 % G/G) mischen

▸ 3 Min. lang zum Sieden erhitzen

▸ Mit 10 ml Wasser verdünnen und abkühlen

▸ 0,05 ml 0,1 N-Kaliumdichromat-Lösung zusetzen.

Nach Zusatz von Wasser darf kein Niederschlag entstehen. Nach Zusatz von Kaliumdichromat Violettfärbung, die nach Rot umschlägt (Säurehydrolyse zu 4-Aminophenol, welches oxidiert wird).

Einige Untersuchungen zur Qualitätssicherung
Reinheit

A. 4-Aminophenol:

a) ▸ 0,50 g Substanz in 10 ml Methanol 50 % (V/V) lösen

▸ 0,2 ml frisch hergestellte Lösung von Natriumpentacyanonitrosylferrat (1 % G/V) und wasserfreiem Natriumcarbonat (1 % G/V) zufügen (Prüflösung)

b) ▸ Gleichzeitig 0,50 g 4-Aminophenol-freies Paracetamol (RV) in 9,5 ml Methanol 50 % (V/V) lösen

▸ Zu dieser Lösung 0,5 ml einer Lösung von 5 mg 4-Aminophenol in 100 ml Methanol 50 % (V/V) zufügen

▸ 0,2 ml frisch hergestellte Lösung von Natriumpentacyanonitrosylferrat (1 % G/V) und wasserfreiem Natriumcarbonat (1 % G/V) zufügen (Vergleichslösung)

▸ Nach 30 Min. Prüflösung (a) und Vergleichslösung (b) bei Tageslicht in 4 cm Schichtdicke von oben gegen einen weißen Untergrund vergleichen.

Die Prüflösung (a) darf nicht stärker blaugrün gefärbt sein als die Vergleichslösung (b). Andernfalls liegen unzulässige Verunreinigungen durch 4-Aminophenol vor (4-Aminophenol bildet mit Natriumpentacyanonitrosylferrat(II) in natriumcarbonathaltiger Lösung einen blaugrün gefärbten Komplex).

B. Verwandte Substanzen:
Dünnschichtchromatographie:
(vgl. Identität).

(Das Chromatogramm darf nur ausgewertet werden wenn in Vergleichslösung [c] Paracetamoil [Rf ca. 0,25] und Chloracetanilid [Rf ca. 0,55] deutlich getrennt sind.)
In der Untersuchungslösung (b) darf ein Fleck in Höhe von Chloracetanilid (Rf ca. 0,55) nicht stärker sein als der mit Vergleichslösung (b) erhaltene Fleck in gleicher Höhe.

Teil 1 **Paracetamol**

In der Untersuchungslösung (c) darf kein Nebenfleck stärker sein als der Hauptfleck der Vergleichslösung (b).

Weitere Prüfungen (DAB 9)
In der Apotheke durchführbar: Schwermetalle, Sulfatasche, Trocknungsverlust, Gehaltsbestimmung.
Des weiteren: UV-Absorption, IR-Absorptionsspektrum.

Teil 1

Dickflüssiges Paraffin (DAB 9)

Paraffinum liquidum
Paraffinum subliquidum

Mischbarkeit: Mischbar mit Ether und Chloroform; praktisch nicht mischbar mit Wasser und Ethanol 96% (V/V).

Zur Prüfung erforderlich: Identität: Ca. 12 ml.
Qualitätssicherung: 15 ml.

Identität

1. Organoleptik:
Klare, farblose, sich fettig anfühlende Flüssigkeit; geruchlos.

2. Ausflußzeit:
Das Ausfließen von 10 Tropfen Substanz aus dem genau bis zur Hälfte gefüllten Normaltropfenzähler dauert 25 bis 30 Sek.

3. Reaktion:
▶ 10 ml Substanz mit einem Körnchen Jod erhitzen. *Die Lösung muß sich violett färben (Fette Öle färben sich hellbraun).*

Einige Untersuchungen zur Qualitätssicherung
Reinheit

A. Alkalisch oder sauer reagierende Verunreinigungen:
▶ 10 ml Substanz und 20 ml Wasser von 90° bis 95 °C eine Min. lang kräftig schütteln
▶ Wäßrige Schicht abtrennen
▶ 10 ml der wäßrigen Lösung mit 0,1 ml Phenolphthalein-Lösung (DAB 8) (RV) versetzen
▶ 0,1 ml 0,1 N-Natriumhydroxid-Lösung hinzufügen.

Die wäßrige Schicht muß nach Zusatz von Phenolphthalein farblos sein; Rotfärbung zeigt alkalisch reagierende Verunreinigungen an. Nach Zusatz von Natriumhydroxid muß Rotfärbung auftreten, andernfalls liegen sauer reagierende Verunreinigungen vor.

B. Verhalten gegen Schwefelsäure:
▶ Im Prüfglas mit eingeschliffenem Stopfen, 120 mm Länge, mit Schwefelsäure gereinigt, 5 ml Substanz und 5 ml Schwefelsäure (96% G/G) im Wasserbad 10 Min. lang erhitzen
▶ Nach 2, 4, 6 und 8 Min. das Prüfglas schnell 3mal kräftig nach unten schlagen
▶ Schwefelsäureschicht im durchfallenden Licht mit einer Mischung aus 3,0 ml Stamm-Lösung Gelb (RV), 1,5 ml Stamm-Lösung Rot (RV), 0,5 ml Stamm-Lösung Blau (RV) und 2,0 ml Salzsäure (1% G/V) im gleichartigen Prüfglas vergleichen.

Die Schwefelsäureschicht darf nicht stärker gefärbt sein als die Vergleichslösung. Stärkere Färbung der Schwefelsäureschicht zeigt ungenügend raffinierte Produkte an.

Dickflüssiges Paraffin — Teil 1

Weitere Prüfungen (DAB 9)
In der Apotheke durchführbar: Relative Dichte, feste Paraffine, Viskosität.
Des weiteren: Aromatische, polycyclische Kohlenwasserstoffe (photometrisch).

Teil 1

Perubalsam (DAB 9)

Balsamum peruvianum
Myroxylon-balsamum-
var. pereirae-Balsam

Löslichkeit: Mischbar mit wasserfreiem Ethanol, Chloroform und Rizinusöl; nicht mischbar mit fetten Ölen.

Zur Prüfung erforderlich: Identität: Ca. 0,35 g.
Qualitätssicherung: 0,7 g.

Identität

1. Organoleptik:
Zähflüssige, dunkelbraune, in dünner Schicht gelbbraune, durchscheinende Flüssigkeit, die nicht klebrig oder fadenziehend ist; an der Luft nicht eintrocknend; balsamischer, an Vanille und Benzoe erinnernder Geruch; milder, schwach bitterer dann kratzender Geschmack.

2. Relative Dichte:
1,14 bis 1,17.

3. Dünnschichtchromatographie:
Kieselgel F_{254}.
Untersuchungslösung: 50 mg Substanz in 1,0 ml Ethylacetat.
Vergleichslösung: 40 µl Benzylbenzoat, 15 mg Benzylcinnamat in 5,0 ml Ethylacetat.
Aufzutragende Menge: Je 10 µl bandförmig (15 mm × 3 mm).
Fließmittel: Hexan — Ethylacetat — Essigsäure (98% G/G), (90+10+0,5).
Laufhöhe: Zweimal 10 cm mit 5 Min. Zwischentrocknung.
Laufzeit: Je ca. 30 Min.

▸ Abdunsten des Fließmittels

▸ Unter der UV-Lampe (254 nm) Flecke markieren

▸ Besprühen mit Molybdatophosphorsäure 20% (RV)

▸ 5 bis 10 Min. lang auf 100° bis 105°C erhitzen.

Fluoreszenzmindernde Flecke in Höhe der Vergleichssubstanzen u. a. bei Rf ca. 0,8 (Benzylbenzoat) und 0,7 (Benzylcinnamat). Nach Besprühen blaue Flecke u. a. bei Rf ca. 0,8; 0,7 und 0,5 (Nerolidol) und am Start.

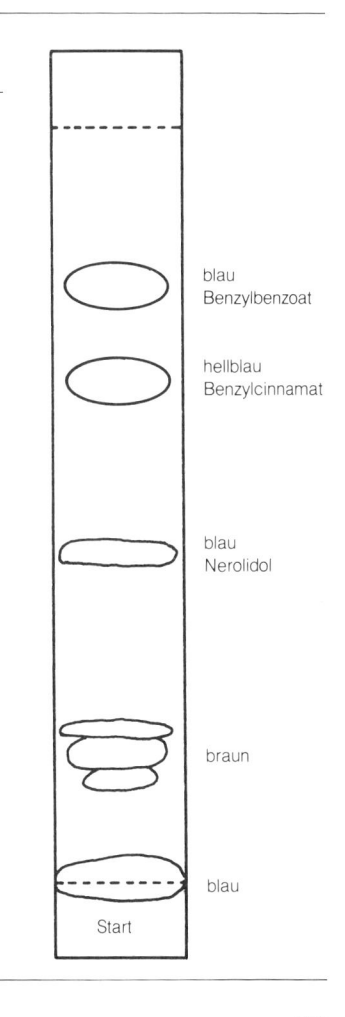

blau
Benzylbenzoat

hellblau
Benzylcinnamat

blau
Nerolidol

braun

blau
Start

Apothekengerechte Prüfvorschriften 1988, 2. Erg.-Lfg.

4. Reaktionen:

A. ▶ 0,1 g Substanz mit 2 ml Wasser zum Sieden erhitzen und heiß filtrieren

▶ Filtrat erkalten lassen und 0,2 ml Kaliumpermanganat-Lösung (3 % G/V) zufügen.

Geruch nach Benzaldehyd (Extraktion von freier Zimtsäure, die durch Kaliumpermanganat zu Benzaldehyd oxidiert wird).

B. ▶ 0,2 g Substanz in 10 ml Ethanol 96 % (V/V) lösen

▶ 0,2 ml Eisen(III)-chlorid-Lösung R2 (1,3 % G/V) zusetzen.

Grüne bis olivgrüne Färbung von phenolischen Inhaltsstoffen (Eisen(III)-chlorid-Reaktion).

Einige Untersuchungen zur Qualitätssicherung
Reinheit

A. Künstliche Balsame:
▶ 0,2 g Substanz mit 6 ml Petroläther (40 ° bis 60 °C) schütteln.

Die unlöslichen Teile müssen sich als klebrige Masse an der Glaswand festsetzen. Es dürfen keine zu Boden sinkenden pulvrigen Massen bzw. Trübungen bzw. Gelbfärbungen des Petroläthers auftreten. Andernfalls liegen künstliche Balsame vor.

B. Terpentinöl:
▶ 4 ml filtrierte Petroläther-Lösung nach A. in einer Porzellanschale eindampfen (Vorsicht!).

Der Rückstand darf nicht nach Terpentinöl riechen, andernfalls liegen Verunreinigungen durch Terpentinöl vor.

C. Kolophonium:
Dünnschichtchromatographie:
(vgl. Identität).

Kurz unterhalb der Zone des Nerolidols (Rf ca. 0,5) darf keine blau gefärbte Zone erscheinen, die vor dem Besprühen Fluoreszenzminderung zeigt.

D. Fette Öle:
▶ 0,5 g Substanz in 1,5 ml Chloralhydratlösung (DAB 8) (RV) lösen.

Die Substanz muß sich klar lösen. Trübungen und Rückstände zeigen Verunreinigungen durch fette Öle an.

Weitere Prüfungen (DAB 9)
In der Apotheke durchführbar: Verseifungszahl, Gehaltsbestimmung.

Teil 1

Petroleum (EB 6)

Oleum Petrae
Leuchtöl
Leuchtpetroleum
Kerosin

Löslichkeit: Mischbar mit Ether, Chloroform und fetten Ölen; wenig mischbar mit Ethanol; praktisch nicht mischbar mit Wasser.

Zur Prüfung erforderlich: Identität: Ca. 2 ml.
Qualitätssicherung: 1 ml.

Identität

1. Organoleptik:
Farblose oder schwach gelbe, bläulich schillernde, leicht bewegliche Flüssigkeit; charakteristischer, unangenehmer Geruch.

2. Destillationsbereich:
150 ° bis 270 °C.

3. Relative Dichte:
0,790 bis 800.

4. Reaktionen:

A. ▶ Ca. 1 ml Substanz in einer Porzellanschale lassen sich bei Raum-Temperatur nicht sofort entzünden. Entzündung erfolgt erst nach Eintauchen des brennenden Streichholzes in die Flüssigkeit, bzw. an einem in die Substanz getauchten Docht.
Die Substanz brennt mit gelber, leuchtender, rußender Flamme.

B. ▶ Ca. 1 ml Substanz in einer Eis-Kochsalz-Mischung (4:1) abkühlen.
Die Substanz darf nicht erstarren.

Einige Untersuchungen zur Qualitätssicherung
Reinheit

Sauer reagierende Verunreinigungen:
▶ 1 ml Substanz mit 1 ml Wasser schütteln
▶ Mit Universalindikatorpapier pH-Wert prüfen.
pH-Wert ca. 5.

Weitere Prüfungen (EB 6): Keine.

Teil 1

Pfefferminzöl (DAB 10)
(Standardzulassung 7099.99.99)

Menthae piperitae
aetheroleum
Oleum Menthae piperitae
Mentha-piperita-Krautöl

Löslichkeit: Mischbar mit Ethanol 90% (V/V), Ether, Chloroform, Toluol, Benzin, flüssigen Paraffinen, fetten Ölen.
Zur Prüfung erforderlich: Identität: 0,01 g.
Qualitätssicherung: Ca. 5,5 g.

Identität

1. Organoleptik:
Farblose, schwach gelbliche oder gelblichgrüne Flüssigkeit; charakteristischer Geruch; charakteristischer Geschmack, gefolgt von einem Kältegefühl.

2. Relative Dichte:
0,900 bis 0,912.

3. Dünnschichtchromatographie:
Kieselgel F_{254}.
Untersuchungslösung: 10 mg Substanz in 1,0 ml Toluol.
Vergleichslösung: 5 mg Menthol, 2 µl Cineol, 1 µl Menthylacetat und 1 mg Thymol in 1,0 ml Toluol.
Aufzutragende Menge: Je 20 µl Untersuchungslösung und 10 µl Vergleichslösung.
Fließmittel: Toluol — Ethylacetat (95+5).
Laufhöhe: 12 cm.
Laufzeit: Ca. 60 Min.

▶ Abdunsten des Fließmittels

▶ Unter der UV-Lampe (254 nm) Flecke markieren

▶ Besprühen mit Anisaldehyd-Lösung (RV)

▶ 10 Min. lang im Trockenschrank auf 100° bis 110 °C erhitzen.

Nach Detektion mehrere Flecke u. a. bei Rf ca. 0,3 (blau-Menthol); 0,4 (rötlich-Cineol) und 0,6 (blau-Menthylacetat), die in Höhe der Vergleichssubstanz liegen müssen.

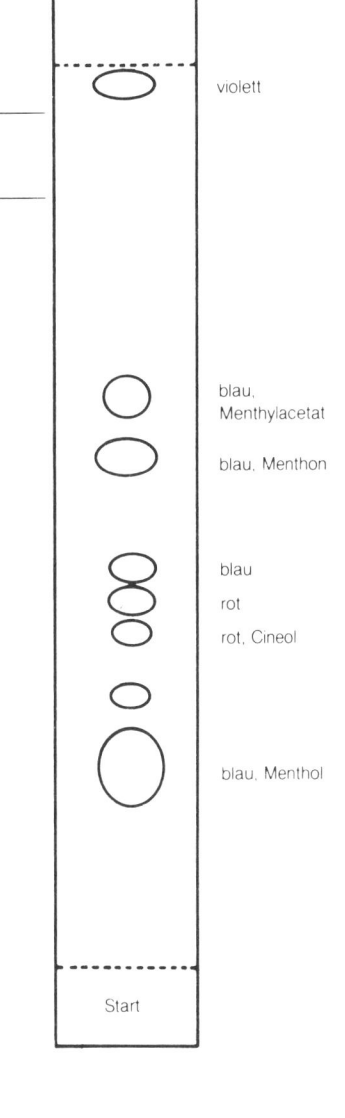

violett

blau, Menthylacetat

blau, Menthon

blau
rot
rot, Cineol

blau, Menthol

Start

Apothekengerechte Prüfvorschriften 1992, 5. Erg.-Lfg.

Einige Untersuchungen zur Qualitätssicherung

1. Reinheit

A. Dünnschichtchromatographie:[1]
(vgl. Identität)

Im Chromatogramm der Untersuchungslösung darf unterhalb der Vergleichssubstanz Thymol (Rf ca. 0,5) kein fluoreszenzmindernder Fleck liegen. Nach Detektion darf im Chromatogramm der Untersuchungslösung zwischen Cineol und Thymol kein intensiv graugrüner Fleck liegen (Carvon, Pulegon).

B. Löslichkeit in Ethanol:
▶ 0,25 ml Substanz in 1,0 ml Ethanol 70% (V/V) lösen.

Die Substanz muß sich vollständig lösen. Die Lösung kann opaleszierend sein.

C. Sauer reagierende Substanzen:
▶ 2,0 g Substanz mit 5 Tropfen Phenolphthalein-Lösung (RV) versetzen

▶ 0,1 ml 0,5 N-ethanolische Kaliumhydroxid-Lösung zusetzen.

Die Lösung muß sich auf Zusatz von Kaliumhydroxid rot färben. Bleibt die Lösung farblos, liegen sauer reagierende Verunreinigungen vor.

D. Fette Öle und verharzte ätherische Öle:
▶ 1 Tropfen Substanz auf Filterpapier tropfen

▶ 24 Std. lang liegenlassen.

Durchscheinender oder fettartiger Fleck zeigt fette Öle bzw. verharzte ätherische Öle an.

2. Gehaltsbestimmung

A. Ester:
▶ Etwa 2,000 g Substanz, in einem 200-ml-Schliffkolben aus Borosilikatglas genau einwiegen

▶ Mit 2 ml Ethanol 90% (V/V) und 5 Tropfen Phenolphthalein-Lösung (RV) versetzen

▶ Vorsichtig mit 0,5 N-ethanolischer Kaliumhydroxid-Lösung neutralisieren

▶ 25,0 ml 0,5 N-ethanolische Kaliumhydroxid-Lösung zusetzen

▶ Rückflußkühler aufsetzen, Siedesteinchen zugeben und 30 Min. lang im siedenden Wasserbad erhitzen

▶ 1 ml Phenolphthalein-Lösung (RV) zufügen

Verseifungstitration. Neutralisation vorhandener Säuren, Verseifung der Ester und Rücktitration der hierzu nicht verbrauchten Kaliumhydroxid-Lösung.

---

[1] Das DAB 10 schließt mit dieser Prüfung offensichtlich das Vorkommen von Carvon und Pulegon nicht vollständig aus, sondern begrenzt den Gehalt auf weniger als ca. 1 %. Da derartige Pfefferminzöle offenbar nicht erhältlich sind, sollte eine Revision dieser Vorschrift zu erwarten sein.

- Sofort mit 0,5 N-Salzsäure titrieren (Verbrauch: n_1 ml)
- Unter gleichen Bedingungen jedoch ohne Substanz einen Blindversuch durchführen (Verbrauch: n_2 ml).

  Prozent Ester (G/G) = $\dfrac{9{,}915\ (n_2 - n_1)}{\text{Einwaage}}$

Die Substanz muß zwischen 4,5 % und 10,0 % (G/G) Ester (berechnet als Menthylacetat) enthalten.

B. Freie Alkohole:
- Etwa 1,000 g Substanz in einem trockenen, verschließbaren 150 ml Acetylierungskolben genau einwiegen
- 3,0 ml eines Gemisches aus 1 Volumteil Acetanhydrid und 3 Volumteilen trockenem Pyridin zufügen (Acetylierungsgemisch)
- Verschlossenen Kolben mit Inhalt erneut auf 1 Milligramm genau wiegen (Menge des Acetylierungsgemisches berechnen)
- Trockenen Rückflußkühler aufsetzen
- 3 Std. lang im siedenden Wasserbad erhitzen, wobei der Flüssigkeitsspiegel im Wasserbad 2 bis 3 cm über dem des Kolbens liegen soll
- 50 ml Wasser durch den Kühler zugeben
- Kühler entfernen, Kolbenwände mit 10 ml Wasser spülen
- 15 Min. lang stehenlassen
- 1 ml Phenolphthalein-Lösung (RV) zusetzen
- Mit 0,5 N-Natriumhydroxid-Lösung titrieren (Verbrauch: n_1 ml)
- Unter gleichen Bedingungen, jedoch ohne Substanz Blindversuch durchführen. Hierbei muß die gleiche Menge Acetylierungsgemisch verwendet werden wie im Hauptversuch (Abweichung maximal 5 mg!)[1] (Verbrauch: n_2 ml)

  Prozent freie Alkohole (G/G) = $\dfrac{7{,}815\ (n_2 - n_1)}{\text{Einwaage}}$

Acetylierung der freien Alkohole mit Acetanhydrid und Rücktitration des nicht verbrauchten Acetanhydrids mit Natriumhydroxid-Lösung.

Die Substanz muß mindestens 44 % (G/G) freie Alkohole (berechnet als Menthol) enthalten.

Weitere Prüfungen (DAB 10)
In der Apotheke durchführbar: Dimethylsulfid, Gehaltsbestimmung für Ketone.
Des weiteren: Brechungsindex, optische Drehung.

---

[1] Ist die Abweichung der Menge des Acetylierungsgemisches größer als 5 mg, so ist nach DAB 10 zu verfahren.

Apothekengerechte Prüfvorschriften 1992, 5. Erg.-Lfg.

Teil 1

Phenazon (DAB 9)	Phenazonum
	Phenyldimethyl-pyrazolonum
	Antipyrin
	Phenyldimethylpyrazolon
	Pyrazolonum phenyldimethylicum

Löslichkeit: Löslich in Ethanol, Aceton, Chloroform und Wasser; praktisch unlöslich in Ether.
Zur Prüfung erforderlich: Identität: 0,03 g.
Qualitätssicherung: 0,7 g.

Identität

1. Organoleptik:
Weißes, kristallines Pulver oder farblose Kristalle; fast geruchlos bzw. geruchlos; schwach bitterer Geschmack.

2. Schmelzpunkt:
109° bis 113°C.
Der Mischschmelzpunkt mit authentischer Substanz muß innerhalb dieses Intervalls liegen.

3. Dünnschichtchromatographie:
Kieselgel F_{254}.
Untersuchungslösung: 5 mg Substanz in 1 ml Chloroform.
Vergleichslösung: 5 mg authentische Substanz in 1 ml Chloroform.
Aufzutragende Menge: Je 10 µl.
Fließmittel: Chloroform — Ethanol 96% (V/V) (9+1).
Laufhöhe: 12 cm.
Laufzeit: Ca. 30 Min.

▶ Abdunsten des Fließmittels

▶ Unter der UV-Lampe (254 nm) Flecke markieren

▶ Besprühen mit Eisen(III)-chlorid-Lösung R2 (1,3% G/V).

Fluoreszenzmindernder Fleck bei Rf ca. 0,36 in Höhe der Vergleichssubstanz. Nach Besprühen hellbrauner Fleck bei Rf ca. 0,36 in Höhe der Vergleichssubstanz.

4. Reaktion:
▶ Ca. 25 mg Substanz in 5 ml Wasser lösen

▶ Mit 5 Tropfen verdünnter Schwefelsäure (9,8% G/V) versetzen

▶ 1 ml Natriumnitrit-Lösung (10% G/V) zusetzen.

Grünfärbung (Bildung von grünem, schwerlöslichem 4-Nitrosophenazon).

Einige Untersuchungen zur Qualitätssicherung

1. Reinheit

A. pH-Wert:
▶ 0,5 g Substanz in Wasser zu 10,0 ml lösen

▶ Mit Spezialindikatorpapier pH-Wert prüfen.

pH-Wert 5,8 bis 7,0.

Phenazon — Teil 1

B. Aussehen der Lösung:
- Lösung nach A. in Neßler-Zylindern bei Tageslicht in 4 cm Schichtdicke von oben gegen einen dunklen Untergrund mit Wasser vergleichen (Farbvergleich)
- Die gleichen Proben in gleicher Weise gegen einen weißen Untergrund vergleichen (Farbvergleich).

Die Lösung muß farblos sein. Trübungen und Färbungen zeigen Verunreinigungen an.

C. Verwandte Substanzen (Aminophenazon):
- 5 ml Lösung nach A. mit 1 ml Silbernitratlösung R2 (1,7% G/V) versetzen
- 10 Min. lang stehenlassen.

Es darf innerhalb von 10 Min. keine Violettfärbung auftreten. Eine Violettfärbung zeigt Verunreinigungen durch verwandte Substanzen (insbesondere Aminophenazon) an.

2. Gehaltsbestimmung:

- Ca. 0,200 g Substanz, genau gewogen, in einem Erlenmeyerkolben mit Glasstopfen in 20 ml Wasser lösen
- 2 g Natriumacetat zufügen
- Mit 30,0 ml 0,1 N-Iod-Lösung versetzen
- Schütteln und 30 Min. lang unter Lichtausschluß stehenlassen
- 25 ml Ethanol 96% (V/V) zusetzen
- Bis zur Lösung des Niederschlags schütteln
- Mit 0,1 N-Natriumthiosulfat-Lösung titrieren
- Gegen Ende der Titration 2 ml Stärke-Lösung (RV) zusetzen
- Es ist ein Blindversuch durchzuführen.

Es fällt schwerlösliches 4-Iodphenazon aus. Der Iodüberschuß wird mit Thiosulfatlösung zurücktitriert.

1 ml 0,1 N-Iod-Lösung entspricht 9,41 mg Phenazon.
Verbrauch bei 0,2000 g Einwaage mindestens 21,05 ml und höchstens 21,36 ml 0,1 N-Iod-Lösung (F = 1,000).

Entspricht einem Gehalt von mindestens 99,0% und höchstens 100,5%.

Weitere Prüfungen (DAB 9)
In der Apotheke durchführbar: Sauer oder alkalisch reagierende Verunreinigungen, Chlorid, Sulfat, Trocknungsverlust, Sulfatasche, Schwermetalle.
Des weiteren: IR-Absorptionsspektrum.

Teil 1

Phenobarbital (DAB 9)

Phenobarbitalum
Acidum phenylaethyl-
　　barbituricum
Luminal

Löslichkeit: Löslich in Ethanol und Ether und unter Salzbildung in Alkalihydroxid-, Alkalicarbonat- und Ammoniak-Lösungen; wenig löslich in Chloroform und Wasser.
Zur Prüfung erforderlich: Identität: Ca. 0,02 g.
　　　　　　　　　　　　　Qualitätssicherung: 0,7 g.

Identität

1. Organoleptik:
Farblose Kristalle oder weißes, kristallines Pulver; geruchlos; leicht bitterer Geschmack.

2. Schmelzpunkt:
174 ° bis 178 °C.
Der Mischschmelzpunkt mit authentischer Substanz muß innerhalb dieses Intervalls liegen.

3. Dünnschichtchromatographie:
Kieselgel F_{254}.
Untersuchungslösung: 10 mg Substanz in 1 ml Methanol.
Vergleichslösung (a): 10 mg authentische Substanz in 1 ml Methanol.
Zur Prüfung auf verwandte Substanzen (Qualitätssicherung C.) ist zusätzlich die Vergleichslösung (b) aufzutragen.
Vergleichslösung (b): 0,5 ml Untersuchungslösung (a) mit 100 ml Methanol mischen.
Aufzutragende Menge: Je 20 µl.
Fließmittel: Methylenchlorid-Methanol-Ammoniak-Lösung (26% G/G) (80+15+5).
Laufhöhe: 15 cm.
Laufzeit: Ca. 90 Min.

▶ Abdunsten des Fließmittels

▶ Unter der UV-Lampe (254 nm) Flecke markieren.

Fluoreszenzmindernder Fleck bei Rf ca. 0,6 in Höhe der Vergleichslösung (a).

Zur Prüfung auf verwandte Substanzen (Qualitätssicherung C.) ist zusätzlich folgende Detektion auszuführen:

▶ Besprühen mit Diphenylcarbazon-Quecksilber(II)-chlorid-Reagenz (RV)

▶ Trocknen der Platte an der Luft

▶ Besprühen mit frisch hergestellter ethanolischer Kaliumhydroxid-Lösung (0,6% G/V)

▶ 5 Min. lang auf 100 °C bis 105 °C erhitzen.

4. Reaktion:

- Ca. 5 mg Substanz in 3 ml Methanol lösen
- 0,1 ml einer wäßrigen Lösung von Cobalt(II)-nitrat (20 % G/V) und Calciumchlorid (10 % G/V) zufügen
- Unter Schütteln 0,1 ml Natriumhydroxid-Lösung (8,5 % G/V) zugeben.

Violettblaue Färbung bzw. violettblauer Niederschlag (Zwikker-Reaktion auf nicht am Stickstoff substituierte Barbiturate).

Einige Untersuchungen zur Qualitätssicherung
Reinheit

A. Aussehen der Lösung:

- 0,50 g Substanz in einer Mischung aus 2,0 ml verdünnter Natriumhydroxid-Lösung (8 % G/V) und 3,0 ml Wasser lösen
- Lösung in Neßler-Zylindern bei Tageslicht in 4 cm Schichtdicke von oben gegen einen dunklen Untergrund mit Wasser vergleichen (Trübungsvergleich)
- Probe in gleicher Weise gegen einen weißen Untergrund mit Farbvergleichslösung G_6 vergleichen (Farbvergleich).

Die Lösung muß klar sein und darf nicht stärker gefärbt sein als die Farbvergleichslösung. Andernfalls liegen Verunreinigungen vor.

B. Sauer reagierende Verunreinigungen:

- 0,20 g Substanz mit 10 ml Wasser 2 Min. lang zum Sieden erhitzen und filtrieren
- Filtrat unter Nachwaschen des Filters auf 10,0 ml ergänzen
- 0,15 ml Methylrot-Lösung (RV) zusetzen
- 0,1 ml 0,1 N-Natriumhydroxid-Lösung zusetzen.

Die Lösung muß nach Zusatz von Methylrot-Lösung orangegelb gefärbt sein. Nach Zusatz von Natriumhydroxid muß sie kräftig gelb gefärbt sein. Eine Orangefärbung zeigt sauer reagierende Verunreinigungen an.

C. Verwandte Substanzen:
Dünnschichtchromatographie:
(vgl. Identität).

Unter der UV-Lampe und nach Detektion darf in der Untersuchungslösung keiner der Nebenflecke stärker sein als der Hauptfleck in Vergleichslösung (b).

Weitere Prüfungen (DAB 9)
In der Apotheke durchführbar: Trocknungsverlust, Sulfatasche, Gehaltsbestimmung.
Des weiteren: IR-Absorptionsspektrum.

Teil 1

Pilocarpinhydrochlorid (DAB 8)

Pilocarpini hydrochloridum
Pilocarpinum hydrochloricum

Löslichkeit: Löslich in Wasser und Ethanol; wenig löslich in Chloroform.
Zur Prüfung erforderlich: Identität: Ca. 0,03 g.
Qualitätssicherung: 0,14 g.

Identität

1. Organoleptik:
Weißes, kristallines Pulver oder farblose Kristalle; geruchlos; bitterer Geschmack; schwach hygroskopisch.

2. Schmelzpunkt:
199 ° bis 204 °C (getrocknete Substanz).
Der Mischschmelzpunkt mit authentischer Substanz muß innerhalb dieses Intervalls liegen.

3. Dünnschichtchromatographie:
Kieselgel F_{254}.
Untersuchungslösung: 5 mg Substanz in 1 ml Ethanol (96 % V/V).
Vergleichslösung: 5 mg authentische Substanz in 1 ml Ethanol (96 % V/V).
Aufzutragende Menge: Je 10 µl.
Fließmittel: Chloroform — Diethylamin (9+1).
Laufhöhe: 12 cm.
Laufzeit: Ca. 55 Min.

▸ Abdunsten des Fließmittels	*Schwach fluoreszenzmindernder Fleck bei Rf ca. 0,60 in Höhe der Vergleichssubstanz. Nach Besprühen orangeroter Fleck bei Rf ca. 0,60 in Höhe der Vergleichssubstanz.*
▸ Unter der UV-Lampe (254 nm) Flecke markieren	
▸ Besprühen mit Natriumwismutiodid-Lösung (RV) und anschließend mit wenig einer 0,4prozentigen Lösung von Schwefelsäure (96 % G/G).	

4. Reaktionen:

A. ▸ 10 mg Substanz in 2 ml Wasser lösen ▸ 0,05 ml Kaliumdichromat-Lösung (10,6 % G/V) zufügen ▸ 1 ml verdünnte Wasserstoffperoxid-Lösung (3 % G/V) zufügen ▸ 2 ml Chloroform zufügen und schütteln.	*Die Chloroformschicht ist violett gefärbt (Reaktion nach Helch. Bildung einer Additionsverbindung von Pilocarpin und Chromperoxid, die mit violetter Farbe in Chloroform löslich ist).*
B. ▸ Ca. 10 mg Substanz in 1 ml Wasser lösen ▸ Mit verdünnter Salpetersäure (12,6 % G/V) ansäuern ▸ Tropfenweise Silbernitrat-Lösung R1 (4,25 % G/V) zufügen.	*Weißer, sich zusammenballender, in Salpetersäure unlöslicher Niederschlag von Silberchlorid.*

Einige Untersuchungen zur Qualitätssicherung
Reinheit

A. Sauer oder alkalisch reagierende Verunreinigungen:
- 0,1 g Substanz in 5 ml Wasser lösen
- 0,1 ml Bromkresolgrün-Lösung (RV) zufügen.

Die Lösung darf sich weder gelb noch blau färben, andernfalls liegen sauer oder alkalisch reagierende Verunreinigungen vor.

B. Fremde Alkaloide:
- 20 mg Substanz in 2 ml Wasser lösen
- Tropfenweise verdünnte Ammoniaklösung R1 (10 % G/V) zufügen
- 2,0 ml Lösung in Reagenzgläsern im Dunkeln von der Seite in 1 m Abstand von einer 1000-Lux-Lampe (ca. 100 W) mit 2,0 ml Vergleichslösung A_3 (RV) vergleichen (Trübungsvergleich).

Die Opaleszenz muß schwächer als bei Vergleichslösung A_3 sein. Andernfalls liegen fremde Alkaloide vor (die freigesetzte Pilorcarpin-Base ist wasserlöslich und fällt beim Alkalisieren nicht aus).

C. Nitrat:
- 10 mg Substanz in 1 ml Wasser lösen
- Mit einigen Kristallen Eisen(II)-sulfat versetzen
- Mit 2 ml Schwefelsäure (96 % G/G) unterschichten.

Es darf kein brauner Ring zwischen den Flüssigkeiten entstehen, andernfalls liegen Verunreinigungen durch Nitrat vor.

D. Verhalten gegen Schwefelsäure:
- 10 mg Substanz in 1,0 ml Schwefelsäure 96 % (G/G) lösen
- Kühlen und 0,5 ml Salpetersäure 65 % (G/G) zufügen
- In Reagenzgläsern bei Tageslicht gegen einen weißen Hintergrund mit einer Mischung aus 1,0 ml Schwefelsäure (96 % G/G) und 0,5 ml Salpetersäure (65 % G/G) vergleichen.

Die Lösung muß farblos sein. Färbungen zeigen Verunreinigungen an.

Weitere Prüfungen (DAB 8)
In der Apotheke durchführbar: Trocknungsverlust, Sulfatasche, Gehaltsbestimmung.
Des weiteren: Spezifische Drehung.

Teil 1

Piperazin-Hexahydrat (DAB 9)

Piperazinum hydricum
Piperazini hydras
Piperazinum
   hexahydricum

Löslichkeit: Löslich in Wasser und Ethanol; wenig löslich in Ether.
Zur Prüfung erforderlich: Identität: Ca. 0,3 g.
Qualitätssicherung: 1,05 g.

Identität

1. Organoleptik:
Farblose, zerfließliche Kristalle; schwach aminartiger Geruch; salziger Geschmack.

2. Schmelzpunkt:
Ca. 43 °C.

3. Dünnschichtchromatographie:
Kieselgel F_{254}.
Untersuchungslösung (a): 10 mg Substanz in einer Mischung aus 0,6 ml Ammoniak-Lösung (26% G/G) und 0,4 ml wasserfreiem Ethanol 99,5% (V/V).
Vergleichslösung (a): 10 mg authentische Substanz in einer Mischung aus 0,6 ml Ammoniak-Lösung (26% G/G) und 0,4 ml wasserfreiem Ethanol 99,5% (V/V).
Zur Prüfung auf verwandte Substanzen (Qualitätssicherung B.) sind zusätzlich die Untersuchungslösung (b) sowie die Vergleichslösungen (b) und (c) aufzutragen.
Untersuchungslösung (b): 100 mg Substanz in einer Mischung aus 0,6 ml Ammoniak-Lösung 26% (G/G) und 0,4 ml wasserfreiem Ethanol 99,5% (V/V).
Vergleichslösung (b): 5 mg Ethylendiamin und 5 mg Triethylendiamin in einer Mischung aus 12 ml Ammoniak-Lösung 26% (G/G) und 8 ml wasserfreiem Ethanol 99,5% (V/V).
Vergleichslösung (c): 12,5 mg Triethylendiamin in 5,0 ml Untersuchungslösung (b) lösen und eine Mischung aus 27 ml Ammoniak-Lösung (26% G/G) und 18 ml wasserfreiem Ethanol 99,5% (V/V) zufügen.
Aufzutragende Menge: Je 5 µl.
Fließmittel: Aceton-Ammoniak-Lösung (26% G/G) (80+20).
Laufhöhe: 15 cm.
Laufzeit: Ca. 90 Min.

▶ Platte bei 105 °C trocknen

▶ Besprühen mit einer Lösung von 30 mg Ninhydrin und 0,3 ml wasserfreier Essigsäure in 10 ml 1-Butanol

▶ Danach Besprühen mit einer Lösung von 15 mg Ninhydrin in 10 ml wasserfreiem Ethanol

▶ 10 Min. lang bei 105 °C trocknen

In der Untersuchungslösung (a) gelber Fleck bei Rf ca. 0,1 in Höhe der Vergleichslösung (a).

Apothekengerechte Prüfvorschriften 1988, 2. Erg.-Lfg.

- Flecke markieren
- Besprühen mit 0,1 N-Iod-Lösung
- Nach 10 Min. Flecke markieren.

Nach Besprühen mit Iod-Lösung blauer Fleck bei Rf ca. 0,1 in Höhe der Vergleichslösung (a).

4. pH-Wert:
- 0,2 g Substanz in 1 ml Wasser lösen
- Mit Universalindikatorpapier pH-Wert prüfen.

pH-Wert 10,5 bis 12,0.

Einige Untersuchungen zur Qualitätssicherung

1. Reinheit

A. Aussehen der Lösung:
- 0,75 g Substanz in 15,0 ml Wasser lösen
- Lösung in Neßler-Zylindern bei Tageslicht in 4 cm Schichtdicke von oben gegen einen dunklen Untergrund mit Wasser vergleichen (Trübungsvergleich)
- Probe in gleicher Weise gegen einen weißen Untergrund mit Farbvergleichslösung B_8 vergleichen (Farbvergleich).

Die Lösung muß klar sein und darf nicht stärker gefärbt sein als die Vergleichslösung. Trübungen und stärkere Färbungen zeigen Verunreinigungen an.

B. Verwandte Substanzen:
Dünnschichtchromatographie:
(vgl. Identität).

(Das Chromatogramm darf nur ausgewertet werden wenn die Vergleichslösung [c] zwei deutlich getrennte Flecken zeigt.)
Nach Besprühen mit Ninhydrin-Lösung darf in der Untersuchungslösung (b) kein Nebenfleck stärker sein als der gelbe Fleck des Ethylendiamins (Rf ca. 0,3) in Vergleichslösung (b).
Nach Besprühen mit Iod-Lösung darf in der Untersuchungslösung (b) kein Nebenfleck stärker sein als der blaue Fleck des Triethylendiamins (Rf ca. 0,2) in Vergleichslösung (b).

C. Schwermetalle:
a)
- 12 ml Lösung nach (A) mit 2 ml Pufferlösung pH 3,5 (RV) versetzen
- 1,2 ml Thioacetamid-Reagenz (RV) zufügen (Prüflösung)

b)
- 2 ml Lösung nach (A) mit 10,0 ml Blei-Standardlösung (1 ppm Pb) (RV) mischen
- 2 ml Pufferlösung pH 3,5 (RV) zufügen

Teil 1   **Piperazin-Hexahydrat**

▸ Mit 1,2 ml Thioacetamid-Reagenz (RV) versetzen (Vergleichslösung) ▸ Nach 2 Min. Lösung (a) und (b) in Neßler-Zylindern bei Tageslicht gegen einen weißen Untergrund vergleichen.	Stärkere Braunfärbung der Prüflösung (a) als die Vergleichslösung (b) zeigt unzulässige Verunreinigungen durch Schwermetalle an (Schwermetallsulfide).

2. Gehaltsbestimmung (AB/DDR 2)

▸ Etwa 0,300 g Substanz, genau gewogen, in 20,00 ml 0,1 N-Schwefelsäure lösen

▸ 5 Min. lang im siedenden Wasserbad erhitzen

▸ Auf 20 °C abkühlen

▸ Einige Tropfen Phenolphthalein-Lösung (RV) zufügen

▸ Mit 0,1 N-Natriumhydroxid-Lösung bis zur Rosafärbung zurücktitrieren.

1 ml 0,1 N-Schwefelsäure entspricht 19,42 mg Piperazin-Hexahydrat.

Verbrauch bei 0,3000 g Einwaage mindestens 15,14 ml und höchstens 15,60 ml 0,1 N-Schwefelsäure (F = 1,000).	Entspricht einem Gehalt von mindestens 98 % und höchstens 101 % Piperazin-Hexahydrat.

Weitere Prüfungen (DAB 9)
In der Apotheke durchführbar: Sulfatasche.
Des weiteren: IR-Absorptionsspektrum.

Teil 1

Polyethylenglykol 4000 (DAB 8)

Polyäthylenglykol 4000
Macrogol 4000

Mischbarkeit: Leicht mischbar mit Wasser, Ethanol, Chloroform Aceton; nicht mischbar mit Ether, Petroläther, fetten Ölen, flüssigem Paraffin.
Zur Prüfung erforderlich: Identität: Ca. 2,2 g.
Qualitätssicherung: 4 g.

Identität

1. Organoleptik:
Weiße oder fast weiße, geruchlose, hygroskopische, feste Substanz von wachs- oder paraffinartigem Aussehen.

2. Reaktionen:
A. ▶ In einem Reagenzglas 0,1 g Substanz mit 1 g Kaliumthiocyanat und 1 g Cobalt(II)-nitrat mit einem Glasstab mischen

▶ 5 ml Dichlormethan zusetzen

▶ Schütteln.

Die flüssige Phase muß sich blau färben.

B. a) ▶ Ca. 0,1 g Substanz auf einer Tüpfelplatte mit 2 Tropfen Kaliumdichromat-Lösung (2,5% G/V), 2 Tropfen Schwefelsäure (5% G/V) und 2 Tropfen Wasserstoffperoxid (35% G/V) versetzen.

b) ▶ 2 Tropfen Kaliumdichromat-Lösung (2,5% G/V), 2 Tropfen Schwefelsäure (4% G/V) und 2 Tropfen Wasserstoffperoxid (35% G/V) mischen (Blindprobe).

Es entsteht eine intensive blaue Färbung, die mindestens 3 Min. lang bestehen bleibt. Die Farbe der Blindprobe schlägt innerhalb 60 Sek. von blau nach grün um.

3. Auslaufzeit:
▶ 2 g Substanz in 4 ml Wasser lösen (Prüflösung)

▶ Auslaufzeit der Prüflösung aus dem bis zum oberen Rand der oberen Kugel gefüllten Normaltropfenzähler nach DAB 9 bestimmen. (Ein kleiner Rest der Substanz verbleibt dabei im Normaltropfenzähler.)

*Die Auslaufzeit muß zwischen 9 und 13 Sek. betragen.
(Polyethylenglykol 3000: 5 bis 9 Sek.
Polyethylenglykol 6000: 14 bis 18 Sek.)*

Einige Untersuchungen zur Qualitätssicherung

Reinheit

A. Aussehen der Lösung:
▶ 2,5 g Substanz zu 10 ml Wasser lösen

▶ Lösung in Neßler-Zylindern bei Tageslicht in 4 cm Schichtdicke von oben gegen einen dunklen Untergrund mit Wasser vergleichen (Trübungsvergleich)

Apothekengerechte Prüfvorschriften 1991, 4. Erg.-Lfg.

▸ Die gleiche Probe in gleicher Weise gegen einen weißen Untergrund mit einer Mischung aus 0,5 ml Farbreferenzlösung BG (RV) und 3,5 ml Salzsäure (1 % G/V) vergleichen (Farbvergleich).	*Die Prüflösung muß klar sein und darf nicht stärker gefärbt sein als die Farbvergleichslösung, andernfalls liegen Verunreinigungen vor.*

B. pH-Wert:
▸ 0,5 g Substanz in 5 ml kohlendioxidfreiem Wasser lösen (Prüflösung)
▸ Mit Spezialindikatorpapier pH-Wert prüfen.

Der pH-Wert der Lösung muß zwischen 4,5 und 7,5 liegen, andernfalls liegen sauer oder alkalisch reagierende Verunreinigungen vor.

C. Reduzierende Substanzen:
▸ 0,5 ml Prüflösung nach B. und 0,5 ml Wasser mit 0,1 ml Schwefelsäure (10 % G/V) und 0,5 ml Kaliumpermanganat-Lösung (0,1 % G/V) versetzen.

Die Färbung des Kaliumpermanganats muß 10 Min. lang bestehen bleiben, andernfalls liegen reduzierende Verunreinigungen vor.

D. Trocknungsverlust:
▸ Ca. 1,000 g Substanz, genau gewogen, bei 105 °C im Trockenschrank bis zur Gewichtskonstanz trocknen.

Der Trocknungsverlust darf höchstens 2 % betragen.

Weitere Prüfungen (DAB 8)
In der Apotheke durchführbar: Erstarrungspunkt, Hydroxylzahl, Sulfatasche.
Des weiteren: Viskosität, Dioxan.

Teil 1

Polysorbat 80 (DAB 9)

Polysorbatum 80
Polyaethylenglycolum-
　Sorbitanum oleinicum
Tween 80

Mischbarkeit: Leicht mischbar mit Wasser, Ethanol, Chloroform; praktisch nicht mischbar mit Petroläther und flüssigem Paraffin.
Zur Prüfung erforderlich: Identität: Ca. 0,5 g.
　　　　　　　　　　　　　Qualitätssicherung: Ca. 7 g.

Identität

1. Organoleptik:
Hellgelbe bis bräunlichgelbe, klare, viskose Flüssigkeit; schwacher Geruch; schwach bitterer Geschmack.

2. Relative Dichte:
1,08.

3. Reaktionen:
A. ▶ 0,5 g Substanz mit 10 ml Wasser versetzen
　　▶ Mischung zum Sieden erhitzen und wieder abkühlen
　　▶ Kräftig schütteln.

Die Mischung trübt sich beim Erhitzen, wird in der Kälte klar und schäumt stark beim Umschütteln.

B. ▶ Je 1 Tropfen Substanz, Kaliumchromat-Lösung (5% G/V) und Schwefelsäure (4% G/G) auf einer Tüpfelplatte mischen
　　▶ Mit 1 Tropfen konzentrierter Wasserstoffperoxid-Lösung (30% G/G) verrühren
　　▶ Färbung nach 5 Min. beobachten.

Die Mischung muß nach 5 Min. noch blau gefärbt sein. Grünfärbung ist kein Identitätsbeweis.

C. ▶ 2 ml Prüflösung nach A. mit 0,5 ml Bromwasser (RV) versetzen

Die Mischung entfärbt sich (Nachweis der Doppelbindung des Ölsäurerestes).

Einige Untersuchungen zur Qualitätssicherung
Reinheit

A. Säurezahl:
▶ 25 ml eines Gemisches aus gleichen Teilen Ethanol 96% (V/V) und Ether mit 1 ml Phenolphthalein-Lösung (RV) versetzen
▶ 0,1 N-Kaliumhydroxid-Lösung bis zur 15 Sek. lang bestehenbleibenden Rosafärbung zusetzen
▶ 5,61 g Substanz in diesem Gemisch lösen
▶ 2,00 ml 0,1 N-Kaliumhydroxid-Lösung zusetzen.

Es muß eine mindestens 15 Sek. lang bestehenbleibende Rosafärbung auftreten, andernfalls ist die Säurezahl zu hoch.

Apothekengerechte Prüfvorschriften 1988, 2. Erg.-Lfg.

B. Trocknungsverlust:
▶ Ca. 1,000 g Substanz, genau gewogen, 2 Std. lang im Trockenschrank bei 105 °C trocknen.

Der Trocknungsverlust darf höchstens 3% betragen.

Weitere Prüfungen (DAB 9)
In der Apotheke durchführbar: Verseifungszahl, Hydroxylzahl, Iodzahl, Sulfatasche, reduzierende Substanzen, Schwermetalle.
Des weiteren: Wasser (Karl-Fischer-Methode).

Teil 1

Pomeranzentinktur (DAB 9)

Aurantii tinctura
Tinctura Aurantii

Herstellung: Pomeranzenschale, frisch gepulvert (Siebnummer 710)   1 Gew.-Teil
Ethanol 70% (V/V)   5 Gew.-Teile

Pomeranzentinktur aus unmittelbar vorher zerkleinerten Pomeranzenschalen durch Perkolation herstellen.

Zur Prüfung erforderlich: Identität: Ca. 3 ml.
Qualitätssicherung: Ca. 15 ml.

Identität

1. Organoleptik:
Gelb- bis rötlichbraune Flüssigkeit; Geruch nach Pomeranzen; bitterer, aromatischer und brennender Geschmack.

2. Dünnschichtchromatographie:
Kieselgel F_{254} (Folie).
Untersuchungslösung: Substanz.
Vergleichslösung (a): Authentische Vergleichssubstanz oder
Vergleichslösung (b): 1 mg Rutosid in 2 ml Methanol.
Aufzutragende Menge: Je 5 µl strichförmig.
Fließmittel: Ethylacetat — Ethylmethylketon — Ameisensäure — Wasser (10+6+2+2).
Laufhöhe: 8 cm.
Laufzeit: Ca. 30 Min.

▸ Abdunsten des Fließmittels im Trockenschrank bei 120 °C

▸ Die noch warme Platte besprühen mit einer Lösung von Diphenylboryloxyethylamin (1% G/V) in Methanol, anschließend mit einer Lösung von Macrogol 400 (Polyethylenglykol 400) (5% G/V) in Methanol

▸ Nach ca. 15 Min. unter der UV-Lampe bei 365 nm betrachten.

Die Substanz muß ein mit der authentischen Vergleichssubstanz übereinstimmendes Chromatogramm ergeben. Im unteren Bereich des Chromatogramms ist das orange fluoreszierende Rutosid zu sehen, unmittelbar darüber die rot fluoreszierende Zone des Eriocitrins, die auch im Tageslicht als rot gefärbte Zone sichtbar ist. Weitere blau fluoreszierende Zonen sind im Chromatogramm zu sehen.

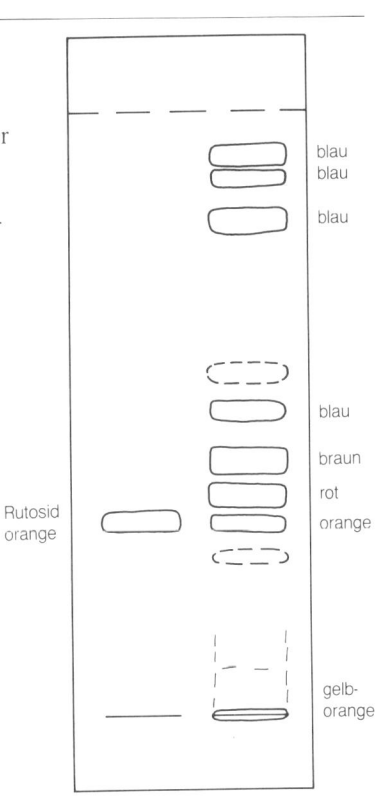

3. Reaktion:

▶ Ca. 20 mg Borsäure in 3 ml Substanz lösen

▶ Einige Tropfen Schwefelsäure (96 % G/G) hinzusetzen

▶ Lösung in einem Reagenzglas aufkochen

▶ Dämpfe entzünden.

Die Dämpfe verbrennen mit gelber, grüngesäumter Flamme (Ethanol). Einheitliche Grünfärbung (Methanol) oder einheitliche Gelbfärbung (Isopropanol) darf nicht auftreten.

Einige Untersuchungen zur Qualitätssicherung

1. Reinheit

A. Ethanolgehalt:

▶ 2 ml Chloroform im Reagenzglas mit 6,40 ml Substanz mischen

▶ Umschütteln

▶ An der Reagenzglaswand ablaufenden Flüssigkeitsfilm gegen einen hellen Hintergrund in der Durchsicht betrachten

▶ 1,80 ml Substanz hinzufügen

▶ Wiederum Flüssigkeitsfilm nach dem Umschütteln betrachten.

Der Flüssigkeitsfilm muß nach dem 1. Zusatz der Substanz milchig trüb sein, nach dem 2. Zusatz der Substanz muß die milchige Trübung verschwunden sein. Andernfalls liegen ein zu hoher bzw. zu niedriger Ethanolgehalt vor (Ethanolgehalt 67 bis 63,5 % V/V).

B. Trockenrückstand:

▶ Ca. 3,000 g Substanz, genau gewogen, auf dem Wasserbad in einem Wägeglas zur Trockne eindampfen

▶ Rückstand im Trockenschrank 2 Std. lang bei 105 °C trocknen.

Der Trockenrückstand beträgt mindestens 6 %.

2. Gehaltsbestimmung

Bitterwert:

▶ 1 ml Substanz auf 240 ml mit Wasser verdünnen

▶ 10 ml dieser Verdünnung 30 Sek. lang im Mund behalten und dabei den seitlichen und oberen Zungengrund benetzen

▶ Ausspucken

▶ Falls kein bitterer Geschmack bemerkt wird, noch 1 Min. lang warten

▶ Tritt dann kein bitterer Geschmack auf, 1 ml Substanz auf 175 ml mit Wasser verdünnen

▶ Prüfung wie oben wiederholen

▶ Tritt bitterer Geschmack auf, so ist das individuelle Empfinden für den bitteren Geschmack zu überprüfen (DAB 9, V. 4.4. N 1, Ermittlung des Korrekturfaktors) und die Prüfung mit der entsprechenden Verdünnung zu wiederholen.

Schmeckt die Verdünnung 1:240 bitter, so liegt der Bitterwert über der Mindestanforderung oder entspricht dieser (Bitterwert nach DAB 9, 1:200). Schmeckt die Verdünnung 1:175 nicht bitter, so liegt der Bitterwert unter der Arzneibuchanforderung. Wird bei der Verdünnung 1:175 ein bitterer Geschmack wahrgenommen, so ist die individuelle Wahrnehmungsschwelle für den bitteren Geschmack zunächst festzustellen, bevor mit der entsprechenden

Teil 1 **Pomeranzentinktur**

Verdünnung die Grenzprüfung durchgeführt werden kann. Dabei muß ein bitterer Geschmack bemerkt werden, sonst ist der Bitterwert der Substanz zu niedrig (die Verdünnungen 1:240 und 1:175 entsprechen den Grenzprüfungen bei einer empfindlichen bzw. unempfindlichen Reaktion auf den bitteren Geschmack).

Weitere Prüfungen (DAB 9)
In der Apotheke durchführbar: Methanol, Isopropylalkohol.

Teil 1

Prednisolon (DAB 9)   Prednisolonum

Löslichkeit: Löslich in Ethanol und Methanol; wenig löslich in Wasser, Aceton und Chloroform.
Zur Prüfung erforderlich: Identität: 5 mg.
Qualitätssicherung: 0,5 g.

Identität

1. Organoleptik:
Fast weißes, kristallines Pulver; geruchlos; bitterer Geschmack; hygroskopisch; licht und luftempfindlich.

2. Schmelzpunkt:
Ca. 230 °C unter Zersetzung.

3. Dünnschichtchromatographie:
Kieselgel F_{254}.
Untersuchungslösung (a): 1 mg Substanz in 0,2 ml Chloroform-Methanol (9+1).
Untersuchungslösung (b):

- 2 mg Substanz in 0,05 ml Acetanhydrid und 0,5 ml Pyridin im siedenden Wasserbad 1 Min. erhitzen
- Mit 1 ml Wasser versetzen und mit 3 ml Hexan ausschütteln
- Hexan auf einem großen Uhrglas verdunsten lassen
- Rückstand mit einigen Tropfen Chloroform aufnehmen.

Vergleichslösung (a): 1 mg Prednisolon und 1 mg Prednisolonacetat in 1 ml Chloroform-Methanol (9+1) lösen. 0,1 ml der Lösung mit 0,9 ml Chloroform-Methanol (9+1) verdünnen.
Aufzutragende Menge: Untersuchungslösung (a) und Vergleichslösung (a): Je 1 cm aus Mikrokapillaren von 0,5 mm Innendurchmesser (ca. 1 µl); Untersuchungslösung (b): 2 cm (ca. 2 µl).
(Die vorgeschriebene Flüssigkeitssäule in 4 Anteilen je cm auf den Startpunkt auftragen, der nicht größer als ca. 2 mm sein darf.)
Fließmittel: Chloroform — Ethylacetat — Wasser (7+13+0,2).
Laufhöhe: 10 cm.
Laufzeit: Ca. 50 Min.

- Fließmittel abdunsten
- Besprühen mit 20% Schwefelsäure (96% G/G) in Ethanol 96% (G/V)
- 10 Min. lang im Trockenschrank auf 120 °C erhitzen.

In der Untersuchungslösung (a) braunroter Fleck bei Rf ca. 0,26 in Höhe des tieferen Flecks der Vergleichslösung (a). In der

	Untersuchungslösung (b) braunroter Fleck bei Rf ca. 0,54 in Höhe des höheren Flecks der Vergleichslösung (a) (Prednisolonacetat).
4. Reaktion: ▸ 2 mg Substanz unter Schütteln in 2 ml Schwefelsäure (96 % G/G) lösen ▸ Innerhalb von 5 Min. im Tageslicht beobachten ▸ Unter der UV-Lampe (365 nm) beobachten ▸ Anschließend in 10 ml Wasser gießen (Vorsicht!) und im Tageslicht beobachten ▸ Erneut unter der UV-Lampe (365 nm) beobachten.	*Die Lösung bleibt im Tageslicht innerhalb 5 Min. kirschrot. Sie fluoresziert unter der UV-Lampe (365 nm) rötlichbraun. Nach Eingießen in Wasser zeigt sie eine graublaue Färbung (evtl. Bildung von grauen Flocken), bei 364 nm eine gelbe Fluoreszenz.*

Einige Untersuchungen zur Qualitätssicherung
Reinheit

A. Verwandte Substanzen: **Dünnschichtchromatographie:** (vgl. Identität).	*Nebenflecke im Chromatogramm der Untersuchungslösung (a) dürfen nicht größer sein als die beiden Flecke der Vergleichslösung (a).*
B. Trocknungsverlust: ▸ 0,500 g Substanz, genau gewogen, im Trockenschrank bei 100° bis 105 °C 2 Std. lang trocknen.	*Der Trocknungsverlust darf höchstens 1,0 % betragen.*

Weitere Prüfungen (DAB 9)
In der Apotheke durchführbar: Keine.
Des weiteren: IR-Absorptionsspektrum, UV-Absorption, spezifische Drehung, Gehaltsbestimmung.

Teil 1

Prednisolonacetat

Prednisoloni acetas
Prednisolonum aceticum

Löslichkeit: Schwer löslich in Ethanol; praktisch unlöslich in Wasser.
Zur Prüfung erforderlich: Identität: 15 mg.
Qualitätssicherung: 0,5 g.

Identität

1. Organoleptik:
Weißes oder nahezu weißes, kristallines Pulver; geruchlos; bitterer Geschmack.

2. Schmelzpunkt:
Ca. 235 °C unter Zersetzung.

3. Dünnschichtchromatographie:
Kieselgel F_{254}.
Untersuchungslösung (a): 1 mg Substanz in 0,2 ml Chloroform-Methanol (9+1) lösen.
Untersuchungslösung (b):

- In ein Reagenzglas ca. 30 mg Natriumhydrogencarbonat einwägen
- 0,1 ml verdünnte Salzsäure (7,3 % G/V) hinzufügen.
- Reagenzglas bei den folgenden Reaktionen immer senkrecht halten
- 2 mg Substanz mit 1 ml 0,5 N ethanolischer Kalilauge über dem Bunsenbrenner kurz bis zum Sieden erhitzen
- 0,3 ml verdünnte Salzsäure (7,3 % G/V) hinzufügen
- 1 ml Wasser und 1 ml Chloroform zusetzen, kräftig schütteln
- Mit einer Pipette die Chloroformphase in kleines Reagenzglas überführen.

Erzeugung von Kohlendioxid als Schutzgas für die folgende Verseifung.

Verseifung von Prednisolonacetat zu Prednisolon.

Isolierung des Prednisolons durch Ausschüttlung in Chloroform.

Vergleichslösung (c): 1 mg Prednisolon und 1 mg Prednisolonacetat in 1 ml Chloroform-Methanol (9+1) lösen, davon 0,1 ml mit 0,9 ml Chloroform-Methanol (9+1) weiter verdünnen.
Zur Prüfung auf Verwandte Substanzen (Qualitätssicherung A) sind zusätzlich die Vergleichslösungen (d) und (e) aufzutragen.
Vergleichslösung (d): 0,1 ml Vergleichslösung (c) mit 0,1 ml Chloroform-Methanol (9+1) verdünnen.
Vergleichslösung (e): Je 1 mg Prednisolon und Hydrocortison in 1 ml Chloroform-Methanol (9+1).
Aufzutragende Menge: Untersuchungslösung (a) und Vergleichslösungen (c), (d) und (e) je 0,5 cm aus einer Mikrokapillare (ca. 1 µl).

Prednisolonacetat — Teil 1

Untersuchungslösung (b): 2 cm (ca. 3 µl).
(Die vorgeschriebene Flüssigkeitssäule ist in 4 Anteilen je cm auf den Startpunkt aufzutragen, der nicht größer als ca. 2 mm sein darf.)
Fließmittel: Diethylether-Dichlormethan-Methanol-Wasser (15+77+8+1,2).
Laufhöhe: 8 cm.
Laufzeit: Ca. 15 Min.

- Fließmittel abdunsten
- Besprühen mit 35 % Schwefelsäure (96 % G/G) in Ethanol 96 % (V/V)
- 10 Min. lang im Trockenschrank bei 120 °C erhitzen
- Auswertung im Tageslicht.

Nach Detektion in der Untersuchungslösung (a) braunroter Fleck in Höhe des höheren Flecks der Vergleichslösung (c) (Prednisolonacetat). In der Untersuchungslösung (b) braunrote Flecken in Höhe des Prednisolonacetats und in Höhe des unteren Flecks der Vergleichslösung (c) Prednisolon.

4. Reaktionen:

A.
- 2 mg Substanz unter Schütteln in 2 ml Schwefelsäure (96 % G/G) lösen
- Innerhalb von 5 Min. im Tageslicht beobachten
- Unter der UV-Lampe (365 nm) beobachten
- Anschließend in 10 ml Wasser gießen (Vorsicht!) und im Tageslicht beobachten
- Erneut unter der UV-Lampe (365 nm) beobachten.

Die Lösung bleibt im Tageslicht innerhalb 5 Min. kirschrot. Sie fluoresziert unter der UV-Lampe (365 nm) rötlichbraun. Nach Eingießen in Wasser zeigt sich im Tageslicht eine graublaue Färbung (evtl. Bildung von grauen Flocken), bei 365 nm eine gelbe Fluoreszenz.

B.
- In ein großes Reagenzglas 10 mg Substanz einwägen und 0,1 ml Phosphorsäure (85 % G/G) zugeben
- Ein kleines mit Wasser gefülltes Reagenzglas oben mit Zellstoff umwickeln, unten einen Tropfen Lanthannitrat-Lösung (5 % G/V) daranhängen und dann in das große Glas einhängen
- In die Bunsenflamme halten bis die Substanz verkohlt ist
- Den Lanthannitrat-Tropfen auf eine Tüpfelplatte geben
- Mit 50 µl 0,02 N Jodlösung mischen und 50 µl 2 N-Ammoniak-Lösung vom Rand her zugeben. Nach 1 bis 2 Min. Färbung beobachten.

Nach 1 bis 2 Min. muß eine Blaufärbung entstehen (Nachweis der Acetylgruppen).

Teil 1 **Prednisolonacetat**

Einige Untersuchungen zur Qualitätssicherung
Reinheit

A. Verwandte Substanzen:
Dünnschichtchromatographie:
(vgl. Identität)

(Das Chromatogramm darf nur ausgewertet werden, wenn bei der Vergleichslösung (e) 2 deutlich voneinander getrennte Flecke zu sehen sind.)
Nebenflecke im Chromatogramm der Untersuchungslösung (a) dürfen nicht größer sein als die beiden Flecke der Vergleichslösung (c) und höchstens ein Nebenfleck darf größer sein als die mit der Vergleichslösung (d) erhaltenen Flecke.

B. Trocknungsverlust:

▶ 0,500 g Substanz, genau gewogen, im Trockenschrank bei 100 ° bis 105 °C 2 Std. lang trocknen.

Der Trocknungsverlust darf höchstens 0,5 % betragen.

Weitere Prüfungen
In der Apotheke durchführbar: Keine.
Des weiteren: IR-Absorptionsspektrum, UV-Absorption, optische Drehung, Gehaltsbestimmung (photometrisch).

Teil 1

Prednison (DAB 9)   Prednisonum

Löslichkeit: Wenig löslich in Ethanol und Chloroform; praktisch unlöslich in Wasser.
Zur Prüfung erforderlich: Identität: 5 mg.
Qualitätssicherung: 0,5 g.

Identität

1. Organoleptik:
Fast weißes, kristallines Pulver; geruchlos; bitterer Geschmack.

2. Schmelzpunkt:
Ca. 230 °C unter Zersetzung.

3. Dünnschichtchromatographie:
Kieselgel F_{254}.
Untersuchungslösung (a): 1 mg Substanz in 0,2 ml Chloroform-Methanol (9+1).
Untersuchungslösung (b):

▸ 2 mg Substanz in 0,05 ml Acetanhydrid und 0,5 ml Pyridin im siedenden Wasserbad 1 Min. lang erhitzen

▸ Mit 1 ml Wasser versetzen und mit 3 ml Hexan ausschütteln

▸ Hexan auf einem großen Uhrglas verdunsten lassen

▸ Rückstand mit einigen Tropfen Chloroform aufnehmen.

Vergleichslösung (a): 1 mg authentische Substanz und 1 mg Prednisonacetat in 0,2 ml Chloroform-Methanol (9+1)
Zur Prüfung auf verwandte Substanzen (vgl. Qualitätssicherung A.) ist zusätzlich die Vergleichslösung (b) aufzutragen.
Vergleichslösung (b): 1 mg Prednisolon und 1 mg Prednisolonacetat in 1 ml Chloroform-Methanol (9+1) lösen. 0,1 ml der Lösung mit 0,9 ml Chloroform-Methanol (9+1) verdünnen.
Aufzutragende Menge: Untersuchungslösung (a) und Vergleichslösungen (a) und (b): Je 1 cm aus Mikrokapillaren von 0,5 mm Innendurchmesser (ca. 1 μl); Untersuchungslösung (b): 2 cm (ca. 2 μl).
(Die vorgeschriebene Flüssigkeitssäule ist in 4 Anteilen je cm auf den Startpunkt aufzutragen, der nicht größer als ca. 2 mm sein darf.)
Fließmittel: Chloroform — Ethylacetat — Wasser (7+13+0,2).
Laufhöhe: 10 cm.
Laufzeit: Ca. 60 Min.

▸ Fließmittel abdunsten ▸ Besprühen mit 20 % Schwefelsäure (96 % G/G) in Ethanol 96 % (G/V) ▸ 10 Min. lang im Trockenschrank auf 120 °C erhitzen.	*In der Untersuchungslösung (a) blauroter Fleck bei Rf ca. 0,32 in Höhe des tieferen Flecks in der Vergleichslösung (a). In der Untersuchungslösung (b) blauroter Fleck bei Rf ca. 0,55 in Höhe des höheren Flecks der Vergleichslösung (a) (Prednisonacetat).*
4. Reaktion: ▸ 2 mg Substanz unter Schütteln in 2 ml Schwefelsäure (96 % G/G) lösen ▸ Innerhalb von 5 Min. im Tageslicht beobachten ▸ Unter der UV-Lampe (365 nm) beobachten ▸ Anschließend in 10 ml Wasser gießen (Vorsicht!) und im Tageslicht beobachten ▸ Erneut unter der UV-Lampe (365 nm) beobachten.	*Die Lösung bleibt im Tageslicht innerhalb 5 Min. gelb. Sie fluoresziert unter der UV-Lampe (365 nm) hellgrün. Nach Eingießen in Wasser zeigt sie eine schwach gelbe Färbung, bei 365 nm eine blaue Fluoreszenz.*

Einige Untersuchungen zur Qualitätssicherung
Reinheit

A. Verwandte Substanzen: **Dünnschichtchromatographie:** (vgl. Identität).	*Nebenflecke im Chromatogramm der Untersuchungslösung (a) dürfen nicht größer sein als die beiden Flecke der Vergleichslösung (b).*
B. Trocknungsverlust: ▸ 0,500 g Substanz, genau gewogen, im Trockenschrank bei 100 ° bis 105 °C 2 Std. lang trocknen.	*Der Trocknungsverlust darf höchstens 1,0 % betragen.*

Weitere Prüfungen (DAB 9)
In der Apotheke durchführbar: Keine.
Des weiteren: IR-Absorptionsspektrum, UV-Absorption, spezifische Drehung, Gehaltsbestimmung.

Teil 1

Propylenglykol (DAB 10) Propylenglycolum

Mischbarkeit: Leicht mischbar mit Wasser, Ethanol und Chloroform.
Zur Prüfung erforderlich: Identität: Ca. 1 ml.
 Qualitätssicherung: 23 ml.

Identität

1. Organoleptik:
Klare, farblose, viskose, sich fettig anfühlende Flüssigkeit; geruchlos; schwach süßer, dann unangenehmer Geschmack.

2. Siedetemperatur:
184 ° bis 189 °C.

3. Relative Dichte:
1,035 bis 1,040.

4. Reaktionen:

A. ▶ 5 Tropfen Substanz im Reagenzglas mit 1 ml konzentrierter Phosphorsäure (85 % G/G) erhitzen
 ▶ Geruch der Dämpfe überprüfen.

Die Substanz färbt sich dunkel, die Dämpfe riechen angenehm fruchtartig.

B. ▶ 10 Tropfen Substanz, 2 ml Wasser, 1 ml Kupfersulfat-Lösung (12,5 % G/V) und 0,2 ml konzentrierte Natriumhydroxid-Lösung (40 % G/V) mischen und erhitzen.

Es entsteht eine tiefblaue Färbung, die sich beim Erhitzen nicht verändert.

Einige Untersuchungen zur Qualitätssicherung
Reinheit

A. Aussehen der Substanz:
▶ Substanz in Neßler-Zylindern bei Tageslicht in 4 cm Schichtdicke von oben gegen einen dunklen Untergrund mit Wasser vergleichen (Trübungsvergleich)
▶ Die Proben in gleicher Weise gegen einen weißen Untergrund vergleichen (Farbvergleich).

Die Substanz muß klar und farblos sein, Trübungen und Färbungen zeigen Verunreinigungen an.

B. Sauer reagierende Verunreinigungen:
▶ 10 ml Substanz und 40 ml Wasser mischen
▷ Einige Tropfen Bromthymolblau-Lösung R1 (RV) hinzufügen
▶ 0,05 ml 0,1 N-Natriumhydroxid-Lösung zusetzen.

Die Lösung muß nach Zusatz von Bromthymolblau grünlichgelb gefärbt sein. Nach Zusatz von Natriumhydroxid muß die Lösung blau gefärbt sein, andernfalls liegen sauer reagierende Verunreinigungen vor.

C. Schwermetalle:

a) ▶ 3 ml Substanz mit 12 ml Wasser mischen

▶ 12 ml Lösung versetzen mit 1,2 ml Thioacetamid-Reagenz (RV) und 2 ml Pufferlösung pH 3,5 (RV) (Prüflösung)

b) ▶ Gleichzeitig 10 ml Blei-Standardlösung (1 ppm Pb) (RV), 1,2 ml Thioacetamid-Reagenz (RV), 2 ml Prüflösung nach (a) und 2 ml Pufferlösung pH 3,5 (RV) mischen (Vergleichslösung)

▶ Nach 2 Min. Lösungen (a) und (b) in Neßler-Zylindern bei Tageslicht gegen einen weißen Untergrund vergleichen.

Die Prüflösung (a) darf nicht dunkler gefärbt sein als die Vergleichslösung (b), andernfalls liegt eine Verunreinigung durch Schwermetalle vor (Schwermetallsulfide).

D. Oxidierende Substanzen:

▶ In einem Iodzahlkolben 10 ml Substanz, 5 ml Wasser, 2 ml Kaliumiodid-Lösung (16,6 % G/V) und 2 ml verdünnte Schwefelsäure (9,8 % G/V) mischen

▶ 15 Min. lang im Dunkeln aufbewahren

▶ Einige Tropfen Stärke-Lösung (RV) und 0,2 ml 0,05 N-Natriumthiosulfat-Lösung hinzufügen.

Die Mischung muß nach Zusatz der Natriumthiosulfat-Lösung farblos sein. Blaufärbung zeigt oxidierende Substanzen an (Iod).

Weitere Prüfungen (DAB 10)
In der Apotheke durchführbar: Reduzierende Substanzen, Sulfatasche.
Des weiteren: Brechungsindex, Wasser (Karl-Fischer-Methode).

Teil 1

Ratanhiatinktur (DAB 10)
(Standardzulassung 7199.99.99)

Ratanhiae tinctura
Tinctura Ratanhiae
Ratanhiawurzeltinktur

Herstellung: Ratanhiawurzel, grob gepulvert (Siebnummer 710) 1 Gew.-Teil
Ethanol 70 % (V/V) 5 Gew.-Teile

Die Tinktur wird durch Perkolation hergestellt.

Zur Prüfung erforderlich: Identität: Ca. 3,6 ml.
Qualitätssicherung: Ca. 12 ml.

Identität

1. Organoleptik:
Rotbraune Flüssigkeit; fast geruchlos (schwacher Geruch nach Ethanol); stark zusammenziehender Geschmack.

2. Dünnschichtchromatographie:
Kieselgel F_{254} (Folie).
Untersuchungslösung: Substanz.
Vergleichslösung (a): Authentische Vergleichssubstanz.
Vergleichslösung (b): 1 mg Catechin in 1 ml Methanol lösen.
Aufzutragende Menge: 5 µl strichförmig (1 cm × 2 mm).
Fließmittel: Ethylacetat — Ameisensäure — Wasser (18+1+1).
Laufhöhe: 8 cm.
Laufzeit: Ca. 20 Min.

▶ 10 Min. trocknen bei 120 °C

▶ Besprühen mit Schwefelsäure (20 % G/G)

▶ 5 bis 10 Min. lang auf 120 °C erhitzen

▶ Bei Tageslicht auswerten.

Die Substanz muß ein mit der authentischen Vergleichssubstanz übereinstimmendes Chromatogramm liefern, insbesondere müssen der orangebraune Fleck in Höhe des Catechins sowie der darüber liegende blaue Fleck zu erkennen sein.

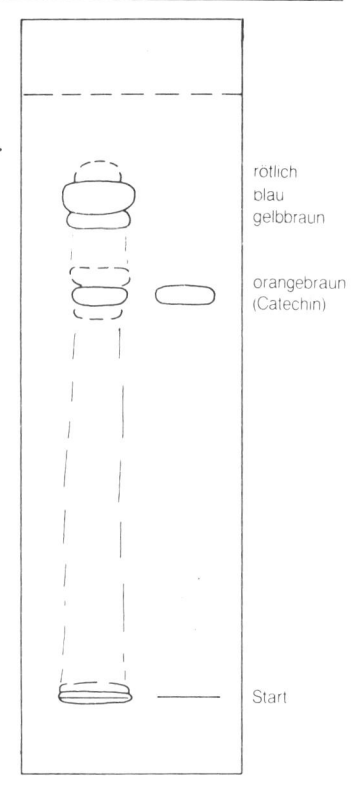

rötlich
blau
gelbbraun

orangebraun
(Catechin)

Start

3. Reaktionen:

A. ▶ 0,5 ml Tinktur mit 10 ml Wasser versetzen

▶ 2 ml einer Lösung von Ammoniumeisen(II)-sulfat (10% G/V) hinzusetzen

▶ Umschütteln und absetzen lassen.

Es tritt eine braune Fällung auf, der Überstand ist grünlich gefärbt.

B. ▶ 0,1 ml Tinktur mit Ethanol 96% (V/V) zu 20 ml verdünnen

▶ 10 ml Lösung mit 0,1 ml einer Lösung von Eisen(III)-chlorid (10% G/V) in Ethanol 96% (V/V) versetzen

▶ Umschütteln.

Es tritt eine helle, olivgrüne Färbung auf.

C. ▶ Ca. 20 mg Borsäure in 3 ml Substanz lösen

▶ Einige Tropfen Schwefelsäure (96% G/G) hinzusetzen

▶ Lösung in einem Reagenzglas aufkochen

▶ Dämpfe entzünden.

Die Dämpfe verbrennen mit gelber, grüngesäumter Flamme (Ethanol). Einheitliche Grünfärbung (Methanol) oder einheitliche Gelbfärbung (Isopropylalkohol) darf nicht auftreten.

Einige Untersuchungen zur Qualitätssicherung
Reinheit

A. Ethanolgehalt:

▶ 2 ml Chloroform im Reagenzglas mit 6,20 ml Substanz mischen

▶ Umschütteln

▶ An der Reagenzglaswand ablaufenden Flüssigkeitsfilm gegen einen hellen Hintergrund in der Durchsicht mit dem Flüssigkeitsfilm der reinen Tinktur vergleichen

▶ 1,56 ml Substanz hinzufügen

▶ Wiederum Flüssigkeitsfilm nach dem Umschütteln mit der reinen Tinktur vergleichen.

Der Flüssigkeitsfilm muß nach dem 1. Zusatz der Substanz milchig trüb sein, nach dem 2. Zusatz muß die milchige Trübung verschwunden sein. Andernfalls liegt ein zu hoher bzw. zu niedriger Ethanolgehalt vor (Ethanolgehalt 67,0 bis 63,5% V/V).

B. Trockenrückstand:

▶ Ca. 3,000 g Substanz, genau gewogen, auf dem Wasserbad in einem Wägeglas zur Trockne eindampfen

▶ Rückstand im Trockenschrank bei 105 °C trocknen.

Der Trockenrückstand muß mindestens 5% betragen.

Weitere Prüfungen (DAB 10)
In der Apotheke durchführbar: Methanol, Isopropylalkohol.

Teil 1

Resorcin (DAB 9) Resorcinolum
Resorcinum

Löslichkeit: Löslich in Wasser, Ethanol, Ether und Glycerol; wenig löslich in Chloroform.
Zur Prüfung erforderlich: Identität: 0,15 g.
Qualitätssicherung: 2 g.

Identität

1. Organoleptik:
Weißes bis nahezu weißes, kristallines Pulver oder farblose bis schwach graurosa Kristalle; schwacher charakteristischer Geruch; zuerst süßlicher, dann bitter-kratzender Geschmack; an Luft und Licht Rosa- bis Rotfärbung.

2. Schmelzpunkt:
109° bis 112 °C.
Der Mischschmelzpunkt mit authentischer Substanz muß innerhalb dieses Intervalls liegen.

3. Dünnschichtchromatographie:
Kieselgel F_{254}.
Untersuchungslösung: 50 mg Substanz in 1 ml Methanol.
Vergleichslösung (a): 50 mg authentische Substanz in 1 ml Methanol.
Zur Prüfung auf verwandte Substanzen (Qualitätssicherung C.) ist zusätzlich die Vergleichslösung (b) aufzutragen.
Vergleichslösung (b): 0,1 ml Untersuchungslösung mit 20 ml Methanol verdünnen.
Aufzutragende Menge: Je 2 µl.
Fließmittel: Hexan — Ethylacetat (6+4).
Laufhöhe: 15 cm.
Laufzeit: Ca. 1 Std.

▶ 15 Min. lang an der Luft trocknen lassen

▶ Bis zur Entwicklung von Flecken in eine Dünnschichtkammer stellen, in der sich ein Schälchen mit Iod befindet.

In der Untersuchungslösung gelbbrauner Fleck bei Rf ca. 0,3 in Höhe der Vergleichslösung (a).

3. Reaktion:
▶ Ca. 0,10 g Substanz in 2 ml Wasser lösen

▶ 0,1 g Weinsäure zufügen und lösen

▶ Mit 3 ml Schwefelsäure (96% G/G) unterschichten

▶ Vorsichtig im Wasserbad schwach erwärmen.

Violettrote Färbung unterhalb der Berührungszone, die allmählich in die gesamte Schwefelsäure übergeht.

Apothekengerechte Prüfvorschriften 1988, 2. Erg.-Lfg.

Einige Untersuchungen zur Qualitätssicherung
Reinheit

A. Aussehen der Lösung:
- 2,0 g Substanz zu 20,0 ml in Wasser lösen
- Lösung in Neßler-Zylindern bei Tageslicht in 4 cm Schichtdicke von oben gegen einen dunklen Untergrund mit Wasser vergleichen (Trübungsvergleich)
- Die gleichen Proben in gleicher Weise gegen einen weißen Untergrund vergleichen (Farbvergleich).

Die Lösung muß klar und farblos sein. Trübungen und Färbungen zeigen Verunreinigungen an.

B. Alkalisch oder sauer reagierende Verunreinigungen:
- 10,0 ml Lösung nach A. mit 0,05 ml Bromphenolblau-Lösung (RV) versetzen
- 5,0 ml dieser Lösung mit 0,25 ml 0,01 N-Salzsäure versetzen
- Zu 5,0 ml Lösung 0,25 ml 0,01 N-Natriumhydroxid-Lösung zufügen.

Die mit Salzsäure versetzte Lösung muß gelb gefärbt sein, andernfalls liegen alkalisch reagierende Verunreinigungen vor. Die mit Natriumhydroxid versetzte Lösung muß blau gefärbt sein, andernfalls liegen sauer reagierende Verunreinigungen vor.

C. Verwandte Substanzen:
Dünnschichtchromatographie:
(vgl. Identität).

In der Untersuchungslösung darf keiner der Nebenflecke stärker sein als der Hauptfleck in Vergleichslösung (b).

Weitere Prüfungen (DAB 9)
In der Apotheke durchführbar: Brenzcatechin, Trocknungsverlust, Sulfatasche, Gehaltsbestimmung.

Teil 1

Riboflavin (DAB 9)

Riboflavinum
Lactoflavinum
Lactoflavin
Vitamin B_2

Löslichkeit: Löslich in verdünnten Alkalihydroxid-Lösungen und Natriumchlorid-Lösung (0,9 % G/V); wenig löslich in Wasser; praktisch unlöslich in Ethanol, Ether, Aceton und Chloroform.

Zur Prüfung erforderlich: Identität: Ca. 2 mg.
Qualitätssicherung: 0,13 g.

Identität

1. Organoleptik:
Gelbes oder orangegelbes, kristallines Pulver; schwacher Geruch; anhaltender, bitterer Geschmack. Im Licht allmählich Zersetzung der Lösungen, besonders in Anwesenheit von Alkali.

2. Schmelzpunkt:
Etwa 280 °C unter Zersetzung (Dunkelfärbung ab etwa 240 °C).

3. Reaktionen:

A. ▶ Ca. 1 mg Substanz in 100 ml Wasser lösen

▶ Im reflektierenden Licht Fluoreszenz prüfen

▶ Zu 10 ml Lösung einige Tropfen verdünnte Natriumhydroxid-Lösung (8 % G/V) zufügen

▶ Zu weiteren 10 ml Lösung einige Tropfen verdünnte Salzsäure (7,3 % G/V) zufügen.

Die Lösung ist gelbgrün und zeigt im reflektierenden Licht eine intensive gelbgrüne Fluoreszenz. Mit Natriumhydroxid-Lösung bzw. Salzsäure erfolgt Fluoreszenzlöschung.

B. ▶ Ein Körnchen Substanz auf der Tüpfelplatte mit einem Tropfen Silbernitrat-Lösung R1 (4,25 % G/V) versetzen.

Rotfärbung (Bildung eines roten, komplexen Silbersalzes).

Einige Untersuchungen zur Qualitätssicherung

Reinheit

A. pH-Wert:
▶ 5 mg Substanz mit 10 ml Wasser zur Bildung einer gesättigten Lösung schütteln

▶ Mit Spezialindikatorpapier pH-Wert prüfen.   *pH-Wert 5,5 bis 7,2.*

B. Lumiflavin:
- 25 mg Substanz mit 10 ml Chloroform 5 Min. lang schütteln
- Filtrieren
- Filtrat in Neßler-Zylindern bei Tageslicht in 4 cm Schichtdicke von oben gegen einen weißen Untergrund mit Farbvergleichslösung BG_6 (RV) vergleichen.

Das Filtrat darf nicht stärker gefärbt sein als die Vergleichslösung. Eine stärkere Färbung zeigt Verunreinigungen durch Lumiflavin an.

C. Trocknungsverlust:
- Ca. 0,100 g Substanz, genau gewogen, bei 100 ° bis 105 °C im Trockenschrank bis zur Gewichtskonstanz trocknen.

Der Trocknungsverlust darf höchstens 1,5 % betragen.

Weitere Prüfungen (DAB 9)
In der Apotheke durchführbar: Sauer oder alkalisch reagierende Substanzen, Sulfatasche.
Des weiteren: Spezifische Drehung, IR-Absorptionsspektrum, UV-Absorption, Gehaltsbestimmung (photometrisch).

Teil 1

Ringelblumentinktur

Tinctura Calendulae
Calendulae tinctura

Zur Prüfung erforderlich: Identität: 4 ml.
Qualitätssicherung: 13,5 ml.

Identität

1. Organoleptik:
Gelbbraune Flüssigkeit; schwacher Geruch nach Heu; Geschmack nicht charakteristisch.

2. Dünnschichtchromatographie:
Kieselgel F_{254} (Folie).
Untersuchungslösung: Substanz.
Vergleichslösung: Authentische Vergleichssubstanz oder eine Lösung von 1 mg Chlorogensäure, 1 mg Kaffeesäure, 2 mg Hyperosid und 2 mg Rutosid in 10 ml Methanol.
Aufzutragende Menge: Je 6 μl (2 × 2 cm) aus der Mikrokapillare strichförmig auftragen (10 mm × 2 mm).
Fließmittel: Ethylacetat-Ameisensäure-Wasser (16+2+2).
Laufhöhe: 8 cm.
Laufzeit: 25 Min.

▶ Fließmittel im Trockenschrank bei 120 °C abdunsten

▶ Besprühen der noch warmen Platte mit einer Lösung von Diphenylboryloxyethylamin (1 % G/V) in Methanol, anschließend mit einer Lösung von Macrogol 400 (Polyethylenglykol 400) (5 % G/V) in Methanol

▶ Nach ca. 15 Min. unter der UV-Lampe bei 365 nm betrachten.

Oberhalb der Kaffeesäure 2 schwach blaue Zonen, darunter 2 weitere hellblaue Zonen. Etwas oberhalb des Hyperosids eine schwach orange, eine gelbliche und eine schwach blaue Zone. Auf der Höhe der Chlorogensäure eine hellblaue Zone, auf der Höhe des Rutosids eine orange und kurz darüber eine gelbe Zone. Oberhalb der Startzone eine schwach blaue, darüber eine orange und eine gelbe Zone.

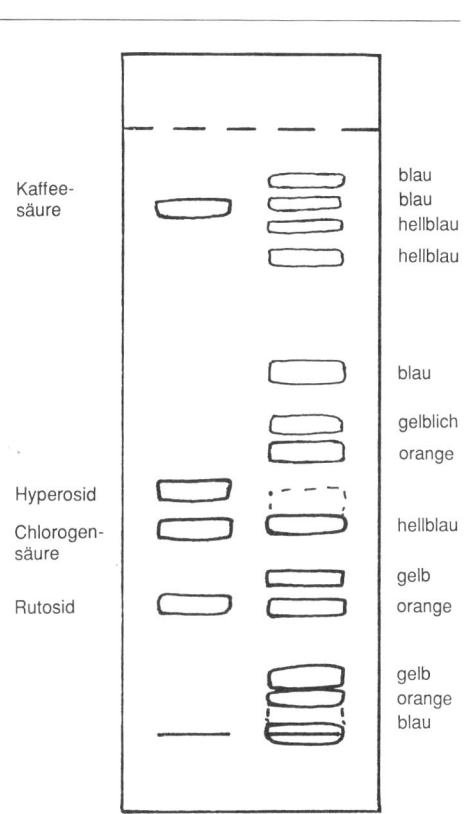

3. **Reaktionen:**
   A. ▸ 1 ml Substanz mit 5 ml Wasser und 2 ml Ammoniumeisen-(II)-sulfat-Lösung (10% G/V) versetzen

   ▸ Färbung des Niederschlags und der überstehenden Flüssigkeit nach 5 Min. beurteilen.

   Es muß sich ein beiger Niederschlag bilden, die überstehende Flüssigkeit ist hellbraun.

   B. ▸ Ca. 20 mg Borsäure in 3 ml Substanz lösen

   ▸ Einige Tropfen Schwefelsäure (96% G/G) hinzusetzen

   ▸ Lösung in einem Reagenzglas aufkochen

   ▸ Dämpfe entzünden.

   Die Dämpfe verbrennen mit gelber, grüngesäumter Flamme (Ethanol). Einheitliche Grünfärbung (Methanol) oder einheitliche Gelbfärbung (Isopropanol) darf nicht auftreten.

Einige Untersuchungen zur Qualitätssicherung
Reinheit

A. Ethanolgehalt:
▸ 2 ml Chloroform im Reagenzglas mit 7,75 ml Substanz mischen

▸ Umschütteln

▸ An der Reagenzglaswand ablaufenden Flüssigkeitsfilm gegen einen hellen Hintergrund in der Durchsicht betrachten

▸ 2,62 ml Substanz hinzufügen

▸ Wiederum Flüssigkeitsfilm nach dem Umschütteln betrachten.

Der Flüssigkeitsfilm muß nach dem 1. Zusatz der Substanz milchig trüb sein, nach dem 2. Zusatz der Substanz muß die milchige Trübung verschwunden sein. Andernfalls liegt ein zu hoher bzw. zu niedriger Ethanolgehalt vor (Ethanolgehalt von 64 bis 60% V/V).

B. Trockenrückstand:
▸ Ca. 3,000 g Substanz, genau gewogen, in einem Wägeglas auf dem siedenden Wasserbad zur Trockne eindampfen

▸ Rückstand im Trockenschrank 2 Std. lang bei 105 °C trocknen.

Der Trockenrückstand beträgt mindestens 4%.

Weitere Prüfungen
In der Apotheke durchführbar: Keine.

Teil 1

Rizinusöl (DAB 10)

Ricini oleum
Oleum Ricini
Ricinus-communis-
Samenöl

Mischbarkeit: Mischbar mit Ether, Chloroform, Ethanol und Eisessig; praktisch nicht mischbar mit Petroläther.

Zur Prüfung erforderlich: Identität: 1 Tropfen.
Qualitätssicherung: Ca. 16 g.

Identität

1. Organoleptik:
Farbloses bis schwach gelbes Öl; sehr schwacher Geruch; milder, später kratzender Geschmack.

2. Relative Dichte:
0,952 bis 0,965.

3. Dünnschichtchromatographie:
HPTLC-Fertigplatten RP-18 F_{254}.
Untersuchungslösung: 1 Tropfen Substanz in 4 ml Chloroform.
Vergleichslösung: 1 Tropfen authentische Vergleichssubstanz in 4 ml Chloroform.
Aufzutragende Menge: Je 1 Tropfen (1 bis 2 μl).
Fließmittel: Acetonitril-Ethylacetat (1+1).
Laufhöhe: 8 cm (zweimal).
Laufzeit: Zweimal je ca. 15 Min.

- Substanz 0,5 cm vom unteren Plattenrand auftragen
- 1 cm vom unteren Plattenrand mit Bleistift seitliche Markierung anbringen
- In Ether bis zu dieser Markierung laufen lassen
- Trocknen
- Vorgang wiederholen

Die Substanz wird durch das mehrfache Entwickeln in Ether zu einer schmalen Startzone konzentriert.

- Dann im angegebenen Fließmittel laufen lassen
- Trocknen
- Nochmals im gleichen Fließmittel laufen lassen
- Abdunsten des Fließmittels
- Mit Molybdatophosphorsäure 10 % (RV) besprühen
- 2 bis 3 Min. lang auf 120 °C erhitzen.

Die Substanz muß ein mit der authentischen Vergleichssubstanz übereinstimmendes Chromatogramm ergeben.

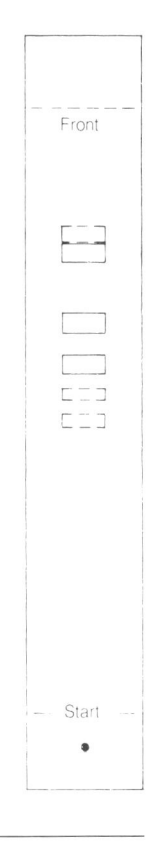

Einige Untersuchungen zur Qualitätssicherung[1]

Reinheit

A. Verdorbenheit:
- ▸ Geruch und Geschmack der warmen Substanz prüfen.

Ranziger Geruch oder Geschmack zeigt Verdorbenheit an.

B. Fremde Öle:

a) ▸ In einem Meßzylinder 10 ml Substanz und 20 ml Petroläther kräftig schütteln
- ▸ Nach Trennung der Schichten Volumen der unteren Schicht ablesen.

Das Volumen der unteren Schicht beträgt mindestens 16,0 ml, sonst liegt eine Verfälschung durch fremde, in Petroläther lösliche Öle vor.

b) ▸ 1 ml Substanz mit 4 ml Ethanol 96 % (V/V) mischen
- ▸ Klarheit der Mischung beurteilen.

Die Mischung muß klar sein. Trübungen zeigen fremde Öle an.

C. Säurezahl:
- ▸ 25 ml eines Gemisches aus gleichen Teilen Ethanol 96 % (V/V) und Ether mit 1 ml Phenolphthalein-Lösung (RV) versetzen.
- ▸ 0,1 N-Kaliumhydroxid-Lösung bis zur 15 Sek. lang bestehenbleibenden Rosafärbung zusetzen
- ▸ 5,61 g Substanz in diesem Gemisch lösen
- ▸ 2,00 ml 0,1 N-Kaliumhydroxid-Lösung zusetzen.

Es muß eine mindestens 15 Sek. lang bestehenbleibende Rosafärbung auftreten. Andernfalls ist die Säurezahl zu hoch (freie Säuren aus verseiftem Öl).

Weitere Prüfungen (DAB 10)
In der Apotheke durchführbar: Hydroxylzahl, Iodzahl, Peroxidzahl, Verseifungszahl, Unverseifbare Anteile.
Des weiteren: Brechungsindex, Optische Drehung, Absorption.

---

[1] Rizinusöl zur parenteralen Anwendung darf nicht mehr als 0,3 % Wasser enthalten, bestimmt nach der Karl-Fischer-Methode (nicht in der Apotheke durchführbar).

Teil 1

Rosmarinöl (DAB 9)

Rosmarini aetheroleum
Oleum Rosmarini
Aetheroleum Rosmarini
Rosmarinus-officinalis-
 Blätteröl
Ätherisches Rosmarinöl

Löslichkeit: Mischbar mit Dichlormethan, Ethanol, Ether, Toluol, fetten Ölen.
Zur Prüfung erforderlich: Identität: Ca. 20 mg.
                              Qualitätssicherung: Ca. 2,3 g.

Identität

1. Organoleptik:
Nahezu farblose bis schwach gelbliche Flüssigkeit; charakterisitischer eucalyptoähnlicher Geruch; bitterer, kühlender Geschmack.

2. Relative Dichte:
0,891 bis 0,917.

3. Dünnschichtchromatographie:
Kieselgel F_{254}.
Untersuchungslösung: 20 mg Substanz in 1,0 ml Toluol.
Vergleichslösung: 5 mg Borneol, 5 mg Bornylacetat und 10 µl Cineol in 10 ml Toluol.
Aufzutragende Menge: Je 10 mg Untersuchungslösung und Vergleichslösung bandförmig (15 mm × 3 mm).
Fließmittel: Toluol-Ethylacetat (95 + 5).
Laufhöhe: Zweimal je 10 cm.
Laufzeit: Zweimal 20 Min. mit 15 Min. Zwischentrocknung.

▶ Abdunsten des Fließmittels bei Raum-Temperatur

▶ Besprühen mit frisch (!) bereiteter Anisaldehyd-Lösung (RV)

▶ Im Trockenschrank 5 bis 10 Min. lang auf 100 ° bis 105 °C erhitzen

▶ Im Tageslicht auswerten.

Mehrere Flecke u. a. bei Rf ca. 0,7 (braun-Bornylacetat); Rf ca. 0,5 (violett-Cineol); Rf ca. 0,3 (braun-Borneol) in Höhe der Vergleichssubstanzen mit etwa gleicher Farbe und Intensität. Weitere rötlich-violett gefärbte Zonen können auftreten.

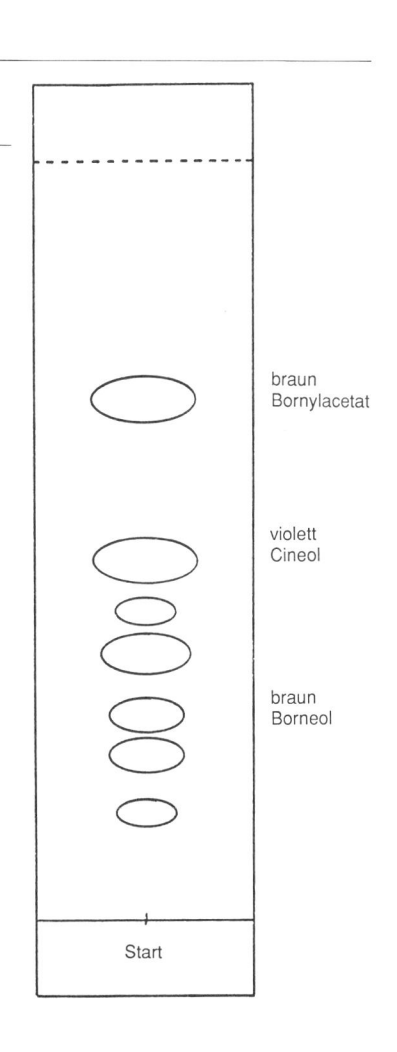

braun
Bornylacetat

violett
Cineol

braun
Borneol

Start

Einige Untersuchungen zur Qualitätssicherung
Reinheit

A. Sauer reagierende Substanzen:
- Zu einer Mischung aus 6 ml Ethanol 96 % (V/V) und 6 ml Ether 1 Tropfen Phenolphthalein-Lösung (RV) zufügen
- Falls die Lösung rosa gefärbt ist, bis zur Entfärbung, tropfenweise 1 : 10 verdünnte 0,1 N-Kaliumhydroxid-Lösung zufügen
- 1,2 g Substanz zufügen
- 0,3 ml 0,1 N-Kaliumhydroxid-Lösung zufügen.

Die Lösung muß sofort nach der Zugabe der Kaliumhydroxid-Lösung rosa gefärbt sein (die Rosafärbung wird mit der Zeit schwächer). Falls die Lösung unmittelbar nach Kaliumhydroxid-Zugabe farblos ist, liegen unzulässige saure Verunreinigungen vor (zu lange gelagerte Öle).

B. Fremde Ester:
- 1,0 ml Substanz in 3,0 ml einer frisch hergestellten 10prozentigen Lösung (G/V) von Kaliumhydroxid in Ethanol 96 % (V/V) lösen
- 2 Min. lang im siedenden Wasserbad erwärmen und abkühlen, 30 Min. lang stehenlassen.

Es darf sich kein kristalliner Niederschlag bilden. Andernfalls liegen Verunreinigungen durch fremde Ester vor.

C. Fette Öle und verharzte ätherische Öle:
- 1 Tropfen Substanz auf Filterpapier tropfen
- 24 Std. lang liegenlassen.

Durchscheinender oder fettartiger Fleck zeigt fette Öle und verharzte ätherische Öle an.

D. Wassergehalt:
- 10 Tropfen Substanz mit 1 ml Schwefelkohlenstoff mischen
- Gegen einen dunklen Untergrund mit 1 ml Schwefelkohlenstoff verglichen.

Die Substanz muß sich mit dem Schwefelkohlenstoff klar mischen. Andernfalls liegt ein zu hoher Wassergehalt vor.

Weitere Prüfungen (DAB 9)
In der Apotheke durchführbar: Säurezahl, Esterzahl, Esterzahl nach Acetylierung, wasserlösliche Anteile.
Des weiteren: Brechungsindex, optische Drehung.

Teil 1

Rüböl (DAC 83)

Rapae oleum
Oleum Rapae
Brassica-Arten-Samenöl

Mischbarkeit: Mischbar mit Ether, Chloroform und Petroläther; wenig mischbar mit wasserfreiem Ethanol; praktisch nicht mischbar mit Ethanol 90 % (V/V).

Zur Prüfung erforderlich: Identität: 1 Tropfen.
Qualitätssicherung: Ca. 13 g.

Identität

1. Organoleptik:
Schwachgelbes, klares Öl; schwach wahrnehmbarer Geruch; etwas kratzender Geschmack.

2. Dünnschichtchromatographie:
HPTLC-Fertigplatten RP-18 F_{254}.
Untersuchungslösung: 2 Tropfen Substanz in 3 ml Chloroform.
Vergleichslösung (a): 2 Tropfen authentische Vergleichssubstanz in 3 ml Chloroform.
oder
Vergleichslösung (b): 2 Tropfen Maisöl in 3 ml Chloroform.
Aufzutragende Menge: Je 1 Tropfen (1 bis 2 μl).
Fließmittel: Acetonitril-Ethylacetat (1+1).
Laufhöhe: 8 cm (zweimal).
Laufzeit: Zweimal je ca. 15 Min.

▶ Substanz 0,5 cm vom unteren Plattenrand auftragen

▶ 1 cm vom unteren Plattenrand mit Bleistift seitliche Markierung anbringen

▶ In Ether bis zu dieser Markierung laufen lassen

▶ Trocknen

▶ Vorgang wiederholen

▶ Dann im angegebenen Fließmittel laufen lassen

▶ Trocknen

▶ Nochmals im gleichen Fließmittel laufen lassen

▶ Abdunsten des Fließmittels

▶ Mit Molybdatophosphorsäure 10 % (RV) besprühen

▶ 2 bis 3 Min. lang auf 120 °C erhitzen.

Die Substanz wird durch das mehrfache Entwickeln in Ether zu einer schmalen Startzone konzentriert.

Die Substanz muß ein mit der authentischen Vergleichssubstanz übereinstimmendes Chromatogramm ergeben, Fleck A ist stärker, Fleck B schwächer ausgeprägt als der entsprechende Fleck des Maisöls. Unterhalb Fleck A tritt eine Zone von 2—3 Nebenflecken auf. Der 2. Fleck oberhalb B ist bei Rüböl stärker ausgeragt.

Apothekengerechte Prüfvorschriften 1988, 2. Erg.-Lfg.

Einige Untersuchungen zur Qualitätssicherung
Reinheit

A. Verdorbenheit:
- Geruch und Geschmack der warmen Substanz prüfen.

Ranziger Geruch und Geschmack zeigen Verdorbenheit an.

B. Aussehen:
- Substanz in Neßler-Zylindern bei Tageslicht in 4 cm Schichtdicke von oben gegen einen dunklen Untergrund mit einer Mischung aus
- 1,20 ml Stammlösung gelb (RV)
  0,20 ml Stammlösung rot (RV)
  0,10 ml Stammlösung blau (RV)
  und 8,50 ml Salzsäure (1 % G/V) vergleichen (Trübungsvergleich)
- Die Proben in gleicher Weise gegen einen weißen Untergrund vergleichen (Farbvergleich).

Die Substanz muß klar sein und darf nicht stärker gefärbt sein als die Vergleichslösung. Andernfalls liegt ein verunreinigtes oder überaltertes Öl vor.

C. Säurezahl:
- 25 ml eines Gemisches aus gleichen Teilen Ethanol und Ether mit 1 ml Phenolphthalein-Lösung (DAB 8) (RV) versetzen
- 0,1 N-Kaliumhydroxid-Lösung bis zur 15 Sek. lang bestehenbleibenden Rosafärbung zusetzen
- 5,61 g Substanz in diesem Gemisch lösen
- 1,00 ml 0,1 N-Kaliumhydroxid-Lösung zusetzen.

Es muß eine mindestens 15 Sek. lang bestehenbleibende Rosafärbung auftreten. Andernfalls ist die Säurezahl zu hoch (freie Säuren aus verseiftem Öl).

D. Ungereinigtes Rüböl:
- Ca. 1 g Substanz mit 5 ml Schwefelkohlenstoff und 1 Tropfen Schwefelsäure (96 % G/G) schütteln.

Die Mischung darf keine blaue, grüne oder violette Färbung zeigen, andernfalls liegt ungereinigtes Rüböl vor.

E. Mineralöle:
- Ca. 5,0 g Substanz mit 2 g Kaliumhydroxid und 25 ml Ethanol 96 % (V/V) unter Rückflußkühlung im 100 ml Rundkolben auf dem Wasserbad 30 Min. lang erhitzen
- 25 ml Wasser hinzusetzen
- Vorsichtig umschwenken.

Nach dem Umschwenken muß die Lösung klar sein. Andernfalls liegen Verfälschungen durch Mineralöle oder Harze vor.

F. Sesamöl:
- 2 ml Substanz mit 1 ml Salzsäure (36,5 % G/G), die 1 % Saccharose enthält, versetzen
- Schütteln, nach 5 Min. gegen einen weißen Hintergrund betrachten.

Die untere Phase darf sich nicht rosa oder rot färben, andernfalls liegt Sesamöl vor.

Weitere Prüfungen (DAC 83)
In der Apotheke durchführbar: Relative Dichte, Iodzahl, Verseifungszahl, unverseifbare Anteile, Peroxidzahl.
Des weiteren: Brechungsindex, Erucasäure (Gaschromatographie).

Teil 1

Saccharin-Natrium (DAB 10)

Saccharinum natricum[1)]
Saccharinum solubile

Löslichkeit: Löslich in Wasser und Ethanol 90 % (V/V); praktisch unlöslich in Ether und Chloroform.

Zur Prüfung erforderlich: Identität: Ca. 0,1 g.
Qualitätssicherung: Ca. 2,5 g.

Identität

1. Organoleptik:
Farblose Kristalle oder weißes Pulver; geruchlos; intensiv süßer Geschmack.

2. Reaktionen:

A. ▶ Eine Spatelspitze Substanz mit Salzsäure (36,5 % G/G) befeuchten
   ▶ Mit einem ausgeglühten Magnesiastäbchen in die nicht leuchtende Bunsenflamme halten.

Längere Zeit anhaltende, gelbe Flammenfärbung durch Natrium.

B. ▶ Ca. 5 mg Substanz und ca. 5 mg Resorcin mit 10 Tropfen Schwefelsäure (96 % G/G) bis zur beginnenden Grünfärbung erwärmen und abkühlen
   ▶ In etwa 30 ml Wasser eingießen
   ▶ Mit konzentrierter Ammoniak-Lösung (26 % G/G) alkalisch machen.

Es entsteht eine grüne Fluoreszenz (Sulfofluorescein-Bildung).

Einige Untersuchungen zur Qualitätssicherung

Reinheit

A. Sauer oder alkalisch reagierende Verunreinigungen:
▶ 1,25 g Substanz in 25 ml Wasser lösen (Prüflösung)
▶ 1 ml Prüflösung mit 0,05 ml Methylrot-Lösung (RV) versetzen
▶ 1 ml Prüflösung mit 0,05 ml Bromthymolblau-Lösung R1 (RV) versetzen.

Die mit Methylrot versetzte Lösung muß orange gefärbt sein, andernfalls liegen sauer reagierende Verunreinigungen vor. Die mit Bromthymolblau versetzte Lösung muß gelb gefärbt sein, andernfalls liegen alkalisch reagierende Verunreinigungen vor.

[1)] Die Substanz liegt als Dihydrat vor.

Apothekengerechte Prüfvorschriften 1992, 5. Erg.-Lfg.

B. Verwandte Substanzen:

Kieselgel F_{254} (Folie).
Untersuchungslösung: 0,1 g Substanz in 1 ml Methanol.
Vergleichslösung: 0,1 g Substanz in 100 ml Methanol.
Aufzutragende Menge: Je 2 Tropfen (ca. 2 µl).
Fließmittel: Dichlormethan — Methanol — Wasser (12+3+0,4).
Laufhöhe: 8 cm.
Laufzeit: 15 Min.

Abdunsten des Fließmittels, unter der UV-Lampe bei 254 nm betrachten.

In der Untersuchungslösung darf kein Nebenfleck größer oder stärkefluoreszenzmindernd sein als der Hauptfleck der Vergleichslösung.
In den markierten Bereichen dürfen keine Flecken sichtbar sein (2- und 4-Toluolsulfonamid).

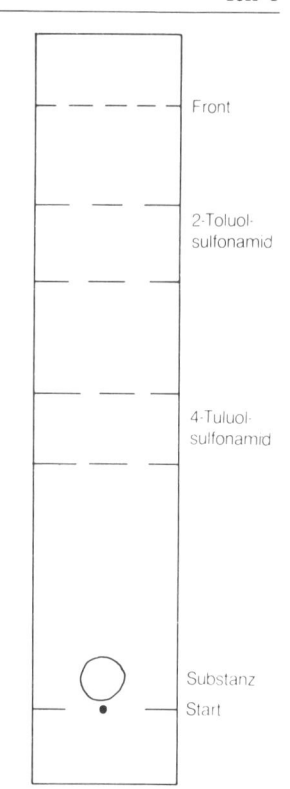

Markierungen auf der DC-Platte: Front — 2-Toluolsulfonamid — 4-Toluolsulfonamid — Substanz — Start.

C. Schwermetalle:

a) ▶ 12 ml Prüflösung nach A. mit 1,2 ml Thioacetamid-Reagenz (RV) versetzen

▶ 2 ml Pufferlösung pH 3,5 (RV) zufügen (Prüflösung)

b) ▶ Gleichzeitig 2 ml der Prüflösung nach A. mit 10 ml Blei-Standardlösung (2 ppm Pb) (RV) versetzen

▶ 1,2 ml Thioacetamid-Reagenz (RV) hinzufügen

▶ 2 ml Pufferlösung pH 3,5 (RV) zufügen (Vergleichslösung)

▶ Nach 2 Min. Lösungen (a) und (b) gegen einen hellen Untergrund vergleichen.

Die Prüflösung (a) darf nicht stärker braun gefärbt sein als die Vergleichslösung (b), andernfalls liegen unzulässige Verunreinigungen durch Schwermetalle vor (Schwermetallsulfide).

D. Benzoesäure-4-sulfonamid:

▶ 10 ml Prüflösung nach A. mit 0,15 ml Essigsäure (99% G/G) versetzen

▶ 1 Std. lang stehenlassen.

Die Lösung darf sich innerhalb von 1 Std. nicht trüben, andernfalls liegt eine Verunreinigung durch Benzoesäure-4-sulfonamid vor (schwerer löslich als Saccharin).

Teil 1   **Saccharin-Natrium**

E. Trocknungsverlust:
- Ca. 1,000 g Substanz, genau gewogen, im Trockenschrank 2 Std. lang bei 120 °C trocknen.   *Der Trocknungsverlust beträgt höchstens 15 % (die Substanz liegt als Dihydrat vor).*

Weitere Prüfungen (DAB 10)
In der Apotheke durchführbar: Gehaltsbestimmung.
Des weiteren: 2- und 4-Toluolsulfonamid (durch Gaschromatographie).

-
-
-
-

Teil 1

Saccharose (DAB 9)

Saccharum
Zucker

Löslichkeit: Löslich in Wasser und Ethanol 70% (V/V); wenig löslich in wasserfreiem Ethanol; praktisch unlöslich in Chloroform und Ether.
Zur Prüfung erforderlich: Identität: Ca. 0,3 g.
Qualitätssicherung: 52 g.

Identität

1. Organoleptik:
Weißes, kristallines Pulver oder trockene, farblose, glänzende Kristalle; geruchlos; süßer Geschmack.

2. Reaktionen:

A. ▶ Ca. 0,2 g Substanz in 5 ml Wasser lösen
   ▶ Mit Glucose-Teststreifen auf Glucose prüfen.

Saccharose darf als Disaccharid aus Fructose und Glucose keine Reaktion auf Glucose geben.

B. ▶ Zur Lösung nach A. 0,5 ml verdünnte Salzsäure (7,3% G/V) zusetzen
   ▶ Aufkochen
   ▶ Abkühlen lassen
   ▶ Mit verdünnter Natriumhydroxid-Lösung (8% G/V) neutralisieren
   ▶ Erneut mit Glucose-Teststreifen auf Glucose prüfen.

Der Glucose-Nachweis muß positiv ausfallen („durch Erhitzen mit Salzsäure wird Saccharose zu Glucose und Fructose hydrolysiert).

C. ▶ 3 ml Lösung nach B. mit 0,2 g Resorcin und 9 ml verdünnter Salzsäure (7,3% G/V) mischen
   ▶ 2 Min. lang im siedenden Wasserbad erhitzen.

Es muß eine Rotfärbung auftreten (aus Saccharose abgespaltene Fructose).

3. Dünnschichtchromatographie:
Kieselgel F_{254} (Folie).
Untersuchungslösung: Etwa 10 mg Substanz in 10 ml Wasser.
Referenzlösung: Gleichkonzentrierte Lösung authentischer Vergleichssubstanz.
Aufzutragende Menge: Ca. 2 µl (1 cm × 1 mm) strichförmig auftragen.
Fließmittel: n-Butanol — Aceton — Wasser (8+10+2).

Laufhöhe: 8,5 cm.
Laufzeit: 40 Min.

- Abdunsten des Fließmittels
- Besprühen mit einer Lösung von 0,5 g Thymol in 95 ml Ethanol 96% (V/V), der 5 ml Schwefelsäure (96% G/G) zugesetzt werden
- 10 Min. auf 130 °C erhitzen.

Untersuchungs- und Referenzlösung müssen Flecke auf gleicher Höhe zeigen. Es dürfen keine weiteren Flecke auftreten.

Einige Untersuchungen zur Qualitätssicherung
Reinheit

A. Aussehen der Lösung:
- 50 g Substanz in Wasser zu 100 ml lösen (Prüflösung)
- Prüflösung in Neßler-Zylindern bei Tageslicht in 4 cm Schichtdicke gegen einen dunklen Untergrund mit Wasser vergleichen (Trübungsvergleich)
- Die gleiche Probe in gleicher Weise gegen einen weißen Untergrund mit einer Mischung aus 5,0 ml Farbreferenzlösung G und 95,0 ml Salzsäure (1% G/V) vergleichen (Farbvergleich).

Die Lösung muß klar sein und darf nicht stärker gefärbt sein als die Vergleichslösung. Trübungen und stärkere Färbungen zeigen Verunreinigungen an.

B. Sauer oder alkalisch reagierende Verunreinigungen:
- 10 ml Prüflösung nach A. mit 3 Tropfen Phenolphthalein-Lösung (RV) versetzen
- 0,30 ml 0,01 N-Natriumhydroxid-Lösung zusetzen.

Die Lösung muß nach Zusatz von Phenolphthalein farblos sein. Rotfärbung zeigt alkalisch reagierende Verunreinigungen an. Tritt keine Rotfärbung nach Zusatz von Natriumhydroxid auf, so liegen sauer reagierende Verunreinigungen vor.

C. Farbstoffe:
a) ▸ Die Substanz im UV-Licht bei 365 nm betrachten.

Es darf keine Fluoreszenz auftreten, andernfalls liegen unzulässige Zusätze vor (Weißmacher).

b) ▸ 50 ml Prüflösung nach A. mit 0,5 ml verdünnter unterphosphoriger Säure (10% G/V) versetzen
   ▸ Nach 1 Std. Geruch überprüfen.

Es darf kein unangenehmer Geruch auftreten (unzulässige, schwefelhaltige Farbstoffe).

D. Dextrine:
- 2 ml Prüflösung nach A. mit 8 ml Wasser, 1 Tropfen verdünnter Salzsäure (7,3% G/V) und 1 Tropfen 0,1 N-Iod-Lösung versetzen.

Die Lösung muß gelb gefärbt sein. Blau-, Rot- oder Braunfärbung zeigt Dextrine an.

Teil 1   **Saccharose**

E. Fremde Zucker:
- ▶ 5 ml Prüflösung nach A. mit 5 ml wasserfreiem Ethanol versetzen
- ▶ 1 Std. stehen lassen.

Die Lösung muß mindestens 1 Std. lang klar bleiben.

F. Barium:
- ▶ 10 ml Prüflösung nach A. mit 1 ml verdünnter Schwefelsäure (9,8% G/V) versetzen
- ▶ 1 Std. lang stehen lassen.

Die Lösung muß mindestens 1 Std. lang klar bleiben.

G. Sulfit:
- ▶ 2 g Substanz in 20 ml Wasser bei Raum-Temperatur lösen
- ▶ 0,05 ml 0,1 N-Iod-Lösung und 1 Tropfen Stärke-Lösung (RV) hinzufügen.

Die Lösung muß blau gefärbt sein, andernfalls liegen unzulässige Verunreinigungen vor (Reduktion von Iod zu Iodid).

Weitere Prüfungen (DAB 9)
In der Apotheke durchführbar: Farbstoffe (Glasfaserfilter), Sulfatasche.
Des weiteren: Spezifische Drehung, Sulfit (Absorption), Blei (Atomabsorptionsspektroskopie).

Teil 1

Salicylsäure (DAB 9) Acidum salicylicum

Löslichkeit: Löslich in Ethanol, Ether, siedendem Wasser und Rizinusöl; wenig löslich in Wasser, Chloroform und Glycerol.
Zur Prüfung erforderlich: Identität: 0,1 g.
Qualitätssicherung: 3 g.

Identität

1. Organoleptik:
Farblose Kristallnadeln oder weißes kristallines Pulver; geruchlos; erst süßlich-saurer, dann kratzender Geschmack.

2. Schmelzpunkt:
158 ° bis 161 °C.
Der Mischschmelzpunkt mit authentischer Substanz muß innerhalb dieses Intervalls liegen.

3. Reaktionen:
A. ▸ Ca. 0,10 g Substanz mit 2 ml Wasser 5 Min. lang kräftig schütteln und filtrieren

   ▸ pH-Wert des Filtrats mit Universalindikatorpapier prüfen. *pH-Wert ca. 2,5.*

B. ▸ Lösung nach A. mit verdünnter Natriumhydroxid-Lösung (8 % G/V) gegen Universalindikatorpapier neutralisieren

   ▸ Mit einigen Tropfen Eisen(III)-chlorid-Lösung R1 (10,5 % G/V) versetzen

   ▸ Einige Tropfen Essigsäure (30 % G/V) zufügen.

Rotviolette Färbung, die auf Zusatz von Essigsäure bestehen bleibt (Eisen(III)-chlorid-Reaktion auf Phenole und Enole).

Einige Untersuchungen zur Qualitätssicherung
Reinheit

A. Aussehen der Lösung:
   ▸ 1 g Substanz in 10 ml Ethanol 96 % (V/V) lösen

   ▸ Lösung in Neßler-Zylindern bei Tageslicht in 4 cm Schichtdicke von oben gegen einen dunklen Untergrund mit Ethanol vergleichen (Trübungsvergleich).

Die Lösung muß klar und farblos sein. Trübungen und Färbungen zeigen Verunreinigungen an.

B. Schwermetalle:
a) ▸ 2,0 g Substanz in 15 ml Ethanol 96 % (V/V) lösen

   ▸ Mit 5 ml Wasser versetzen

b) ▸ 12 ml der Lösung nach (a) mit 2 ml Pufferlösung pH 3,5 (RV) versetzen

- ▶ 1,2 ml Thioacetamid-Reagenz (RV) zusetzen

c) ▶ Gleichzeitig 2 ml Lösung nach (a) mit einer Mischung aus 2,0 ml Blei-Standardlösung (10 ppm Pb) (RV) und 8,0 ml Ethanol 75 % (V/V) versetzen
  - ▶ 2 ml Pufferlösung pH 3,5 (RV) zufügen
  - ▶ 1,2 ml Thioacetamid-Reagenz (RV) zufügen (Vergleichslösung)
  - ▶ Nach 2 Min. Lösung (b) und (c) in Neßler-Zylindern bei Tageslicht gegen einen weißen Untergrund vergleichen.

Die Prüflösung (b) darf nicht stärker braun gefärbt sein als die Vergleichslösung (c). Andernfalls liegen unzulässige Verunreinigungen durch Schwermetalle vor (Schwermetallsulfide).

Weitere Prüfungen (DAB 9)
In der Apotheke durchführbar: Chlorid, Sulfat, Trocknungsverlust, Sulfatasche, Gehaltsbestimmung.

Teil 1

Salicylsäure/Vaselin 1:1

Löslichkeit: Die Substanz löst sich in Ether und Chloroform; wenig löslich in Toluol.
Zur Prüfung erforderlich: Identität: Ca. 0,1 g.
Qualitätssicherung: Ca. 1 g.

Identität

1. **Organoleptik:**
Weiße, undurchsichtige Masse von salbenartiger Konsistenz. Beim Verreiben auf der Haut sind keine kristallinen Bestandteile fühlbar; geruchlos.

2. **Schmelzpunkt der Salicylsäure:**
   ▸ Ca. 0,1 g Substanz 1 Min. lang im Zentrifugenglas mit 5 ml Petroläther schütteln
   ▸ Zentrifugieren
   ▸ Sorgfältig dekantieren
   ▸ Rückstand dreimal mit je 2 ml Petroläther aufschütteln und jedesmal zentrifugieren, dekantieren
   ▸ Rückstand an der Luft trocknen lassen
   ▸ Schmelzpunkt bestimmen.

   Der Schmelzpunkt des Rückstandes (Salicylsäure) muß zwischen 157° und 158 °C liegen.

3. **Reaktion:**
   ▸ Rückstand nach (2) in 5 ml 0,1 N NaOH lösen
   ▸ Mit 0,5 ml Eisen(III)chlorid-Lösung (10,5 % G/V) versetzen
   ▸ 0,2 ml Essigsäure (30 % G/V) hinzufügen.

   Es muß eine Violettfärbung auftreten, die nach Zusatz der Essigsäure bestehen bleibt.

4. **Dünnschichtchromatographie:**
   Kieselgel F_{254} (Folie).
   Untersuchungslösung: 20 mg Substanz in 1 ml Chloroform.
   Aufzutragende Menge: Zweimal 3 µl (2 cm aus Mikrokapillare) strichförmig 10 mm × 2 mm.
   Fließmittel: Petroläther-Ether-Essigsäure (99 % G/G) (16+4+0,2)
   Laufhöhe: 8 cm.
   Laufzeit: 10 Min.

Salicylsäure/Vaselin 1:1   Teil 1

- ▶ Abdunsten des Fließmittels 2 bis 3 Min. bei 120 °C im Trockenschrank
- ▶ Folie durchschneiden

A.
- ▶ Eine Hälfte mit Molybdatophosphorsäure 10 % (RV) besprühen
- ▶ Ca. 5 Min. lang auf 120 °C erhitzen

B.
- ▶ Zweite Hälfte der Folie mit Eisen(III)chlorid (10 % G/V) in 1 N-Salzsäure besprühen
- ▶ Auswertung im Tageslicht.

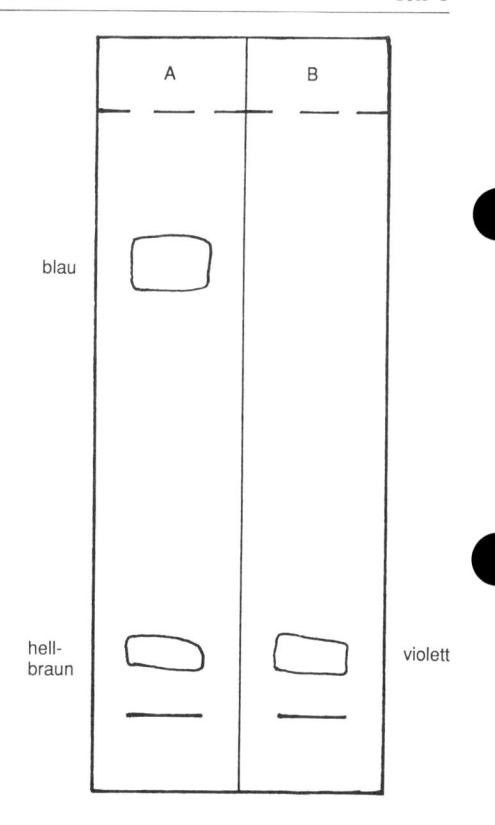

(TLC-Schema: A — blau (oben), hellbraun (unten); B — violett (unten))

Einige Untersuchungen zur Qualitätssicherung
Gehaltsbestimmung

- ▶ 0,9405 g Substanz einwägen, in 10 ml Ethanol 96 % (V/V)/n-Hexan 1+1 suspendieren
- ▶ 0,1 ml Phenolrot-Lösung (RV) hinzufügen
- ▶ Aus einer Bürette 32,3 ml 0,1 N-Natriumhydroxid-Lösung zugeben
- ▶ Mischen
- ▶ Nochmals 3,45 ml zugeben.

Nach der ersten Zugabe der Natriumhydroxid-Lösung darf kein Farbumschlag erfolgen, nach der 2. Zugabe muß sich die Lösung rötlich violett färben. Entspricht einem Gehalt von mindestens 47,5 bis 52,5 % Salicylsäure.

Weitere Prüfungen
In der Apotheke durchführbar: Keine.

Teil 1

Salpetersäure, 65% (DAB 9-R)

Acidum nitricum
Salpetersäure 63 bis 70%
Salpetersäure, konzentrierte

Löslichkeit: In jedem Verhältnis mit Wasser mischbar.
Zur Prüfung erforderlich: Identität: Ca. 2 ml.
Qualitätssicherung: Ca. 6 ml.

Identität

1. Organoleptik:
Klare, farblose bis fast farblose, schwach rauchende Flüssigkeit; stechender Geruch; wirkt ätzend und erzeugt auf der Haut gelbe Flecken.

2. Relative Dichte:
1,384 bis 1,416 (Tabelle Seite 518).

3. Reaktion:
▶ Einige Tropfen Substanz in 1 ml Wasser lösen
▶ Mit Universalindikatorpapier pH-Wert prüfen
▶ Mit einigen Kristallen Eisen(II)-sulfat versetzen
▶ Ohne zu mischen mit Schwefelsäure (96% G/G) unterschichten.

pH-Wert ca. 0,1.
Brauner Ring an der Berührungszone der beiden Flüssigkeiten (brauner Eisen-Nitroso-Komplex).

4. Gehaltsbestimmung:[1]
▶ Ca. 1,000 g Substanz, genau gewogen, mit Wasser zu 40 ml verdünnen
▶ Einige Tropfen Methylrot-Lösung (RV) zufügen
▶ Mit 1 N-Natriumhydroxid-Lösung bis zum Umschlag nach Gelb titrieren.

1 ml 1N-Natriumhydroxid-Lösung entspricht 63,0 mg Salpetersäure.
Verbrauch bei 1,0000 g Einwaage zwischen 10,00 ml und 11,12 ml 1 N-Natriumhydroxid-Lösung (F = 1,000).

Acidimetrische Titration der Salpetersäure.

Entspricht einem Gehalt von 63,0 bis 70,0% (G/G).

Einige Untersuchungen zur Qualitätssicherung
Reinheit

A. Aussehen der Lösung:
▶ Substanz in Neßler-Zylindern bei Tageslicht in 4 cm Schichtdicke von oben gegen einen dunklen Untergrund mit Wasser vergleichen (Trübungsvergleich)
▶ Probe in gleicher Weise gegen einen weißen Untergrund mit Farbvergleichslösung G_6 (RV) vergleichen.

Die Substanz muß klar sein und darf nicht stärker gefärbt sein als die Vergleichslösung. Andernfalls liegen Verunreinigungen vor.

---

[1] Der Gehalt läßt sich aus der relativen Dichte ermitteln (Tabelle Seite 518).

Salpetersäure, 65 % — Teil 1

B. Salpetrige Säure und Stickoxide:
- ▶ 2 ml Substanz mit Wasser zu 10 ml verdünnen
- ▶ 1 Tropfen Kaliumpermanganat-Lösung (3 % G/V) zufügen
- ▶ 5 Min. lang stehenlassen.

Innerhalb von 5 Min. darf keine Entfärbung eintreten. Andernfalls liegen unzulässige Verunreinigungen durch salpetrige Säure und Stickoxide vor.

C. Verdampfungsrückstand:
- ▶ 4,0 ml Substanz, genau gewogen, vorsichtig eindampfen (Abzug!)
- ▶ Im Trockenschrank bei 100° bis 105 °C bis zur Gewichtskonstanz trocknen.

Der Verdampfungsrückstand darf höchstens 1 mg betragen.

Weitere Prüfungen (DAB 9, ÖAB)
In der Apotheke durchführbar: Arsen, Eisen, Schwermetalle, Chlorid, Sulfat, Sulfatasche.

Ermittlung des Salpetersäure-Gehaltes in Prozent (G/G) von Salpetersäure-Wasser-Mischungen aus der relativen Dichte bei 20 °C

Relative Dichte	1,0274	1,0562	1,1170	1,1296	1,1425	1,1490	1,1555
% (G/G)	5	10	20	22	24	25	26
Relative Dichte	1,1687	1,1821	1,2162	1,2485	1,2806	1,3124	1,3417
% (G/G)	28	30	35	40	45	50	55
Relative Dichte	1,3692	1,3794	1,3843	1,3938	1,4029	1,4116	1,4159
% (G/G)	60	62	63	65	67	69	70
Relative Dichte	1,4363	1,4547	1,4712	1,4853	1,4959	1,5156	
% (G/G)	75	80	85	90	95	100	

Teil 1

Salzsäure 36 % (DAB 9)

Acidum hydrochloricum
concentratum
Salzsäure 35 bis 39 %
Salzsäure, konzentrierte

Löslichkeit: In jedem Verhältnis mit Wasser und Ethanol mischbar.
Zur Prüfung erforderlich: Identität: Ca. 2,5 ml.
Qualitätssicherung: Ca. 42 ml.

Identität

1. **Organoleptik:**
   Klare, farblose, an der Luft rauchende Flüssigkeit; stechender Geruch; saurer Geschmack (Geschmack nur in einer Verdünnung von ca. 1:100 prüfen!).

2. **Relative Dichte:**
   1,175—1,190[1)].

3. **Reaktionen:**

   A. ▶ 5 Tropfen Substanz in 1 ml Wasser lösen

      ▶ Mit Universalindikatorpapier pH-Wert prüfen.   *pH-Wert unter 1.*

   B. ▶ Lösung nach A. tropfenweise mit Silbernitrat-Lösung R1 (4,25 % G/V) versetzen

      ▶ Verdünnte Ammoniaklösung R1 (10 % G/V) zufügen

      ▶ Mit verdünnter Salpetersäure (12,6 % G/V) ansäuern.

      Weißer, sich zusammenballender Niederschlag von Silberchlorid, der sich in Ammoniaklösung löst und nach Ansäuern mit Salpetersäure wieder ausfällt.

4. **Gehaltsbestimmung:**

   ▶ Einen 250 ml Erlenmeyerkolben mit Glasstopfen, der 30 ml Wasser enthält, genau wägen   *Acidimetrische Titration der Salzsäure.*

   ▶ 2 ml Substanz zufügen und erneut genau wägen

   ▶ Einige Tropfen Methylrot-Lösung (RV) zufügen

   ▶ Mit 1 N-Natriumhydroxid-Lösung bis zum Umschlag nach Gelb titrieren.

   1 ml 1 N-Natriumhydroxid-Lösung entspricht 36,46 mg Chlorwasserstoff.
   Verbrauch bei 2,3600 g Einwaage zwischen 22,65 ml und 25,24 ml 1 N-Natriumhydroxid-Lösung (F = 1,000).   *Entspricht einem Gehalt von 35,0 bis 39,0 % Chlorwasserstoff (G/G).*

[1)] Aus der relativen Dichte läßt sich der Gehalt an Chlorwasserstoff abschätzen: Prozent (G/G) = 200 · (Dichte—1).

Apothekengerechte Prüfvorschriften 1988, 2. Erg.-Lfg.

Salzsäure 36% — Teil 1

Einige Untersuchungen zur Qualitätssicherung
Reinheit

A. Aussehen der Substanz:
- 2 ml Substanz mit 8 ml Wasser mischen
- Lösung in Neßler-Zylindern bei Tageslicht in 4 cm Schichtdicke von oben gegen einen dunklen Untergrund mit Wasser vergleichen (Trübungsvergleich)
- Die Proben in gleicher Weise gegen einen weißen Untergrund vergleichen (Farbvergleich).

Die Lösung muß klar und farblos sein. Trübungen und Färbungen zeigen Verunreinigungen an.

B. Freies Chlor:
- 15 ml Substanz mit 100 ml frisch ausgekochtem und wieder abgekühltem Wasser mischen
- Mit 1 ml Kaliumiodid-Lösung (10% G/V) versetzen
- 5 ml iodidfreie Stärke-Lösung (RV) zusetzen
- 2 Min. lang im Dunkeln stehenlassen
- Mit 0,2 ml 0,01 N-Natriumthiosulfat-Lösung versetzen.

Eine Blaufärbung (Iodstärkereaktion) muß auf Zusatz der Natriumthiosulfat-Lösung verschwinden. Andernfalls liegen unzulässige Verunreinigungen durch freies Chlor vor.

C. Arsen:
- 4,2 ml Substanz mit Wasser zu 10 ml verdünnen
- 1 ml Lösung der Grenzprüfung auf Arsen unterwerfen (DAB 9, Methode A.).

D. Verdampfungsrückstand:
- 20 g Substanz in einer genau gewogenen Porzellanschale eindampfen (Abzug!)
- Im Trockenschrank bis zur Gewichtskonstanz trocknen.

Der Rückstand darf höchstens 0,01% betragen. Andernfalls liegen Verunreinigungen vor.

E. Schwermetalle:

a)
- Rückstand von D. in 0,2 ml verdünnter Salzsäure (7,3% G/V) lösen
- Mit Wasser auf 20 ml verdünnen

b)
- 12 ml Lösung nach (a) mit 1,2 ml Thioacetamid-Reagenz (RV) und 2 ml Pufferlösung pH 3,5 (RV) mischen (Prüflösung)

c)
- Gleichzeitig 2 ml Lösung nach (a) mit 10 ml Blei-Standard-Lösung (2 ppm Pb) (RV) mischen
- 1,2 ml Thioacetamid-Reagenz (RV) und 2 ml Pufferlösung pH 3,5 (RV) zufügen (Vergleichslösung)
- Nach 2 Min. Lösung (b) und (c) bei Tageslicht in Neßler-Zylindern gegen einen weißen Untergrund vergleichen.

Die Prüflösung (b) darf nicht stärker braun gefärbt sein als die Vergleichslösung (c). Andernfalls liegen Verunreinigungen durch Schwermetalle vor (Schwermetallsulfide).

Weitere Prüfungen (DAB 9)
In der Apotheke durchführbar: Sulfat.

Teil 1

Salzsäure, 25% (G/V) (DAB 9-R)

Herstellung: 70 g Salzsäure (36,5% G/G) mit Wasser zu 100 ml verdünnen.
Löslichkeit: In jedem Verhältnis mit Wasser und Ethanol mischbar.
Zur Prüfung erforderlich: Identität: Ca. 3,5 ml.
Qualitätssicherung: 25 ml.

Identität

1. Organoleptik:
Klare, farblose Flüssigkeit, stechender Geruch; saurer Geschmack (Geschmack nur in einer Verdünnung von ca. 1:100 prüfen!).

2. Relative Dichte:
Ca. 1,125[1].

3. Reaktionen:
A und B. wie unter konzentrierter Salzsäure beschrieben.

4. Gehaltsbestimmung:
Wie bei konzentrierter Salzsäure mit 30 ml Wasser und 3 ml Substanz, genau gewogen.

1 ml 1 N-Natriumhydroxid-Lösung entspricht 36,46 mg Chlorwasserstoff.
Verbrauch bei 3,3750 g Einwaage 23,15 ml 1 N-Natriumhydroxid-Lösung (F = 1,000).

Entspricht einem Gehalt von 25,0% Chlorwasserstoff (G/V).

Einige Untersuchungen zur Qualitätssicherung
Reinheit

Die Untersuchungen entsprechen einigen für konzentrierte Salzsäure vorgesehenen Verfahren mit entsprechend erhöhter Einwaage.

A. Aussehen der Substanz:
Wie Salzsäure 36%. Es ist von einer Mischung aus 3 ml Substanz und 7 ml Wasser auszugehen.

B. Freies Chlor:
Wie Salzsäure 36%. Es ist von einer Mischung aus 22 ml Substanz und 93 ml frisch ausgekochtem und wieder abgekühltem Wasser auszugehen.

Weitere Prüfungen (DAB 9, analog Salzsäure 36%)
In der Apotheke durchführbar: Arsen, Schwermetalle, Sulfat, Sulfatasche.
Die Einwaage ist entsprechend zu erhöhen.

---

[1] Aus der relativen Dichte läßt sich der Gehalt an Chlorwasserstoff abschätzen. Prozent (G/G) = 200 · (Dichte−1).

Teil 1

Salzsäure 10% (DAB 9)

Acidum hydrochloricum
 dilutum
Acidum hydrochloricum
Salzsäure 10%
Salzsäure, verdünnte

Herstellung: 274 g Salzsäure 36% mit 726 g Wasser mischen.
Löslichkeit: In jedem Verhältnis mit Wasser und Ethanol mischbar.
Zur Prüfung erforderlich: Identität: 11 ml.
         Qualitätssicherung: Ca. 100 ml.

Identität

1. **Organoleptik:**
   Klare, farblose Flüssigkeit; saurer Geschmack (Geschmack nur in einer Verdünnung von ca. 1:30 prüfen!).

2. **Relative Dichte:**
   Ca. 1,05[1)].

3. **Reaktionen:**
   A. ▶ Mit Universalindikatorpapier pH-Wert prüfen.   *pH-Wert unter 1.*

   B. ▶ 1 ml Substanz tropfenweise mit Silbernitrat-Lösung R1 (4,25% G/V) versetzen
   ▶ Verdünnte Ammoniaklösung R1 (10% G/V) zufügen
   ▶ Mit verdünnter Salpetersäure R (12,6% G/V) ansäuern.

   Weißer, sich zusammenballender Niederschlag von Silberchlorid, der sich in Ammoniaklösung löst und nach Ansäuern mit Salpetersäure wieder ausfällt.

4. **Gehaltsbestimmung:**
   Wie bei Salzsäure 36% mit 20 ml Wasser und 10 ml Substanz, genau gewogen.

   1 ml 1 N-Natriumhydroxid-Lösung entspricht 36,46 mg Chlorwasserstoff.
   Verbrauch bei 10,5000 g Einwaage zwischen 27,36 ml und 30,24 ml 1 N-Natriumhydroxid-Lösung (F = 1,000).

   Entspricht einem Gehalt von 9,5 bis 10,5% Chlorwasserstoff (G/G).

Einige Untersuchungen zur Qualitätssicherung
Reinheit

A. **Aussehen der Substanz:**
   ▶ Substanz in Neßler-Zylindern bei Tageslicht in 4 cm Schichtdicke von oben gegen einen dunklen Untergrund mit Wasser vergleichen (Trübungsvergleich)
   ▶ Die Proben in gleicher Weise gegen einen weißen Untergrund vergleichen (Farbvergleich).

   Die Substanz muß klar und farblos sein. Trübungen und Färbungen zeigen Verunreinigungen an.

[1)] Aus der relativen Dichte läßt sich der Gehalt an Chlorwasserstoff abschätzen: Prozent (G/G) = 200 · (Dichte−1).

Apothekengerechte Prüfvorschriften 1988, 2. Erg.-Lfg.

Salzsäure 10 % Teil 1

B. Freies Chlor:
- 60 ml Substanz mit 50 ml abgekochtem und wieder abgekühltem Wasser mischen
- Mit 1 ml Kaliumiodid-Lösung (10 % G/V) versetzen
- 0,5 iodidfreie Stärke-Lösung (RV) zufügen
- 2 Min. lang im Dunkeln stehenlassen
- Mit 0,2 ml 0,01 N-Natriumthiosulfat-Lösung versetzen.

Eine Blaufärbung (Iodstärkereaktion) muß auf Zusatz der Natriumthiosulfat-Lösung verschwinden. Andernfalls liegen unzulässige Verunreinigungen durch freies Chlor vor.

C. Arsen:
- 17 ml Substanz mit 3 ml Wasser mischen
- 2 ml Lösung der Grenzprüfung auf Arsen unterwerfen (DAB 9, Methode A).

D. Verdampfungsrückstand:
Wie bei Salzsäure 36 %.

E. Schwermetalle:
Wie bei Salzsäure 36 %. Der Verdampfungsrückstand (D.) wird in 0,2 ml Salzsäure (7 % G/V) gelöst und mit Wasser zu 20 ml verdünnt. 12 ml dieser Lösung sind für die Bestimmung zu verwenden.

Weitere Prüfungen (DAB 9)
In der Apotheke durchführbar: Sulfat.

Teil 1

Rohe Salzsäure (EB 6)[1)]

Acidum hydrochloricum crudum
Rohe Salzsäure, mindestens 30 %

Löslichkeit: In jedem Verhältnis mit Wasser und Ethanol mischbar.
Zur Prüfung erforderlich: Identität: Ca. 5,5 ml.
Qualitätssicherung: 2 ml.

Achtung: Rohe Salzsäure kann Arsenverbindungen enthalten. Sie darf nur dann verwendet werden, wenn die Prüfung auf Arsenverbindungen (EB 6) negativ ist. Für innerliche Zwecke darf Rohe Salzsäure nicht verwendet werden.

Prüfung auf Arsenverbindungen (EB 6):
- ▸ 1 ml Substanz mit 3 ml Hypophosphit-Reagenz (RV) mischen
- ▸ 15 Min. lang im siedenden Wasserbad erhitzen.

Die Lösung darf keine braune Farbe annehmen. Andernfalls ist die Substanz wegen unzulässiger Arsenverbindungen zu verwerfen.

Identität

1. **Organoleptik:**
   Klare, gelbliche bis gelbe, an der Luft rauchende Flüssigkeit; stechender Geruch.

2. **Relative Dichte:**
   Größer als 1,150[2)].

3. **Reaktionen:**
   A. ▸ 5 Tropfen Substanz in 1 ml Wasser lösen
      ▸ Mit Universalindikatorpapier pH-Wert prüfen.

      pH-Wert unter 1.

   B. ▸ Lösung nach A. tropfenweise mit Silbernitrat-Lösung (4,25 % G/V) versetzen
      ▸ Ammoniak-Lösung (10 % G/V) zufügen
      ▸ Mit verdünnter Salpetersäure (12,6 % G/V) ansäuern.

      Weißer, sich zusammenballender Niederschlag von Silberchlorid, der sich in Ammoniak-Lösung löst und nach Ansäuern mit Salpetersäure wieder ausfällt.

4. **Gehalt:**
   ▸ In einen 250 ml Erlenmeyerkolben ca. 30 ml Wasser einfüllen
   ▸ 5,0 ml Substanz einpipettieren
   ▸ Einige Tropfen Methylrot-Lösung (RV) zufügen
   ▸ 47,0 ml 1 N-Natriumhydroxid-Lösung zugeben.

   Acidimetrische Bestimmung der Salzsäure.

   Die Lösung muß nach Zugabe der Natronlauge rot gefärbt sein. Ist sie gelb gefärbt, so liegt der Gehalt

---

[1)] Rohe Salzsäure kann u. a. mit Eisen, Tonerde, Schwefelsäure, schwefliger Säure, Chlor, Arsen und organischen Chlorverbindungen verunreinigt sein.
[2)] Aus der relativen Dichte läßt sich der Gehalt an Chlorwasserstoff abschätzen: Prozent (G/G) = 200 (Dichte -1).

Rohe Salzsäure　　　　　　　　　　　　　　　　　　　　　　　　Teil 1

an Chlorwasserstoff unter 30% (1 ml 1 N-Natriumdroxid-Lösung entspricht 36,46 mg Chlorwasserstoff).

Einige Untersuchungen zur Qualitätssicherung
Reinheit

Schwefelsäure:
- ▶ 1 ml Substanz mit 10 ml Wasser mischen
- ▶ 1 ml Bariumchlorid-Lösung (6% G/V) zugeben.

Es darf keine Trübung bzw. weiße Fällung auftreten (Bariumsulfat). Andernfalls liegt ein zu hoher Gehalt an Schwefelsäure vor.

Weitere Prüfungen (EB 6): Keine.

Teil 1

Feinverteilter Schwefel (DAB 9)[1)]

Sulfur dispersissimum
Sulfur praecipitatum[1)]
Gefällter Schwefel

Löslichkeit: Löslich in Schwefelkohlenstoff.
Zur Prüfung erforderlich: Identität: Ca. 0,15 g.
Qualitätssicherung: 4,5 g.

Identität

1. Organoleptik:
Feines, gelbes Pulver; geruchlos; geschmacklos.

2. Schmelzpunkt:
118° bis 120 °C.

3. Reaktionen:
- Ca. 50 mg Substanz in einer Porzellanschale entzünden (Abzug!)
- Angefeuchtetes blaues Lackmuspapier über die Dämpfe halten.

Verbrennung mit schwach blau gesäumter Flamme zu stechend riechendem Schwefeldioxid, welches angefeuchtetes blaues Lackmuspapier rot färbt.

4. Teilchengröße:
- 100 mg Substanz in einem Meßzylinder mit Schliffstopfen mit 1 ml Wasser und 0,2 ml Polysorbat 80 versetzen
- 5 Min. lang kräftig schütteln
- Mit Glycerol (98 bis 100%) zu 10 ml ergänzen
- 1 Min. lang kräftig schütteln
- Einen Tropfen der Suspension sofort auf einen Objektträger geben und mit einem Deckglas abdecken
- Mit einem Okularmikrometer die Größe von mindestens 300 Teilchen bestimmen.

90% der Teilchen dürfen nicht größer als 20 μm, 98% nicht größer als 40 μm sein.

Einige Untersuchungen zur Qualitätssicherung
Reinheit

A. Aussehen der Lösung:
- 2,0 g Substanz in 20 ml Wasser unter öfterem Umschütteln 30 Min. lang stehenlassen und filtrieren
- Filtrat in Neßler-Zylindern bei Tageslicht in 4 cm Schichtdicke von oben gegen einen weißen Untergrund mit Wasser vergleichen (Farbvergleich).

Das Filtrat muß farblos sein. Färbungen zeigen Verunreinigungen an.

[1)] Feinverteilter Schwefel entspricht im wesentlichen dem Sulfur praecipitatum des DAB 6 und darf nicht innerlich angewendet werden.

Apothekengerechte Prüfvorschriften 1988, 2. Erg.-Lfg.

Feinverteilter Schwefel — Teil 1

B. **Sauer oder alkalisch reagierende Verunreinigungen:**
   - ▶ 5,0 ml Filtrat nach A. mit 0,1 ml Phenolphthalein-Lösung R1 (RV) und 0,2 ml 0,01 N-Natriumhydroxid-Lösung versetzen
   - ▶ 0,3 ml 0,01 N-Salzsäure hinzufügen
   - ▶ 0,15 ml Methylrot-Lösung (RV) zusetzen.

   Die mit Natriumhydroxid versetzte Lösung muß rot gefärbt sein. Sie muß sich mit der Salzsäure entfärben und mit Methylrot wieder rot gefärbt sein. Andernfalls liegen sauer oder alkalisch reagierende Verunreinigungen vor.

C. **Sulfid:**
   a) ▶ 10 ml Filtrat nach A. mit 2 ml Pufferlösung pH 3,5 (RV) mischen
   - ▶ 1 ml einer frisch hergestellten Lösung von Blei(II)-nitrat (0,16 % G/V) in frisch ausgekochtem und wieder abgekühltem Wasser zusetzen (Prüflösung)

   b) ▶ Gleichzeitig 1 ml Blei-Standardlösung (10 ppm Pb) (RV) mit 9 ml Wasser mischen
   - ▶ 2 ml Pufferlösung pH 3,5 (RV) zufügen
   - ▶ 1,2 ml Thioacetamid-Reagenz (RV) zusetzen (Vergleichslösung)
   - ▶ Nach 1 Min. Lösung (a) und (b) in Neßler-Zylindern bei Tageslicht gegen einen weißen Untergrund vergleichen.

   Die Prüflösung (a) darf nicht stärker braun gefärbt sein als die Vergleichslösung (b). Andernfalls liegen Sulfide vor (Bleisulfid).

D. **Arsen, Selen:**
   a) ▶ 2,5 g Substanz mit 50 ml verdünnter Ammoniaklösung (10 % G/V) 20 Min. lang schütteln und filtrieren
   - ▶ 25 ml Filtrat auf dem Wasserbad bis fast zur Trockne eindampfen (Abzug!)
   - ▶ 2 ml Wasser und 3 ml Salpetersäure (66,5 % G/G) zusetzen
   - ▶ Erneut zur Trockne eindampfen (Abzug!)
   - ▶ Rückstand in einer Mischung aus 4 ml Salzsäure (36,5 % G/G), 3 ml Hypophosphit-Reagenz (RV) und 5 mg Kaliumiodid lösen
   - ▶ 15 Min lang im siedenden Wasserbad unter gelegentlichem Umschütteln erwärmen (Prüflösung)

   b) ▶ Gleichzeitig 0,5 ml Arsen-Standardlösung (10 ppm As) (RV) in einer Mischung aus 4 ml Salzsäure (36,5 % G/G), 3 ml Hypophosphit-Reagenz (RV) und 5 mg Kaliumiodid lösen
   - ▶ 15 Min. lang im siedenden Wasserbad unter gelegentlichem Umschütteln erwärmen (Vergleichslösung)
   - ▶ Lösung (a) und (b) in Neßler-Zylindern bei Tageslicht gegen einen weißen Untergrund vergleichen.

   Die Prüflösung (a) darf nicht rot gefärbt sein. Sie darf nicht stärker dunkel gefärbt sein als die Vergleichslösung (b). Andernfalls liegen unzulässige Verunreinigungen durch Arsen bzw. Selen vor (Reduktion zu elementarem Arsen).

Weitere Prüfungen (DAB 9)
In der Apotheke durchführbar: Chlorid, Sulfat, Glührückstand.

Teil 1

Schweineschmalz (DAB 9)   Adeps suillus

Löslichkeit: Leicht löslich in Ether, Chloroform und Petroläther; schwer löslich in Ethanol.
Zur Prüfung erforderlich: Identitäts- und Qualitätssicherung: Ca. 6 g.

Identität

1. Organoleptik:
Weiße, weiche, fettige Masse; schwacher, charakteristischer Geruch; milder Geschmack.

2. Schmelzpunkt in der offenen Kapillare:
36° bis 43 °C.

Einige Untersuchungen zur Identitäts- und Qualitätssicherung

A. Färbung der Schmelze:
▶ In einem Neßler-Zylinder 5 g Substanz bei Temperaturen unterhalb 90 °C schmelzen

▶ Gegen einen hellen Untergrund mit 5 ml einer Mischung aus 12,5 ml Farbreferenzlösung BG und 87,5 ml Salzsäure (1 % G/V) vergleichen.

Die Schmelze muß klar sein und darf nicht stärker gefärbt sein als die Vergleichslösung. Trübungen sowie stärkere Färbung als die Vergleichslösung zeigen Verunreinigungen an.

B. Trübungstemperatur der Schmelze:
▶ Die klare Schmelze wiederholt abkühlen und schmelzen

▶ An einem Thermometer im Inneren der Schmelze die Temperatur ablesen, bei der Trübung eintritt.

Trübung oberhalb 75 °C zeigt unzulässigen Wassergehalt an.

C. Organoleptik der Schmelze:
▶ Schmelze in eine flache kleine Porzellanschale gießen und rasch abkühlen.

Die Schmelze erstarrt mit radial verlaufender Wulstbildung und einer Vertiefung in der Mitte oder es bildet sich an der Gefäßwand ein gefalteter, wulstartiger Ring (Identität).

D. Verdorbenheit:
a) ▶ Geruch und Geschmack der Schmelze prüfen

b) ▶ Schale mit dem Fett vorsichtig bis zum Rauchen erhitzen

▶ Wiederholt den Geruch vor der Rauchentwicklung prüfen.

Ranziger Geruch oder Geschmack zeigt Verdorbenheit an. Geruchsabweichungen während des Erhitzens zeigen Verdorbenheit an.

E. Säurezahl:

- 25 ml eines Gemisches aus gleichen Teilen Ethanol 96 % (V/V) und Ether mit 1 ml Phenolphthalein-Lösung (RV) versetzen
- 0,1 N-Kaliumhydroxid-Lösung bis zur 15 Sek. lang bestehenbleibenden Rosafärbung zusetzen
- 5,61 g Substanz in diesem Gemisch lösen
- 1,3 ml 0,1 N-Kaliumhydroxid-Lösung zusetzen.

Es muß nach Zusatz der Substanz eine mindestens 15 Sek. lang bestehenbleibende Rosafärbung auftreten, andernfalls ist die Säurezahl zu hoch (freie Säuren aus verseiftem Fett).

Weitere Prüfungen (DAB 9)
In der Apotheke durchführbar: Iodzahl, unverseifbare Anteile, Verdorbenheit.
Des weiteren: Brechungsindex.

Teil 1

Scopolaminhydrobromid (DAB 9)

Scopolamini hydrobromidum[1]
Hyoscini hydrobromidum
Scopolaminum hydrobromicum
Hyoscinhydrobromid

Löslichkeit: Löslich in Wasser und Ethanol; praktisch unlöslich in Ether und Chloroform.
Zur Prüfung erforderlich: Identität: Ca. 0,04 g.
Qualitätssicherung: 0,5 g.

Identität

1. Organoleptik:
Weißes, kristallines Pulver oder farblose Kristalle; geruchlos.
Verwittert an trockener Luft.

2. Schmelzpunkt:
Ca. 90 °C. Nach Bestimmung des Trocknungsverlustes 195 ° bis 198 °C unter Zersetzung.

3. Dünnschichtchromatographie:
Kieselgel F_{254}.
Untersuchungslösung: 20 mg Substanz in 1 ml Methanol.
Vergleichslösung (a): 20 mg authentische Substanz in 1 ml Methanol.
Zur Prüfung auf fremde Alkaloide und Zersetzungsprodukte (Qualitätssicherung B.) sind zusätzlich die Vergleichslösungen (b) und (c) aufzutragen.
Vergleichslösung (b): 0,5 ml Untersuchungslösung mit 50 ml Methanol verdünnen.
Vergleichslösung (c): 1 ml Vergleichslösung (b) mit 1 ml Methanol verdünnen.
Aufzutragende Menge: Je 10 µl.
Fließmittel: Chloroform — Aceton — Methanol — Ammoniak-Lösung (26% G/V) (50+30+10+2).
Laufhöhe: 10 cm.
Laufzeit: Ca. 45 Min.

▶ 15 Min. lang auf 100 ° bis 120 °C erwärmen

▶ Unter der UV-Lampe (254 nm) Flecke markieren

▶ Besprühen mit verdünntem Dragendorffs Reagenz (RV).

In der Untersuchungslösung fluoreszenzmindernder, nach Besprühen hellroter Fleck bei ca. 0,7 in Höhe der Vergleichslösung (a).

4. Reaktionen:
A. ▶ 3 mg Substanz mit etwa 0,5 ml rauchender Salpetersäure (95% G/G) in einer Porzellanschale auf dem Wasserbad zur Trockne eindampfen (Abzug!)

▶ Rückstand erkalten lassen und in 2 ml Aceton lösen

▶ Mit 4 Tropfen einer Lösung von Kaliumhydroxid in Methanol (3% G/V) versetzen.

Violettfärbung durch Bildung gefärbter Anionen (Reaktion nach Vitali).

---

[1] Scopolaminhydrobromid liegt als Trihydrat vor.

B. ▶ 10 mg Substanz in 1 ml Wasser lösen

    ▶ Mit verdünnter Salpetersäure (12,6 % G/V) ansäuern

    ▶ Tropfenweise Silbernitratlösung R1 (4,25 % G/V) zufügen.

Gelblicher, sich zusammenballender, in Salpetersäure unlöslicher Niederschlag von Silberbromid.

Einige Untersuchungen zur Qualitätssicherung
Reinheit

A. pH-Wert:
▶ 0,25 g Substanz in frisch ausgekochtem und wieder abgekühltem Wasser zu 5,0 ml lösen

▶ Mit Spezialindikatorpapier pH-Wert prüfen.

pH-Wert 4,0 bis 5,5.

B. Fremde Alkaloide und Zersetzungsprodukte:
Dünnschichtchromatographie:
(vgl. Identität).

In der Untersuchungslösung darf keiner der Nebenflecke stärker sein als der Hauptfleck in Vergleichslösung (b). Höchstens ein Nebenfleck der Untersuchungslösung darf stärker sein als der Hauptfleck in Vergleichslösung (c). Ein Fleck am Startpunkt der Untersuchungslösung wird nicht gewertet.

C. Oxidierbare Substanzen:
▶ 3 ml Lösung nach A. mit 12 ml Wasser verdünnen

▶ 0,05 ml 0,1 N-Kaliumpermanganat-Lösung zusetzen

▶ 5 Min. lang stehenlassen.

Die Lösung darf sich innerhalb von 5 Min. nicht vollständig entfärben (Oxidierbare Substanzen, z. B. Aposcopolamin).

D. Trocknungsverlust:
▶ Ca. 0,250 g Substanz, genau gewogen, im Vakuumexsiccator im Wasserstrahlvakuum 1 Std. über Phosphor(V)-oxid vortrocknen

▶ Bei 100 ° bis 105 °C im Trockenschrank bis zur Gewichtskonstanz trocknen.

Der Trocknungsverlust muß zwischen 10,0 % und 13,0 % liegen (Substanz liegt als Trihydrat vor).

Weitere Prüfungen (DAB 9)
In der Apotheke durchführbar: Sulfatasche.
Des weiteren: IR-Absorptionsspektrum, spezifische Drehung, Aposcopolamin (photometrisch), Wasser (Karl-Fischer-Methode), Gehaltsbestimmung.

Teil 1

Sesamöl (DAB 9)

Sesami oleum
Oleum Sesami
Sesamum-indicum-Samenöl

Mischbarkeit: Mischbar mit Ether, Chloroform und Petroläther; wenig mischbar mit wasserfreiem Ethanol; praktisch nicht mischbar mit Ethanol 90% (V/V).

Zur Prüfung erforderlich: Identität: Ca. 2 ml.
Qualitätssicherung: 5,6 g.

Identität

1. Organoleptik:
Hellgelbes, klares, etwas dickflüssiges Öl; fast geruchlos; milder Geschmack.

2. Dünnschichtchromatographie:
HPTLC-Fertigplatten RP-18 F_{254}.
Untersuchungslösung: 2 Tropfen Substanz in 3 ml Chloroform.
Vergleichslösung (a): 2 Tropfen authentische Vergleichssubstanz in 3 ml Chloroform.
oder
Vergleichslösung (b): 2 Tropfen Maisöl in 3 ml Chloroform.
Aufzutragende Menge: Je 1 Tropfen (1 bis 2 µl).
Fließmittel: Acetonitril — Ethylacetat (1+1).
Laufhöhe: 8 cm (zweimal).
Laufzeit: Zweimal je ca. 15 Min.

▸ Substanz 0,5 cm vom unteren Plattenrand auftragen

▸ 1 cm vom unteren Plattenrand mit Bleistift seitliche Markierung anbringen

▸ In Ether bis zu dieser Markierung laufen lassen

▸ Trocknen

▸ Vorgang wiederholen

▸ Dann im angegebenen Fließmittel laufen lassen

▸ Trocknen

▸ Nochmals im gleichen Fließmittel laufen lassen

▸ Abdunsten des Fließmittels

▸ Mit Molybdatophosphorsäure 10% (RV) besprühen

▸ 2 bis 3 Min. lang auf 120 °C erhitzen.

Die Substanz wird durch das mehrfache Entwickeln in Ether zu einer schmalen Startzone konzentriert.

Die Substanz muß ein mit der authentischen Vergleichssubstanz übereinstimmendes Chromatogramm ergeben, das Chromatogramm ähnelt dem des Maisöls.

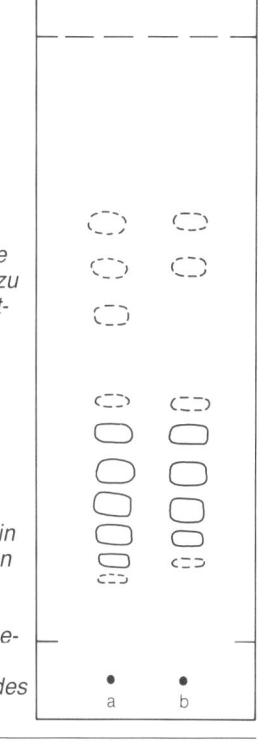

Apothekengerechte Prüfvorschriften 1988, 2. Erg.-Lfg.

3. Reaktion:

▶ 2 ml Öl versetzen mit 1 ml Salzsäure (36,5 % G/G), die 1 % Saccharose enthält.

Die Mischung muß sich rot färben.

Einige Untersuchungen zur Qualitätssicherung
Reinheit

A. Verdorbenheit:
▶ Geruch und Geschmack des warmen Öls prüfen.

Ranziger Geruch oder Geschmack zeigt Verdorbenheit an.

B. Säurezahl:
▶ 25 ml eines Gemisches aus gleichen Teilen Ethanol 96 % (V/V) und Ether mit 1 ml Phenolphthalein-Lösung (RV) versetzen

▶ 0,1 N-Kaliumhydroxid-Lösung bis zur 15 Sek. lang bestehenbleibenden Rosafärbung zusetzen

▶ 5,61 g Substanz in diesem Gemisch lösen

▶ 0,60 ml 0,1 N-Kaliumhydroxid-Lösung zusetzen.

Es muß eine mindestens 15 Sek. lang bestehenbleibende Rosafärbung auftreten. Andernfalls ist die Säurezahl zu hoch (freie Säuren aus verseiftem Öl).

Weitere Prüfungen (DAB 9)
In der Apotheke durchführbar: Relative Dichte, Peroxidzahl, Verseifungszahl, unverseifbare Anteile, alkalisch reagierende Verunreinigungen.
Des weiteren: Brechungsindex, fremde fette Öle.
Sesamöl zur parenteralen Anwendung: Bei Prüfung B nur 0,30 ml Kaliumhydroxid-Lösung hinzufügen, zusätzliche Prüfung: Wasser (Karl-Fischer-Methode). (In der Apotheke nicht durchführbar.)

Teil 1

Silbernitrat (DAB 9)

Argenti nitras
Argentum nitricum
Höllenstein

Löslichkeit: Löslich in Wasser und Ethanol.
Zur Prüfung erforderlich: Identität: 0,02 g.
Qualitätssicherung: 1,9 g.

Identität

1. Organoleptik:
Farblose, durchscheinende Kristalle oder weißes, kristallines Pulver; geruchlos.

2. Reaktionen:
A. ▸ 20 mg Substanz in 2 ml Wasser lösen

▸ 1 ml Lösung mit verdünnter Salpetersäure (12,6 % G/V) ansäuern

▸ Tropfenweise verdünnte Salzsäure (7,3 % G/V) zufügen

▸ Vorsichtig mit Ammoniaklösung (17,5 % G/G) versetzen.

Weißer Niederschlag von Silberchlorid, der in Salpetersäure unlöslich, in Ammoniaklösung löslich ist.

B. ▸ 1 ml Lösung nach A. mit einigen Kristallen Eisen(II)-sulfat versetzen

▸ Vorsichtig mit Schwefelsäure (96 % G/G) unterschichten.

Brauner Ring an der Berührungszone der beiden Flüssigkeiten (brauner Eisen-nitroso-Komplex).

Einige Untersuchungen zur Qualitätssicherung
Reinheit

A. pH-Wert:
▸ 1,6 g Substanz in Wasser zu 40,0 ml lösen

▸ Mit Spezialindikatorpapier pH-Wert prüfen.

pH-Wert 5,4 bis 6,4.

B. Aussehen der Lösung:
▸ Lösung nach A. in Neßler-Zylindern bei Tageslicht in 4 cm Schichtdicke von oben gegen einen dunklen Untergrund mit Wasser vergleichen (Trübungsvergleich)

▸ Die gleichen Proben in gleicher Weise gegen einen weißen Untergrund vergleichen (Farbvergleich).

Die Lösung muß klar und farblos sein. Trübungen und Färbungen zeigen Verunreinigungen an.

C. Fremde Salze:
▸ 30 ml Lösung nach A. mit 7,5 ml verdünnter Salzsäure (7,3 % G/V) versetzen und kräftig schütteln

▸ 5 Min. auf dem Wasserbad erwärmen und filtrieren

▸ 10 ml Filtrat in einer gewogenen Prozellanschale auf dem siedenden Wasserbad zur Trockne eindampfen (Abzug).

Der Rückstand darf höchstens 1 mg betragen.

D. Schwermetalle:
- 12 ml Filtrat nach C. versetzen mit 0,2 ml einer zuvor 20 Sek. lang auf dem Wasserbad erwärmten Mischung von 1 ml Thioacetamid-Lösung (4% G/V) und 1 ml verdünnter Natriumhydroxid-Lösung (8% G/V)
- 10,0 ml Lösung in Neßler-Zylindern bei Tageslicht gegen einen weißen Untergrund mit 10,0 ml Wasser vergleichen.

Die Lösung muß farblos sein, andernfalls liegen unzulässige Verunreinigungen durch Schwermetalle vor (Schwermetallsulfide).

Gehaltsbestimmung

- 0,300 g Substanz, genau gewogen, in 50 ml Wasser lösen
- 2 ml Salpetersäure (12,5% G/V) zufügen
- 2 ml Ammoniumeisen(III)-sulfat-Lösung (10% G/V) zufügen
- Mit 0,1 N-Ammoniumthiocyanat-Lösung bis zur Orangefärbung titrieren.

Argentometrische Titration nach Volhard.

1 ml 0,1 N-Ammoniumthiocyanat-Lösung entspricht 16,99 mg Silbernitrat.
Verbrauch bei 0,3000 g Einwaage zwischen 17,48 ml und 17,75 ml 0,1 N-Ammoniumthiocyanat-Lösung (F = 1,000).

Entspricht einem Gehalt von mindestens 99,0% und höchstens 100,5% Silbernitrat.

Weitere Prüfungen (DAB 9)
In der Apotheke durchführbar: Sauer oder alkalisch reagierende Substanzen, Aluminium, Blei, Kupfer und Bismut.

Teil 1

Hochdisperses Siliciumoxid (DAB 9)

Silica colloidalis anhydrica
Silicii dioxidum colloidale
Silicium dioxydatum colloidale
Hochdisperse Kieselsäure
Kolloidale Kieselsäure
Kolloidales Siliziumdioxid

Löslichkeit: Löslich in Alkalihydroxid-Lösungen; praktisch unlöslich in Säuren, Wasser und organischen Lösungsmitteln.

Zur Prüfung erforderlich: Identität: Ca. 6,2 g.
Qualitätssicherung: Ca. 1,8 g.

Identität

1. Organoleptik:
Sehr feines, lockeres, weißes Pulver mit bläulichem Schimmer; geruchlos; geschmacklos.

2. Reaktionen:

A. ▶ 0,2 g Substanz im Reagenzglas in 3 ml 1 N-Natriumhydroxid-Lösung und 3 ml Wasser bei 80° bis 90 °C innerhalb von 10 Min. unter Umschütteln lösen.

Die Substanz muß sich vollkommen lösen (Siliciumdioxid ist in Natriumhydroxid-Lösung als Natriumsilikat löslich).

B. ▶ 1 ml Ammoniummolybdat-Lösung (10% G/V) mit 4 Tropfen Salpetersäure (65% G/G) ansäuern
▶ 1 Tropfen der nach A. hergestellten Lösung hinzugeben.

Innerhalb von 5 Min. muß eine Gelbfärbung (Dodekamolybdatokieselsäure) auftreten. Eine gelbe Fällung darf nicht auftreten (Phosphat).

3. Schüttvolumen:

▶ 5 g Substanz von einem Blatt Papier in einen 250 ml Meßzylinder gleiten lassen
▶ Volumen des Feststoffes ablesen.

Das Schüttvolumen beträgt mindestens 100 ml, es gestattet die Unterscheidung von Siliciumdioxid zur Chromatographie und ähnlichen Produkten.

4. Gelbildung:

▶ 1 g Substanz mit 20 ml Tetrachlorkohlenstoff 3 Min. schütteln.

Es muß sich ein transparentes Gel bilden.

Einige Untersuchungen zur Qualitätssicherung

Reinheit

A. pH-Wert:
▶ 0,5 g Substanz im Reagenzglas mit 10 ml frisch ausgekochtem Wasser schütteln
▶ pH-Wert mit Spezialindikatorpapier prüfen.

Der pH-Wert liegt zwischen 3,5 und 4,5; andernfalls liegen sauer oder alkalisch reagierende Verunreinigungen vor.

B. Chlorid:
a) ▶ 1 g Substanz mit einer Mischung aus 20 ml verdünnter Salpetersäure (12,5% G/V) und 30 ml Wasser 15 Min. lang unter Umschütteln auf dem Wasserbad erhitzen
   ▶ Filtrieren
   ▶ 10 ml Filtrat mit Wasser auf 15 ml verdünnen
   ▶ 0,3 ml Silbernitrat-Lösung R2 (1,7% G/V) und 0,15 ml verdünnte Salpetersäure (12,5% G/V) hinzufügen, umschütteln (Prüflösung)

b) ▶ 10 ml Chlorid-Standardlösung (5 ppm Cl) (RV), 5 ml Wasser, 0,3 ml Silbernitrat-Lösung R2 (1,7% G/V) und 0,15 ml verdünnte Salpetersäure (12,5% G/V) mischen (Vergleichslösung)
   ▶ Nach 2 Min. Lösungen (a) und (b) gegen einen dunklen Untergrund vergleichen.

Die Prüflösung (a) darf nicht stärker getrübt sein als die Vergleichslösung (b), andernfalls liegen unzulässige Verunreinigungen durch Chlorid vor.

C. Glühverlust:
▶ 0,300 g bei 100 °C getrockneter Substanz, genau gewogen, in einer gewogenen Porzellanschale 2 Std. im Muffelofen auf 900 °C erhitzen.

Der Glühverlust darf nicht mehr als 5% betragen, andernfalls liegt gefälltes Siliciumdioxid vor.

Weitere Prüfungen (DAB 9)
In der Apotheke durchführbar: Schwermetalle, Gehaltsbestimmung.

Teil 1

Sorbitol (DAB 9)

Sorbitolum
Sorbitum
Sorbit

Löslichkeit: Leicht löslich in Wasser; schwer löslich in Ethanol; praktisch unlöslich in Ether, Chloroform und Petroläther.

Zur Prüfung erforderlich: Identität: Ca. 0,5 g.
Qualitätssicherung: Ca. 2,8 g.

Identität

1. Organoleptik:
Weißes, kristallines Pulver; geruchlos; süßer Geschmack.

2. Dünnschichtchromatographie:
Kieselgel F_{254} (Folie).
Untersuchungslösung: Ca. 10 mg Substanz in 5 ml Methanol 50% (V/V).
Vergleichslösung: Ca. 10 mg authentische Vergleichssubstanz oder 10 mg Mannit in 5 ml Methanol 50% (V/V).
Aufzutragende Menge: Je 2 µl.
Fließmittel: Aceton — Borsäure-Lösung (3% G/V) (8+2).
Laufhöhe: 7,5 cm.
Laufzeit: Ca. 20 Min.

▸ Abdunsten des Fließmittels

▸ Besprühen mit Natriumperiodat-Lösung (0,2% G/V)

▸ 5 Min. lang warten

▸ Mit Molybdatophosphorsäure 20% (RV) besprühen

▸ 20 Min. lang auf 120 °C erhitzen.

In Höhe der authentischen Vergleichssubstanz oder etwas unterhalb des Mannit-Flecks tritt ein blauer Fleck auf gelbem Grund auf, Rf ca. 0,24. Weitere Flecken mit höheren Rf-Werten dürfen nicht auftreten, z. B. Mannit Rf ca. 0,32; Glucose Rf ca. 0,58.

3. Reaktion:
▸ Etwa 20 mg Substanz und 20 mg 2-Naphthol in 0,2 ml Ethanol 96% (V/V) und 0,5 ml Schwefelsäure 96% (G/G) lösen.

Die Lösung muß sich beim Umschütteln grün färben (Mannitol gibt eine gelbe, Xylit eine hellgrüne Färbung).

Einige Untersuchungen zur Qualitätssicherung

1. Reinheit

A. Alkalisch oder sauer reagierende Verunreinigungen:
▸ 2,5 g Substanz heiß in 25 ml ausgekochtem Wasser lösen (Prüflösung)

▸ Abkühlen lassen

▸ pH-Wert der Prüflösung mit Spezialindikatorpapier messen.

Der pH-Wert muß zwischen 5,4 und 7,0 liegen; andernfalls liegen sauer oder alkalisch reagierende Verunreinigungen vor.

B. Aussehen der Lösung:
- ▶ Prüflösung nach A. in Neßler-Zylindern bei Tageslicht in 4 cm Schichtdicke gegen einen dunklen Untergrund mit Wasser vergleichen (Trübungsvergleich)
- ▶ Die gleichen Proben in gleicher Weise gegen einen weißen Untergrund vergleichen (Farbvergleich).

Die Lösung muß klar und farblos sein, andernfalls liegen Verunreinigungen vor.

C. Schwermetalle:
a) ▶ 12 ml Prüflösung nach A. in Neßler-Zylindern mit 1,2 ml Thioacetamid-Reagenz (RV) und 2 ml Pufferlösung pH 3,5 (RV) mischen.

b) ▶ 5 ml Blei-Standardlösung (1 ppm) (RV) mit 5 ml Wasser, 1,2 ml Thioacetamid-Reagenz (RV), 2 ml Prüflösung nach A. und 2 ml Pufferlösung pH 3,5 (RV) mischen
- ▶ Nach 2 Min. Mischungen (a) und (b) gegen eine weißen Untergrund vergleichen.

Die Prüflösung (a) darf nicht stärker braun gefärbt sein als die Vergleichslösung (b), andernfalls liegen unzulässige Verunreinigungen durch Schwermetalle vor (Schwermetallsulfide).

D. Glucose:
- ▶ Die Prüflösung nach A. mit einem Glucose-Teststreifen auf Glucose prüfen.

Die Prüfung muß negativ verlaufen, andernfalls ist die Substanz durch Glucose verunreinigt.

2. Gehaltsbestimmung

- ▶ Ca. 0,300 g Substanz, genau gewogen, zu 100 ml in Wasser lösen
- ▶ 10,0 ml der Lösung (Hauptversuch) und 10 ml Wasser (Blindversuch) jeweils wie folgt behandeln: 20 ml einer Lösung von Natriumperiodat (2,14 % G/V) und 2 ml verdünnte Schwefelsäure (9,8 % G/V) zusetzen
- ▶ 15 Min. lang auf dem siedenden Wasserbad erhitzen
- ▶ Abkühlen lassen
- ▶ 3 g Natriumhydrogencarbonat und 50 ml 0,1 N-Natriumarsenit-Lösung hinzusetzen
- ▶ Mischen
- ▶ 5 ml Kaliumiodid-Lösung (20 % G/V) hinzufügen
- ▶ 15 Min. lang stehenlassen
- ▶ Mit 0,1 N-Iod-Lösung bis zur beginnenden Gelbfärbung titrieren
- ▶ Differenz zwischen Haupt- und Blindversuch berechnen.

1 ml 0,1 N-Iod-Lösung entspricht 1,822 mg Sorbitol.
Verbrauch bei 0,3000 g Einwaage mindestens 16,14 und höchstens 16,63 ml 0,1 N-Iod-Lösung.

Spaltung des Sorbits durch Periodat im Überschuß (Malaprade-Reaktion). Umsetzung des überschüssigen Periodats mit Iodid. Reduktion des gebildeten Iods mit Arsenit, der Überschuß an Arsenit wird mit Iod-Lösung titriert.

Entspricht einem Gehalt von mindestens 98 und höchstens 101 % Sorbitol.

Teil 1 **Sorbitol**

Weitere Prüfungen (DAB 9)
In der Apotheke durchführbar: Identität, reduzierende Zucker, Verfärbung beim Erhitzen der alkalischen Lösung, Chlorid, Sulfat, Sulfatasche.
Des weiteren: Spezifische Drehung, Blei, Nickel (Atomabsorptionsspektroskopie), Wasser (Karl-Fischer-Methode).

Teil 1

Talkum (DAB 9) Talcum / Talk

Löslichkeit: Praktisch unlöslich in Wasser, Säuren und verdünnten Alkalilaugen sowie organischen Lösungsmitteln; in konzentrierten Alkalilaugen sehr schwer löslich.
Zur Prüfung erforderlich: Identität: 0,5 g.
Qualitätssicherung: 1,4 g.

Identität

1. Organoleptik:
Leichtes, fast weißes, sich fettig anfühlendes Pulver, geruch- und geschmacklos.

2. Reaktionen:
A. ▶ Im Nickeltiegel ca. 0,5 g Substanz mit 2 g Natriumhydroxid und 2 g Natriumkarbonat auf der Bunsenflamme erhitzen, bis eine klare Schmelze entstanden ist

   ▶ Die Schmelze auf eine mit Talkum bestreute Kachel gießen

   ▶ Schmelze im Mörser zerkleinern

   ▶ Schmelze mit 20 ml Wasser zum Sieden erhitzen

   ▶ Filtrieren (Rückstand aufbewahren, vgl. B.)

   ▶ 1 ml Ammoniummolybdat-Lösung (10 % G/V) mit 4 Tropfen Salpetersäure (65 % G/G) ansäuern

   ▶ 2 Tropfen Filtrat zusetzen

   ▶ Färbung beobachten.

   Die Mischung muß sich sofort gelb färben (Silikatnachweis).

B. ▶ Filtrationsrückstand nach A. mit 5 ml Salzsäure (7,3 % G/V) versetzen

   ▶ Diese Lösung nochmals durch das gleiche Filter geben

   ▶ 1 ml Filtrat mit 1 ml Ammoniak-Lösung (17 % G/V) und 1 ml Ammoniumchlorid-Lösung (10 % G/V) mischen

   ▶ Erneut filtrieren

   ▶ Filtrat mit 1 ml Natriummonohydrogenphosphat-Lösung (10 % G/V) versetzen.

   Es muß sich ein weißer Niederschlag bilden (Magnesiumammoniumphosphat).

Einige Untersuchungen zur Qualitätssicherung
Reinheit

A. Adsorptionsvermögen (Al-Silikate):
- Ca. 0,2 g Substanz in 10 ml einer 0,1 %igen (G/V) Methylenblau-Lösung in Ethanol 96 % (V/V) suspendieren
- 1 Min. kräftig umschütteln.

Die Substanz darf die Methylenblau-Lösung nicht entfärben. Die Substanz darf nach dem Absetzen nicht blau gefärbt sein (zu hoher Gehalt an Al-Silikat).

B. Carbonat:
- Ca. 0,2 g Substanz in 10 ml Schwefelsäure (10 % G/V) suspendieren
- Gasentwicklung beobachten.

Es darf keine Gasentwicklung auftreten (Carbonate).

C. Trocknungsverlust:
- Ca. 1,000 g Substanz, genau gewogen, bei 180 °C 1 Std. lang im Trockenschrank trocknen.

Der Trocknungsverlust darf höchstens 1 % betragen.

D. Organische Substanzen:
- Färbung der nach C. getrockneten Substanz beurteilen.

Die getrocknete Substanz darf höchstens schwach gelblich oder grau gefärbt sein. Eine dunklere Färbung zeigt organische Verunreinigungen an.

Weitere Prüfungen (DAB 9)
In der Apotheke durchführbar: Chlorid.
Des weiteren: Calcium, in Schwefelsäure 10 % lösliches Eisen und Magnesium (Atomabsorptionsspektroskopie).

Teil 1

Testosteronpropionat (DAB 9)

Testosteroni propionas
Testosteronum propionicum
Propionyltestosteron
Test steronum
    propionylatum

Löslichkeit: Leicht löslich in Aceton, Chloroform, Ethanol und Methanol; löslich in fetten Ölen; praktisch unlöslich in Wasser.

Zur Prüfung erforderlich: Identität: Ca. 12 mg.
                         Qualitätssicherung: 60 mg (ohne Trocknungsverlust).

Identität

1. Organoleptik:
Weißes bis fast weißes Pulver oder farblose Kristalle; lichtempfindlich; geruchlos.

2. Schmelzpunkt:
119 ° bis 123 °C.
Der Mischschmelzpunkt mit authentischer Substanz muß innerhalb dieses Intervalls liegen.

3. Dünnschichtchromatographie:
Kieselgel F_{254}.
Untersuchungslösung (a): 5 mg Substanz in 2 ml Chloroform.
Untersuchungslösung (b):

▶ In einem Reagenzglas 5 mg Substanz in 1 ml Methanol lösen

▶ 2 Tropfen 1 N-Natriumhydroxid-Lösung zufügen

▶ Einen kleinen Trichter (zur Rückflußkühlung) aufsetzen und 5 Min. im siedenden Wasserbad erhitzen

▶ Unter fließendem Wasser abkühlen.

Vergleichslösung (a): 5 mg authentische Substanz in 2 ml Chloroform.
Vergleichslösung (b):

▶ In einem Reagenzglas 5 mg authentische Substanz in 1 ml Methanol lösen

▶ 2 Tropfen 1 N-Natriumhydroxid-Lösung zufügen

▶ Einen kleinen Trichter (zur Rückflußkühlung) aufsetzen und 5 Min. im siedenden Wasser erhitzen

▶ Unter fließendem Wasser abkühlen.

Vergleichslösung (c): 2 mg Substanz und 2 mg Testosteronacetat in 6 ml Chloroform.
Aufzutragende Menge: Je 5 µl.
Fließmittel: Butylacetat-Petroläther-wasserfreie Essigsäure (70+30+1).
Laufhöhe: 15 cm.
Laufzeit: 1 Std.

(Das Chromatogramm darf nur ausgewertet werden, wenn in der Vergleichslösung (c) zwei deutlich getrennte Flecke bei Rf ca. 0,55 und Rf ca. 0,50 vorliegen.) Im UV-Licht (254 nm) in der Untersuchungslösung (a) Fleck bei Rf ca. 0,55 in Höhe der Vergleichslösung (a). In der Untersuchungslösung (b) Hauptflecke bei Rf ca. 0,55 und Rf ca. 0,3 in Höhe der Vergleichslösung (b). Die Flecke sind nach Besprühen braun gefärbt.

| Testosteronpropionat | Teil 1 |

- Fließmittel an der Luft abdunsten
- Unter der UV-Lampe (254 nm) auswerten
- Besprühen mit ethanolischer Schwefelsäure 35 % (RV)
- 15 Min. lang auf 120 °C erhitzen
- Erkalten lassen im Tageslicht auswerten.

Einige Untersuchungen zur Qualitätssicherung
Reinheit

A. Verwandte Substanzen:
Dünnschichtchromatographie
Kieselgel F_{254}.
Untersuchungslösung: 50 mg Substanz in 1 ml Chloroform.
Vergleichslösung (a): 5 mg Testosteronacetat in 5,0 ml Chloroform.
Vergleichslösung (b): 5 mg Substanz in 10,0 ml Chloroform.
Vergleichslösung (c): 5 mg Substanz und 5 mg Testosteronacetat in 6 ml Chloroform.
Aufzutragende Menge: Je 2 µl.
Fließmittel: Butylacetat-Petroläther-wasserfreie Essigsäure (70+30+1).
Laufhöhe: 15 cm.
Laufzeit: 1 Std.

- Fließmittel an der Luft abdunsten
- Unter der UV-Lampe (254 nm) auswerten.

(Das Chromatogramm darf nur ausgewertet werden, wenn in der Vergleichslösung (c) zwei deutlich getrennte Flecke bei Rf ca. 0,55 und Rd ca. 0,50 vorliegen.) Ein in der Untersuchungslösung bei Rf ca. 0,50 vorliegender Fleck darf nicht stärker sein als der entsprechende Flecke der Vergleichslösung (a) (Testosteronacetat).
Weitere Flecke in der Untersuchungslösung (außer dem Hauptfleck und dem evtl. Testosteronacetat-Fleck) dürfen nicht stärker sein als der Fleck der Vergleichslösung (b).

B. Trocknungsverlust:
- Etwa 0,500 g Substanz, genau gewogen im Trockenschrank 2 Std. lang bei 100 ° bis 105 °C trocknen.

Der Trocknungsverlust darf höchstens 0,5 % betragen.

Weitere Prüfungen (DAB 9)
In der Apotheke durchführbar: Keine.
Des weiteren: IR-Absorptionsspektrum, Spezifische Drehung, Gehaltsbestimmung (photometrisch).

Teil 1

Thiaminchloridhydrochlorid (DAB 9)	Thiamini hydrochloridum
	Aneurinum
	  hydrochloricum
	Aneurinchlorid
	Aneurinchlorid-
	  hydrochlorid
	Thiaminhydrochlorid
	Vitamin-B_1-chlorid-
	  hydrochlorid

Löslichkeit: Löslich in Wasser, Glycerol und Ethanol; praktisch unlöslich in Aceton und Ether.
Zur Prüfung erforderlich: Identität: 0,03 g.
                               Qualitätssicherung: Ca. 1,5 g.

Identität

1. Organoleptik:
Weißes bis fast weißes, kristallines Pulver oder farblose Kristalle; charakteristischer Geruch; bitterer Geschmack.

2. Schmelzpunkt:
Bei etwa 250 °C Zersetzung.

3. Reaktionen:
  A. ▶ Ca. 20 mg Substanz in 10 ml Wasser lösen

     ▶ Mit 1 ml verdünnter Essigsäure (12 % G/V) und 1,6 ml 1 N-Natriumhydroxid-Lösung versetzen

     ▶ 30 Min. lang im siedenden Wasserbad erhitzen

     ▶ Abkühlen und mit 5 ml verdünnter Natriumhydroxid-Lösung (8 % G/V) versetzen

     ▶ 10 ml Kaliumhexacyanoferrat(III)-Lösung (5 % G/V) zufügen

     ▶ 10 ml 1-Butanol zufügen und 2 Min. lang kräftig schütteln

     ▶ Unter der UV-Lampe (365 nm) Fluoreszenz der 1-Butanol-Schicht prüfen.

Blaue Fluoreszenz (Oxidation von Thiamin zum Thiochrom, welches eine blaue Fluoreszenz zeigt und mit 1-Butanol ausgeschüttelt wird).

  B. ▶ 10 mg Substanz in 1 ml Wasser lösen

     ▶ Mit verdünnter Salpetersäure (12,6 % G/V) ansäuern

     ▶ Tropfenweise Silbernitrat-Lösung R1 (4,25 % G/V) zufügen.

Weißer, sich zusammenballender, in Salpetersäure unlöslicher Niederschlag von Silberchlorid.

Einige Untersuchungen zur Qualitätssicherung

1. Reinheit

A. Aussehen der Lösung:
▶ 1,0 g Substanz in 10 ml Wasser lösen

▶ Lösung in Neßler-Zylindern bei Tageslicht in 4 cm Schichtdicke von oben gegen einen dunklen Untergrund mit Wasser vergleichen (Trübungsvergleich)

▶ Die Probe in gleicher Weise gegen einen weißen Untergrund mit Farbvergleichslösung G_7 vergleichen (Farbvergleich).

Die Lösung muß klar sein. Trübungen zeigen Verunreinigungen an. Die Lösung darf nicht stärker gefärbt sein als die Farbvergleichslösung. Eine stärkere Färbung zeigt Verunreinigungen an.

B. pH-Wert:
▶ 1 ml Lösung nach A. mit 3 ml Wasser mischen

▶ Mit Spezialindikatorpapier pH-Wert prüfen.

pH-Wert 2,7 bis 3,3.

C. Nitrat:
▶ 0,4 ml Lösung nach A. mit 1,6 ml Wasser versetzen

▶ 2 ml Schwefelsäure (96% G/G) zufügen

▶ Diese Lösung mit 2 ml einer frisch hergestellten Eisen(II)-sulfat-Lösung (8% G/V) vorsichtig überschichten ohne zu mischen (Pipette).

An der Grenzschicht darf keine Braunfärbung auftreten. Andernfalls liegen unzulässige Verunreinigungen durch Nitrat vor.

D. Trocknungsverlust:
▶ Ca. 0,500 g Substanz, genau gewogen, im Trockenschrank bei 100° bis 105°C bis zur Gewichtskonstanz trocknen.

Der Trocknungsverlust darf höchstens 5,0% betragen.

2. Gehaltsbestimmung (Ph. Eur. I)

Monohydrochlorid:

▶ Ca. 0,200 g der nach C. getrockneten Substanz, genau gewogen, in 20 ml Wasser lösen

▶ Einige Tropfen Bromthymolblau-Lösung R1 (RV) zusetzen

▶ Mit 0,1 N-Natriumhydroxid-Lösung bis zur bläulichgrünen Färbung titrieren (Feinbürette).

Acidimetrische Titration des Monohydrochlorids als Kationsäure.

1 ml 0,1 N-Natriumhydroxid-Lösung entspricht 3,545 mg Chlorid.
Verbrauch bei 0,2000 g Einwaage zwischen 5,87 ml und 6,04 ml 0,1 N-Natriumhydroxid-Lösung (F = 1,000).

Entspricht einem Gehalt von 10,4 bis 10,7% Chlorid als Thiaminmonohydrochlorid.

Weitere Prüfungen (DAB 9)
In der Apotheke durchführbar: Sulfat, Schwermetalle, Sulfatasche.
Des weiteren: IR-Absorptionsspektrum, Wasser (Karl-Fischer-Methode), Gehaltsbestimmung (potentiometrisch).

Teil 1

Thymol (DAB 9)   Thymolum

Löslichkeit: Löslich in Ethanol, Ether, Chloroform, flüssigen Paraffinen und fetten Ölen und unter Salzbildung in Alkalihydroxid-Lösungen; wenig löslich in Wasser.

Zur Prüfung erforderlich: Identität: Ca. 0,5 g.
Qualitätssicherung: 3,05 g.

Identität

1. Organoleptik:
Farblose, durchscheinende Kristalle; nach Thymian riechend; würziger und brennender Geschmack.

2. Schmelzpunkt:
48 ° bis 52 °C.

3. Reaktionen:

A. ▸ 0,5 g Substanz in 3,0 ml verdünnter Natriumhydroxid-Lösung (8% G/V) lösen und zum Sieden erhitzen

   ▸ 0,2 ml Chloroform zufügen

   ▸ Erneut erwärmen.

Rotviolettfärbung (Reaktion nach Lustgarten. Thymol und Chloroform kondensieren zu einem rotvioletten Diphenylmethanfarbstoff).

B. ▸ Einen Kristall Substanz in kaltes Wasser geben

   ▸ Über 50 °C erwärmen.

Die Substanz sinkt zunächst unter und schwimmt nach Erwärmen über 50 °C als Tropfen auf der Oberfläche.

Einige Untersuchungen zur Qualitätssicherung

Reinheit

A. Aussehen der Lösung:

▸ 1,3 g Substanz in 10,0 ml verdünnter Natriumhydroxid-Lösung (8% G/V) lösen

▸ In Neßler-Zylindern bei Tageslicht in 4 cm Schichtdicke von oben gegen einen dunklen Untergrund mit verdünnter Natriumhydroxid-Lösung (8% G/V) vergleichen (Trübungsvergleich)

▸ Prüflösung gegen einen weißen Untergrund mit Farbvergleichslösung G_4 (RV) vergleichen.

Die Lösung muß klar sein und darf nicht stärker gefärbt sein als die Farbvergleichslösung. Trübungen sowie stärkere Färbungen zeigen Verunreinigungen an.

B. Sauer reagierende Verunreinigungen:

▸ 0,75 g Substanz mit 15 ml Wasser zum Sieden erhitzen

▸ Abkühlen und 1 Min. kräftig schütteln

▸ Einige Impfkriställchen der Substanz zugeben und nochmals 1 Min. schütteln

Thymol — Teil 1

- ▶ Filtrieren
- ▶ 5 ml Filtrat mit 0,05 ml Methylrot-Lösung (RV) versetzen
- ▶ 0,05 ml 0,01 N-Natriumhydroxid-Lösung zufügen.

Die Lösung muß nach Zusatz von Natriumhydroxid gelb gefärbt sein. Rotfärbung zeigt sauer reagierende Verunreinigungen an.

C. Fremde Phenole:
- ▶ 5 ml Filtrat nach B. mit 0,1 ml Eisen(III)-chlorid-Lösung R2 (1,3 % G/V) versetzen.

Die Lösung darf nicht violett gefärbt sein, andernfalls liegen fremde Phenole vor (Thymol gibt in wäßriger Lösung keine Färbung mit Eisen(III)-chlorid).

D. Verdampfungsrückstand:
- ▶ Ca. 1,000 g Substanz, genau gewogen, in einer Porzellanschale auf dem siedenden Wasserbad eindampfen (Abzug!)
- ▶ Rückstand im Trockenschrank bei 100 ° bis 105 °C bis zur Gewichtskonstanz trocknen.

Der Rückstand darf höchstens 0,1 % betragen.

Weitere Prüfungen (DAB 9)
In der Apotheke durchführbar: Gehaltsbestimmung.
Des weiteren: IR-Absorptionsspektrum.

Teil 1

Weißer Ton (DAB 9)

Kaolinum ponderosum
Bolus alba

Löslichkeit: Praktisch unlöslich in Wasser und organischen Lösungsmitteln.
Zur Prüfung erforderlich: Identität: Ca. 2,5 g.
Qualitätssicherung: Ca. 5 g.

Identität

1. Organoleptik:
Weißes bis schwach grau- oder gelblichweißes, geruchloses Pulver; fast geschmacklos. Die Aufschwemmung in warmem Wasser riecht charakteristisch nach Ton.

2. Reaktionen:

A. ▶ Ca. 0,5 g Substanz mit 1 g Natriumhydroxid in 5 ml Wasser etwa 2 Min. lang kochen

▶ 5 ml Wasser zusetzen

▶ Filtrieren (Prüflösung)

▶ Lösung teilen

▶ Einen Teil der Prüflösung mit 5 ml Ammoniumchlorid-Lösung (10,7 % G/V) versetzen

▶ Gemisch teilen

▶ Zu einem Teil das gleiche Volumen Ammoniak-Lösung (17,5 % G/G) hinzufügen

▶ Zum anderen Teil verdünnte Natriumhydroxid-Lösung (8 % G/V) zusetzen.

Nach Zugabe von Ammoniumchlorid entsteht ein weißer, gallertartiger Niederschlag (Aluminiumhydroxid). Dieser ist unlöslich in Ammoniaklösung, dagegen löslich in Natriumhydroxid-Lösung (Natriumaluminat).

B. ▶ 1 ml Ammoniummolybdat-Lösung (10 % G/V) mit 5 Tropfen Prüflösung nach A. und 5 Tropfen Salpetersäure (65 % G/G) versetzen.

Die Lösung färbt sich gelb (Silikat). Es darf keine gelbe Fällung auftreten (Phosphat).

3. Sedimentvolumen:

▶ In einen 100 ml Meßzylinder von etwa 3 cm Durchmesser 100 ml Natriumdodecylsulfatlösung (1 % G/V) geben

▶ 2 g Substanz in kleinen Anteilen auf die Oberfläche der Flüssigkeit streuen

▶ Jeweils das Absinken des letzten Feststoffs von der Oberfläche abwarten

▶ Nach 2 Std. Höhe des am Boden des Meßzylinders abgesetzten Sediments ablesen.

Das Sedimentvolumen darf eine Höhe von 1 cm (5 ml) nicht überschreiten.

Einige Untersuchungen zur Qualitätssicherung
Reinheit

A. Organische Verunreinigungen:
- Ca. 0,5 g Substanz in einem Porzellantiegel zur Rotglut erhitzen.

Der Glührückstand ist kaum stärker gefärbt als die ursprüngliche Substanz. Dunkelfärbung zeigt organische Verunreinigungen an.

B. Adsorptionsvermögen:
- 1 g Substanz in einem Zentrifugenglas mit Glasstopfen mit 10,0 ml einer Lösung von Methylenblau (0,37 % G/V) versetzen
- 2 Min. lang schütteln
- Zentrifugieren
- Überstand 1:100 verdünnen
- Färbung in gleichhoch gefüllten Reagenzgläsern mit einer Lösung von Methylenblau (0,003 % G/V) vergleichen.

Die Substanz muß die Methylenblau-Lösung deutlich entfärben; ist die Prüflösung stärker gefärbt als die Vergleichslösung, so ist das Adsorptionsvermögen der Substanz zu gering.

C. Quellungsvermögen:
- 2 g Substanz mit 2 ml Wasser verreiben.

Die Mischung muß eine plastische Masse bilden. Fließt die Mischung auseinander, so ist das Quellungsvermögen zu gering.

D. Sauer oder alkalisch reagierende Verunreinigungen:
- Ca. 1 g Substanz 2 Min. lang mit 20 ml frisch aufgekochtem Wasser schütteln
- Filtrieren
- 10 ml Filtrat mit 2 Tropfen Phenolphthalein-Lösung (RV) versetzen
- 0,25 ml 0,01 N-Natriumhydroxid-Lösung hinzugeben.

Die Lösung muß nach Phenolphthalein-Zusatz farblos sein, Rotfärbung zeigt alkalisch reagierende Verunreinigungen an. Nach Zusatz von Natriumhydroxid muß die Lösung rot gefärbt sein, andernfalls liegen sauer reagierende Verunreinigungen vor.

E. Carbonat:
- Substanz auf einem Uhrglas mit Salzsäure (36,5 % G/G) übergießen und mit einem zweiten Uhrglas bedecken.

Entwickeln sich Gasblasen, so liegen unzulässige Mengen Carbonate vor (in Mineralsäure löslich).

Weitere Prüfungen (DAB 9)
In der Apotheke durchführbar: Chlorid, Sulfat, Calcium, in Mineralsäuren lösliche Substanzen, Schwermetalle.
Des weiteren: Mikrobielle Verunreinigung.
Falls für innere Anwendung bestimmt, spezielle Prüfung auf Schwermetalle.

Teil 1

Tormentilltinktur, Tinctura Tormentillae (DAB 6)

Herstellung: Tormentillwurzel, grob gepulvert (Siebnummer 710) 1 Teil
Ethanol 70 % (V/V) 5 Teile
Tormentilltinktur wird durch Perkolation hergestellt.
Zur Prüfung erforderlich: Identität: 3,6 ml.
Qualitätssicherung: 8,2 ml.

Identität

1. Organoleptik:
Rotbraune Flüssigkeit; fast geruchlos (schwacher Geruch nach Ethanol); stark zusammenziehender Geschmack.

2. Dünnschichtchromatographie:
Kieselgel F_{254} (Folie).
Untersuchungslösung: Substanz.
Vergleichslösung (a): Authentische Vergleichssubstanz.
oder
Vergleichslösung (b): 1 mg Catechin in 1 ml Methanol lösen.
Aufzutragende Menge: 5 µl strichförmig (1 cm × 2 mm).
Fließmittel: Ethylacetat — Ameisensäure — Wasser (18+1+1).
Laufhöhe: 8 cm.
Laufzeit: Ca. 20 Min.

▶ 10 Min. trocknen bei 120 °C

▶ Besprühen mit Schwefelsäure (20 % G/G)

▶ 5 bis 10 Min. lang auf 120 °C erhitzen

▶ Bei Tageslicht auswerten.

Die Substanz muß ein mit der authentischen Vergleichssubstanz übereinstimmendes Chromatogramm liefern, insbesondere muß der orangebraune Fleck in Höhe des Catechins zu erkennen sein.

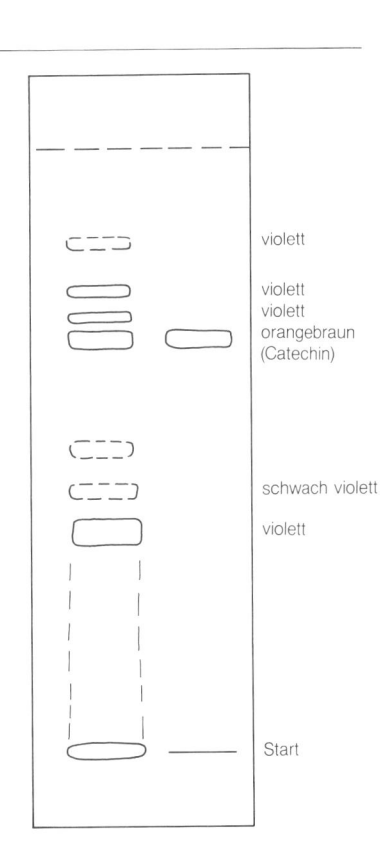

violett
violett
violett
orangebraun
(Catechin)

schwach violett
violett

Start

3. Reaktion:

A. ▸ 0,5 ml Tinktur mit 10 ml Wasser versetzen

   ▸ 2 ml einer 10 %igen (G/V) Lösung von Ammoniumeisen(II)sulfat hinzusetzen

   ▸ Umschütteln

   ▸ Absetzen lassen.

   Es tritt eine blau-graue Fällung auf, der Überstand ist bläulich gefärbt.

B. ▸ 0,1 ml Tinktur mit Ethanol 96 % (V/V) zu 20 ml verdünnen

   ▸ 10 ml der Lösung mit 0,1 ml einer 10 %igen (G/V) Lösung von Eisen(III)-chlorid in Ethanol hinzufügen

   ▸ Umschütteln.

   Es tritt eine blaugrüne Färbung auf.

C. ▸ Ca. 20 mg Borsäure in 3 ml Substanz lösen

   ▸ Einige Tropfen Schwefelsäure (96 % G/G) hinzusetzen

   ▸ Lösung in einem Reagenzglas aufkochen

   ▸ Dämpfe entzünden.

   Die Dämpfe verbrennen mit gelber, grüngesäumter Flamme (Ethanol). Sofortige Grünfärbung (Methanol) oder ausbleibende Grünfärbung (Isopropanol) darf nicht auftreten.

Einige Untersuchungen zur Qualitätssicherung
Reinheit

A. Ethanolgehalt:

▸ 2 ml Chloroform im Reagenzglas mit 6,5 ml Substanz mischen

▸ Umschütteln

▸ An der Reagenzglaswand ablaufenden Flüssigkeitsfilm gegen einen hellen Hintergrund in der Durchsicht betrachten

▸ 1,7 ml Substanz hinzufügen

▸ Wiederum Flüssigkeitsfilm nach dem Umschütteln betrachten.

Der Flüssigkeitsfilm muß nach dem 1. Zusatz der Substanz milchig trüb sein, nach dem 2. Zusatz der Substanz muß die milchige Trübung verschwunden sein. Andernfalls liegt ein zu hoher bzw. zu niedriger Ethanolgehalt vor (Ethanolgehalt 67,0—63,5 % V/V).

Weitere Prüfungen (DAB 6): Keine.

Teil 1

Mittelkettige Triglyceride (DAB 9)

Triglycerida mediocatenalia
Oleum neutrale

Löslichkeit: Mischbar mit Chloroform, Ether, Petroläther und fetten Ölen; praktisch nicht mischbar mit Wasser.

Zur Prüfung erforderlich: Identität: 3 Tropfen.
Qualitätssicherung: Ca. 12 g.

Identität

1. Organoleptik:
Fast farbloses; fast geruch- und geschmackloses Öl.

2. Ausflußzeit:
Normaltropfenzähler füllen, die Auslaufzeit stoppen.

Die Auslaufzeit muß 6 bis 8 Sek. betragen.
Im Unterschied zu Paraffin sind mittelkettige Triglyceride dünnflüssiger.

3. Reaktion:
▶ 10 ml Substanz mit einem Körnchen Iod erhitzen.

Die Lösung muß sich erdbeerrot färben (Fette Öle färben sich hellbraun, Paraffine violett).

4. Dünnschichtchromatographie:
HPTLC-Fertigplatten RP-18 F_{254}.
Untersuchungslösung: 3 Tropfen Substanz in 1 ml Chloroform.
Vergleichslösung: 3 Tropfen authentische Vergleichssubstanz in 1 ml Chloroform.
Aufzutragende Menge: je 2 cm aus der Mikrokapillare (3 µl).
Fließmittel: Acetonitril-Ethylacetat (1+1).
Laufhöhe: 8 cm (zweimal).
Laufzeit: Zweimal je ca. 15 Min.

▶ Substanz 0,5 cm vom unteren Plattenrand auftragen

▶ 1 cm vom unteren Plattenrand mit Bleistift seitliche Markierung anbringen

▶ In Ether bis zu dieser Markierung laufen lassen

▶ Trocknen

▶ Vorgang wiederholen

▶ Dann im angegebenen Fließmittel laufen lassen

▶ Trocknen

Die Substanz wird durch das mehrfache Entwickeln in Ether zu einer schmalen Startzone konzentriert.

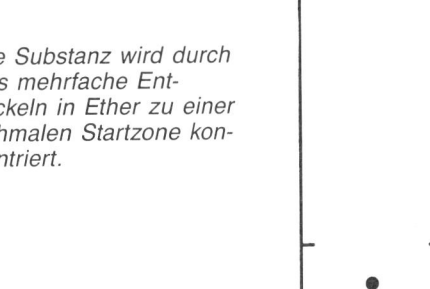

Apothekengerechte Prüfvorschriften Jan. 1990, 3. Erg.-Lfg.

▸ Nochmals im gleichen Fließmittel laufen lassen ▸ Abdunsten des Fließmittels ▸ Mit Molybdatophosphorsäure 10 % (RV) besprühen ▸ Ca. 10 Min. lang auf 120 °C erhitzen.	*Die Substanz muß ein mit der authentischen Vergleichssubstanz übereinstimmendes Chromatogramm ergeben. Hellgelbe Flecke auf gelbgrünem Grund.*

Einige Untersuchungen zur Qualitätssicherung
Reinheit

A. Verdorbenheit:
▸ Geruch und Geschmack der warmen Substanz prüfen.

Ranziger Geruch und Geschmack zeigen Verdorbenheit an.

B. Aussehen der Substanz:
▸ 10 ml Substanz in Neßler-Zylindern bei Tageslicht gegen einen dunklen Untergrund mit 10 ml Wasser vergleichen.

Die Substanz muß klar sein, Trübungen zeigen Verunreinigungen an.

C. Säurezahl:
▸ 50 ml eines Gemisches aus gleichen Teilen Ethanol 96 % (V/V) und Ether mit 1 ml Phenolphthalein-Lösung (R 1) (RV) versetzen
▸ 0,1 N-Kaliumhydroxid-Lösung bis zur 15 Sek. lang bestehenbleibenden Rosafärbung zusetzen
▸ 11,22 g Substanz in diesem Gemisch lösen
▸ 0,4 ml 0,1 N-Kaliumhydroxid-Lösung zusetzen.

Es muß nach Zugabe der 0,1 N-Kaliumhydroxid-Lösung eine mindestens 15 Sek. lang bestehenbleibende Rosafärbung auftreten. Andernfalls ist die Säurezahl zu hoch (freie Säuren aus verseiftem Öl).

Weitere Prüfungen (DAB 9)
In der Apotheke durchführbar: Relative Dichte, Iodzahl, Peroxidzahl, Verseifungszahl, Unverseifbare Anteile, Viskosität.
Des weiteren: Brechungsindex, Wasser (Karl-Fischer-Methode).

Teil 1

Weißes Vaselin (DAB 9)

Vaselinum album

Löslichkeit: Löslich in Ether, Chloroform und Ethanol-Ether (1+1); wenig löslich in Aceton und Rizinusöl; praktisch unlöslich in Glycerol, Ethanol und Wasser.

Zur Prüfung erforderlich: Qualitätssicherung: Ca. 15 g.

Identität

1. Organoleptik:
Weiße oder grünlich durchschimmernde, salbenartige Masse, die im Tageslicht meist schwach fluoresziert; fast geruchlos.

Einige Untersuchungen zur Qualitätssicherung
Reinheit

A. Flüssigkeitsabscheidung:
▶ Oberfläche der Substanz betrachten.

Eine Abscheidung von Flüssigkeit an der Oberfläche zeigt schlechten Gebrauchswert an.

B. Färbung:
▶ 10 ml Substanz auf dem Wasserbad im Neßler-Zylinder schmelzen
▶ In der Aufsicht gegen einen weißen Untergrund mit einer Mischung von 1 ml Stamm-Lösung Gelb (RV) und 9 ml Salzsäure (1 % G/V) vergleichen.

Die Schmelze darf nicht stärker gefärbt sein als die Vergleichslösung. Stärkere Färbung der Schmelze zeigt nicht genügend gebleichte oder überalterte Produkte an.

Alkalisch oder sauer reagierende Verunreinigungen und Verhalten gegen Schwefelsäure wie gelbes Vaselin.

Weitere Prüfungen (DAB 9)
In der Apotheke durchführbar: Erstarrungstemperatur am rotierenden Thermometer, hochpolymere Zusätze, Asche.
Des weiteren: Aromatische, polycyclische Kohlenwasserstoffe (photometrisch).

Teil 1

Gebleichtes Wachs (DAB 9)

Cera alba
Weißes Wachs

Löslichkeit: Löslich in siedendem Ether, Chloroform, fetten Ölen; wenig löslich in kaltem Ethanol, in der Hitze deutlich besser löslich.

Zur Prüfung erforderlich: Identität: Ca. 1 g.
Qualitätssicherung: Ca. 2 g.

Identität

1. Organoleptik:
Weiße oder gelblichweiße Stücke, in der Handwärme weich und formbar; schwacher, charakteristischer Geruch; Substanz haftet beim Kauen nicht an den Zähnen.

2. Tropfpunkt:
61 ° bis 65 °C.

3. Relative Dichte:
- 3,915 g Wasser mit 1,085 g wasserfreiem Ethanol in einem Reagenzglas mischen (Mischung A)
- 3,545 g Wasser mit 1,455 g wasserfreiem Ethanol in einem Reagenzglas mischen (Mischung B)
- Wachsstücke von einem Durchmesser von ca. 4 mm in Mischung A und Mischung B geben
- 1 Std. unter gelegentlichem Umschütteln stehen lassen.

Nach 1 Std. müssen die Wachsstücke in Mischung A an der Oberfläche schwimmen, in Mischung B auf dem Boden des Reagenzglases liegen. Andernfalls hat die Substanz eine relative Dichte über 0,9663 oder unter 0,9553.

Einige Untersuchungen zur Qualitätssicherung

Reinheit

A. Verdorbenheit:
- Geschmack und Geruch der Substanz prüfen.

Ranziger Geruch oder Geschmack zeigt Verdorbenheit an.

B. Säurezahl:
- Ca. 2,000 g Substanz, genau gewogen, in einem 250 ml-Schliffkolben unter Erhitzen am Rückflußkühler in 40 ml Xylol lösen
- 20 ml Ethanol 96% (V/V) und 0,5 ml Phenolphthalein-Lösung (DAB 8) (RV) hinzufügen
- Möglichst sofort und schnell mit 0,5 N-ethanolischer Kaliumhydroxid-Lösung bis zur 10 Sek. lang anhaltenden Rotfärbung titrieren (Verbrauch: a ml)

Bestimmung der freien Wachssäuren und evtl. bei der Lagerung durch Verseifung von Estern gebildeter Säuren.

- Blindversuch unter gleichen Bedingungen durchführen (Verbrauch: b ml)
- Lösungen zur Bestimmung der Verseifungszahl weiter verwenden.

$$\text{Säurezahl} = \frac{(a-b) \cdot 28{,}05}{\text{Einwaage}}$$

Die Säurezahl muß zwischen 17 und 24 liegen.

Weitere Prüfungen (DAB 9)
In der Apotheke durchführbar: Ceresin, Paraffine und andere Wachse, Glycerol und andere Polyole, Verseifungszahl, Esterzahl, Verhältniszahl.

Teil 1

Gelbes Wachs (DAB 9)   Cera flava

Löslichkeit: Leicht löslich in siedendem Ether, Chloroform, fetten Ölen; wenig löslich in kaltem Ethanol, in der Hitze deutlich besser löslich.

Zur Prüfung erforderlich: Identität: Ca. 1 g.
Qualitätssicherung: Ca. 3 g.

Identität

1. Organoleptik:
Gelbe, bräunlichgelbe oder rötlichgelbe Stücke; in der Handwärme weich und formbar; honigartiger Geruch; Substanz haftet beim Kauen nicht an den Zähnen.

2. Tropfpunkt:
61 ° bis 65 °C.

3. Relative Dichte:
- 3,915 g Wasser mit 1,085 g wasserfreiem Ethanol in einem Reagenzglas mischen (Mischung A)
- 3,370 g Wasser mit 1,630 g wasserfreiem Ethanol in einem Reagenzglas mischen (Mischung B)
- Wachsstücke von einem Durchmesser von ca. 4 mm in Mischung A und Mischung B geben
- 1 Std. unter gelegentlichem Umschütteln stehen lassen.

Nach 1 Std. müssen die Wachsstücke in Mischung A an der Oberfläche schwimmen, in Mischung B auf dem Boden des Reagenzglases liegen. Andernfalls hat die Substanz eine relative Dichte über 0,9663 oder unter 0,9493.

Einige Untersuchungen zur Qualitätssicherung

Reinheit

A. Verdorbenheit:
- Geschmack und Geruch der Substanz prüfen.

Ranziger Geruch oder Geschmack zeigt Verdorbenheit an.

B. Säurezahl:
- Bestimmung wie bei gebleichtem Wachs.

Die Säurezahl muß zwischen 17 und 22 liegen.

Weitere Prüfungen (DAB 9)
In der Apotheke durchführbar: Ceresin, Paraffine und andere Wachse, Glycerol und andere Polyole, Verseifungszahl, Esterzahl, Verhältniszahl.

Teil 1

Wasserstoffperoxid-Lösung 30 %
(DAB 10)[1)]

Hydrogenii peroxidum
30 per centum[1)]
Hydrogenium peroxydatum solutum concentratum
Perhydrol
Solutio Hydrogenii peroxydati concentrata
Konzentrierte Wasserstoffperoxid-Lösung 30 %

Löslichkeit: In jedem Verhältnis mit Wasser mischbar.
Zur Prüfung erforderlich: Identität: Ca. 1,5 ml.
Qualitätssicherung: 35 ml.

Identität

1. Organoleptik:
Klare, farblose, ätzende Flüssigkeit; fast geruchlos; schmeckt in starker Verdünnung schwach bitter und sauer.

2. Relative Dichte:
1,11.

3. Reaktionen:
  A. ▶ 1 ml Substanz mit 0,2 ml verdünnter Schwefelsäure (10 % G/V) mischen

   ▶ 0,25 ml 0,1N-Kaliumpermanganat-Lösung zugeben (Vorsicht!).

   Die Lösung entfärbt sich unter Aufbrausen.

  B. ▶ 1 Tropfen Substanz mit 2 ml verdünnter Schwefelsäure (9,8 % G/V) mischen

   ▶ 2 ml Ether zufügen

   ▶ 1 Tropfen Kaliumchromat-Lösung (5 % G/V) zufügen und schütteln (Vorsicht!).

   Die Etherschicht färbt sich tiefblau (Bildung eines instabilen Chromperoxids, das sich in Ether mit blauer Farbe löst).

4. Gehaltsbestimmung:
  ▶ Ca. 1,000 g Substanz in einem 100,0 ml Meßkolben genau wägen

  ▶ Mit Wasser zu 100,0 ml verdünnen

  ▶ 10,0 ml dieser Lösung mit 20 ml Schwefelsäure (10 % G/V) versetzen

  ▶ Mit 0,1 N-Kaliumpermanganat-Lösung bis zur bleibenden Rosafärbung titrieren[2)].

  Reduktion des Permanganats zu Mangan(II)-Ionen durch Wasserstoffperoxid.

  1 ml 0,1 N-Kaliumpermanganat-Lösung entspricht 1,701 mg Wasserstoffperoxid.
  Verbrauch bei 1,000 g Substanz zwischen 17,05 ml und 18,18 ml 0,1 N-Kaliumpermanganat-Lösung (F = 1,000).

  Entspricht einem Gehalt von 29,0 bis 31,0 % (G/G).

[1)] 29,0 bis 31,0 % Wasserstoffperoxid (G/G). Durch Zusatz eines geeigneten Stabilisators (z. B. Schwefelsäure, Phosphorsäure, Natriumdiphosphat) stabilisiert. Die Zersetzung wird durch Metalle, Alkalien, Staub und Katalysator-Rückstände in Kunststoffgefäßen beschleunigt. Der Stabilisator muß auf der Beschriftung angegeben sein.
[2)] Der Titer der 0,1 N-Kaliumpermanganat-Lösung ist unmittelbar vor der Gehaltsbestimmung einzustellen.

Wasserstoffperoxid-Lösung 30 % — Teil 1

Einige Untersuchungen zur Qualitätssicherung
Reinheit

A. Sauer reagierende Substanzen:
- 10 ml Substanz mit 100 ml Wasser mischen
- 5 Tropfen Methylrot-Lösung (RV) zufügen
- Mit 0,1 N-Natriumhydroxid-Lösung bis zum Farbumschlag nach Gelb titrieren (Feinbürette).

Bestimmung der Konzentration der als Stabilisator zugesetzten Säure. Es müssen bis zum Farbumschlag zwischen 0,05 ml und 0,5 ml 0,1 N-Natriumhydroxid-Lösung verbraucht werden (entsprechend 0,00225 bis 0,0225 % Schwefelsäure).

B. Organische Stabilisatoren:
- 20 ml Substanz mit 10 ml und zweimal mit je 5 ml Chloroform ausschütteln und die Substanz sorgfältig abtrennen
- Vereinigte Chloroformausschüttlungen im Vakuum bei einer Temperatur unter 25 °C eindampfen
- Rückstand im Exsiccator trocknen und wägen.

Der Rückstand darf höchstens 10 mg betragen.

C. Nichtflüchtige Substanzen:
- 5,0 ml Substanz langsam und anteilsweise in einen Platintiegel füllen, bis die Zersetzung beendet ist (falls erforderlich Platintiegel in einer mit Wasser gefüllten Porzellanschale kühlen)
- Auf dem Wasserbad zur Trockne eindampfen
- Rückstand im Trockenschrank bei 100° bis 105 °C bis zur Gewichtskonstanz trocknen und wägen.

Der Rückstand darf höchstens 10 mg betragen.

Weitere Prüfungen (DAB 10)
In der Apotheke durchführbar: Keine.

Teil 1

Wasserstoffperoxid-Lösung 3% (DAB 10)[1)] (Standardzulassung 1799.99.99)	Hydrogenii peroxidum 3 per centum[1)] Hydrogenii peroxidum dilutum Hydrogenium peroxydatum solutum Solutio Hydrogenii peroxidati Verdünnte Wasserstoffperoxid-Lösung 3%

Herstellung: Falls verdünnte Wasserstoffperoxid-Lösung aus konzentrierter Wasserstoffperoxid-Lösung hergestellt wird, muß durch Zusatz von Phosphorsäure die vorgeschriebene Acidität der verdünnten Lösung eingestellt werden. Es sind in diesem Falle ca. 0,1—0,3 ml verdünnte Phosphorsäure 10% zu 100 g verdünnter Wasserstoffperoxid-Lösung zuzusetzen. Dann ist die Qualitätsprüfung A. durchzuführen.

Löslichkeit: In jedem Verhältnis mit Wasser mischbar.

Zur Prüfung erforderlich: Identität: Ca. 10,5 ml.
Qualitätssicherung: Ca. 35 ml.

Identität

1. **Organoleptik:**
   Klare, farblose Flüssigkeit; fast geruchlos; schmeckt in Verdünnung schwach bitter und sauer.

2. **Relative Dichte:**
   1,010 bis 1,012.

3. **Reaktionen:**
   A. und B. wie bei konzentrierter Wasserstoffperoxid-Lösung beschrieben. Prüfung A mit 2 ml Substanz.

4. **Gehaltsbestimmung:**
   Wie bei konzentrierter Wasserstoffperoxid-Lösung durch Verdünnung von 10,00 g Substanz, genau gewogen, auf 100,0 ml und Titration von 10,0 ml dieser Verdünnung.
   1 ml 0,1 N-Kaliumpermanganat-Lösung entspricht 1,701 mg Wasserstoffperoxid.
   Verbrauch bei 10,00 g Substanz zwischen 14,70 ml und 20,58 ml 0,1 N-Kaliumpermanganat-Lösung (F = 1,000). *Entspricht einem Gehalt von 2,5 bis 3,5% (G/G).*

[1)] 2,5 bis 3,5% Wasserstoffperoxid (G/G). Durch Zusatz eines geeigneten Stabilisators (z. B. Schwefelsäure, Phosphorsäure, Natriumdiphosphat) stabilisiert. Die Zersetzung wird durch Metalle, Alkalien, Staub und Katalysator-Rückstände in Kunststoffgefäßen beschleunigt. Der Stabilisator muß auf der Beschriftung angegeben sein.

Wasserstoffperoxid-Lösung 3% — Teil 1

Einige Untersuchungen zur Qualitätssicherung
Reinheit

A. Sauer reagierende Substanzen:
- 10 ml Substanz mit 20 ml Wasser mischen
- 5 Tropfen Methylrot-Lösung (RV) zufügen
- Mit 0,1 N-Natriumhydroxid-Lösung bis zum Farbumschlag nach Gelb titrieren (Feinbürette).

Bestimmung der Konzentration der als Stabilisator zugesetzten Säure. Es müssen bis zum Farbumschlag zwischen 0,05 und 1,0 ml 0,1 N-Natriumhydroxid-Lösung verbraucht werden.

B. Organische Stabilisatoren:
- 20 ml Substanz mit 10 ml und zweimal mit je 5 ml Chloroform ausschütteln und die Substanz sorgfältig abtrennen
- Vereinigte Chloroformausschüttlungen im Vakuum bei einer Temperatur unter 25 °C eindampfen
- Rückstand im Exsiccator trocknen.

Der Rückstand darf höchstens 5 mg betragen.

C. Nichtflüchtige Substanzen:
- 5,0 ml Substanz langsam und anteilsweise in einen Platintiegel füllen, bis die Zersetzung beendet ist (falls erforderlich Platintiegel in einer mit Wasser gefüllten Porzellanschale kühlen)
- Auf dem Wasserbad zur Trockne eindampfen
- Rückstand im Trockenschrank bei 100 ° bis 105 °C bis zur Gewichtskonstanz trocknen.

Der Rückstand darf höchstens 10 mg betragen.

Weitere Prüfungen (DAB 10): Keine.

Teil 1

Weinsäure (DAB 9) Acidum tartaricum

Löslichkeit: Löslich in Wasser, Ethanol und Ether; praktisch unlöslich in Chloroform.
Zur Prüfung erforderlich: Identität: Ca. 0,03 g.
Qualitätssicherung: 2,8 g.

Identität

1. Organoleptik:
Weißes oder fast weißes kristallines Pulver oder farblose Kristalle; geruchlos; stark saurer Geschmack.

2. Schmelzpunkt:
168° bis 174 °C unter Zersetzung.

3. Reaktion:
- 30 mg Substanz in 0,5 ml Wasser lösen   *pH-Wert ca. 1,5 bis 2.*
- Mit Universalindikatorpapier pH-Wert prüfen
- Mit 5 ml Wasser verdünnen
- 1 Tropfen einer Lösung von Eisen(II)-sulfat (1 % G/V) zugeben
- 1 Tropfen verdünnter Wasserstoffperoxidlösung (3 % G/G) zugeben   *Mit Wasserstoffperoxid Gelbfärbung, die wieder verschwindet. Mit Natriumhydroxid intensive Blaufärbung (Reaktion nach Fenton).*
- Nach Verschwinden der Gelbfärbung tropfenweise verdünnte Natriumhydroxid-Lösung (8 % G/V) zugeben.

Einige Untersuchungen zur Qualitätssicherung

1. Reinheit

A. Aussehen der Lösung:
- 1,0 g Substanz zu 10,0 ml in Wasser lösen
- In Neßler-Zylindern bei Tageslicht in 4 cm Schichtdicke von oben gegen einen dunklen Untergrund mit Wasser vergleichen (Trübungsvergleich)   *Die Lösung muß klar sein und darf nicht stärker gefärbt sein als die Farbvergleichslösung. Trübungen sowie stärkere Färbungen zeigen Verunreinigungen an.*
- Prüflösung in gleicher Weise gegen einen weißen Untergrund mit Farbvergleichslösung G_6 (RV) vergleichen (Farbvergleich).

B. **Oxalsäure:**
a) ▸ 0,80 g Substanz in 4 ml Wasser lösen und 3 ml Salzsäure (36% G/G) zufügen
- ▸ 1 g Zinkgranalien zufügen und 1 Min. zum Sieden erhitzen
- ▸ Lösung in ein Reagenzglas dekantieren, welches 0,25 ml einer Phenylhydrazinhydrochlorid-Lösung (1% G/V) enthält
- ▸ Zum Sieden erhitzen
- ▸ Abkühlen und in einem Neßler-Zylinder mit 3 ml Salzsäure (36% G/G) versetzen
- ▸ 0,25 ml Kaliumhexacyanoferrat(III)-Lösung (5% G/V) zufügen
- ▸ Schütteln und 30 Min. stehen lassen (Prüflösung).

b) ▸ Gleichzeitig 4 ml Oxalsäure-Lösung (0,01% G/V) mit 3 ml Salzsäure (36% G/G) mischen und nach Zugabe von 1 g Zinkgranalien wie unter a) weiterbehandeln (Vergleichslösung)

c) ▸ Prüflösung und Vergleichslösung von oben gegen einen weißen Untergrund vergleichen.

Die Prüflösung darf nicht stärker rosa gefärbt sein als die Vergleichslösung. Andernfalls liegen unzulässige Mengen Oxalsäure vor.

C. **Trocknungsverlust:**
- ▸ Ca. 1,000 g Substanz, genau gewogen, im Trockenschrank bei 100° bis 105 °C bis zur Gewichtskonstanz trocknen.

Der Trocknungsverlust darf höchstens 0,2% betragen.

2. Gehaltsbestimmung

- ▸ Etwa 0,150 g der nach C. getrockneten Substanz, genau gewogen, in 25 ml Wasser lösen
- ▸ Einige Tropfen Phenolphthalein-Lösung (RV) hinzufügen
- ▸ Mit 0,1 N-Natriumhydroxid-Lösung bis zur Rosafärbung titrieren.

Acidimetrische Titration der Weinsäure.

1 ml 0,1 N-Natriumhydroxid-Lösung entspricht 7,505 mg Weinsäure.
Verbrauch bei 0,1500 g Einwaage mindestens 19,88 ml und höchstens 20,19 ml 0,1 N-Natriumhydroxid-Lösung (F = 1,000).

Entspricht einem Gehalt von mindestens 99,5% und höchstens 101,0%.

Weitere Prüfungen (DAB 9)
In der Apotheke durchführbar: Chlorid, Sulfat, Calcium, Schwermetalle, Sulfatasche.
Des weiteren: Spezifische Drehung.

Teil 1

Wollwachs (DAB 9)

Adeps Lanae
Adeps Lanae anhydricus
Wollfett
Lanae cera

Löslichkeit: Löslich in Ether, Chloroform, Petroläther; wenig löslich in siedendem, wasserfreiem Ethanol.

Zur Prüfung erforderlich: Identität: Ca. 1 g.
Qualitätssicherung: Ca. 22,1 g.

Identität

1. Organoleptik:
Blaßgelbe, sehr zähe, salbenartige Masse, charakteristischer Geruch.

2. Tropfpunkt:
38° bis 44 °C.

3. Dünnschichtchromatographie:
Kieselgel/Kieselgur F_{254} (Folie).
Untersuchungslösung: 20 mg Substanz in 1 ml Chloroform.
Vergleichslösung: 20 mg authentische Vergleichssubstanz in 1 ml Chloroform.
Aufzutragende Menge: Je 1 Tropfen (1 bis 2 µl).
Fließmittel: Petroläther — Ether — Essigsäure (99 % G/G) (80+20+1).
Laufhöhe: 8 cm.
Laufzeit: Ca. 8 Min.

▸ Abdunsten des Fließmittels

▸ Besprühen mit Molybdatophosphorsäure 10 % (RV)

▸ Ca. 4 Min. auf 120 °C erhitzen.

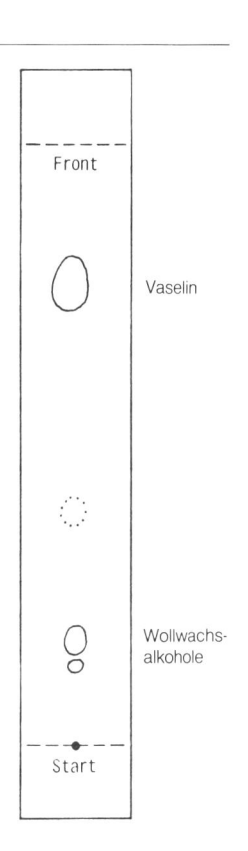

Die Substanz muß ein mit der authentischen Vergleichssubstanz übereinstimmendes Chromatogramm ergeben.

4. Reaktion:
▶ Ca. 100 mg Substanz in 5 ml Chloroform lösen

▶ 1 ml Acetanhydrid und 0,1 ml Schwefelsäure (96% G/G) hinzufügen.

Grünfärbung der Lösung zeigt in Wollwachs enthaltene Cholesterol-Derivate an (Liebermann-Burchard-Reaktion).

Einige Untersuchungen zur Qualitätssicherung
Reinheit

A. Verdorbenheit:
▶ Geruch der warmen Substanz prüfen.

Ranziger oder stechender Geruch zeigt Verdorbenheit an.

B. Unlösliche Verunreinigungen:
▶ 10 g Substanz in einem Neßler-Zylinder im Wasserbad schmelzen

▶ Die Schmelze von oben gegen einen weißen und gegen einen dunklen Untergrund betrachten.

Die Schmelze muß klar sein. Trübungen und Rückstände zeigen Verunreinigungen an.

C. Sauer und alkalisch reagierende Verunreinigungen:
▶ Die Hälfte der Schmelze nach B. in 75 ml 90° bis 95°C warmes Wasser geben

▶ 2 Min. lang kräftig schütteln

▶ Nach dem Erkalten die wäßrige Schicht abtrennen und filtrieren

▶ Zu 60 ml Filtrat 4 Tropfen Bromthymolblau-Lösung R1 (RV) hinzufügen, Lösung teilen

▶ Zu einer Hälfte der Lösung 0,2 ml 0,02 N-Salzsäure-Lösung hinzufügen

▶ Zur anderen Hälfte 0,15 ml 0,02 N-Natriumhydroxid-Lösung hinzufügen.

Die Lösung muß nach Salzsäure-Zusatz gelb, nach Zusatz der Natriumhydroxid-Lösung blau gefärbt sein, andernfalls liegen sauer oder alkalisch reagierende Substanzen vor.

D. Trocknungsverlust (Wassergehalt):
▶ Ca. 1,000 g Substanz, genau gewogen, im Trockenschrank 1 Std. lang bei 105°C trocknen.

Der Trocknungsverlust darf höchstens 0,5% betragen.

E. Wasseraufnahme:
▶ 10 g Substanz in kleinen Anteilen mit insgesamt 20 g Wasser zu einer salbenartigen Emulsion verreiben

▶ Emulsion nach 12 Std. betrachten.

Wasserabscheidung aus der Emulsion zeigt ein zu geringes Wasseraufnahmevermögen an.

F. Paraffine:
▶ 0,1 g Substanz in einem Neßler-Zylinder in 6 ml n-Butanol im siedenden Wasserbad lösen

▶ Schütteln

▶ 15 Min. lang bei Raumtemperatur stehen lassen (nicht länger)	
▶ Lösung mit dem gleichen Volumen n-Butanol von oben gegen einen dunklen Untergrund im Neßler-Zylinder vergleichen.	*Die Lösung muß klar sein. Trübung der Lösung zeigt Verunreinigungen durch Paraffine an.*

Weitere Prüfungen (DAB 9)
In der Apotheke durchführbar: Säurezahl, Verseifungszahl, wasserlösliche, oxidierbare Substanzen, Chlorid, Peroxidzahl, Paraffine (säulenchromatographische Abtrennung), Sulfatasche.
Des weiteren: Butylhydroxytoluol.

Teil 1

Wasserhaltige Wollwachsalkoholsalbe (DAB 9)

Lanae alcoholum unguentum aquosum
Unguentum Alcoholum Lanae aquosum

Herstellung: Wollwachsalkoholsalbe   1 Gew.-Teil
               Wasser   1 Gew.-Teil

In die auf 60 °C erwärmte Wollwachsalkoholsalbe das auf die gleiche Temperatur erwärmte Wasser einarbeiten; die Salbe bis zum Erkalten rühren.

Zur Prüfung erforderlich: Identität: Ca. 0,6 g.
                          Qualitätssicherung: 10 g.

Identität

1. Organoleptik:
Weiche, weiße Salbe; schwacher Geruch nach Wollwachsalkoholen; nach Auftragen auf die Haut weiß.

2. Dünnschichtchromatographie:
Kieselgel/Kieselgur F_{254} (Folie).
Untersuchungslösung: Ca. 100 mg Substanz in 1 ml Chloroform.
Vergleichslösung: Ca. 100 mg authentische Vergleichssubstanz oder ca. 20 mg Wollwachsalkohole und ca. 50 mg Vaseline in 1 ml Chloroform.
Aufzutragende Menge: Je 1 Tropfen (1 bis 2 µl).
Fließmittel: Petroläther — Ether — Essigsäure (99 % G/G) (80+20+1).
Laufhöhe: 8 cm.
Laufzeit: Ca. 8 Min.

▶ Abdunsten des Fließmittels

▶ Besprühen mit Molybdatophosphorsäure 10 % (RV)

▶ Ca. 4 Min. lang auf 120 °C erhitzen.

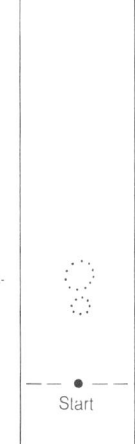

Die Substanz muß ein mit der Vergleichssubstanz übereinstimmendes Chromatogramm ergeben.

3. Reaktion:

- Ca. 0,5 g Substanz mit ca. 5 ml Chloroform kräftig schütteln
- In einem anderen Reagenzglas 1 ml Schwefelsäure (96 % G/G) und 1 ml Acetanhydrid mischen
- Diese Mischung vorsichtig mit einigen Tropfen der Chloroform-Wasser-Emulsion überschichten.

Ein smaragdgrüner Ring zeigt in Wollwachsalkoholen enthaltene Cholesterol-Derivate an (Liebermann-Burchard-Reaktion).

Einige Untersuchungen zur Qualitätssicherung

Wassergehalt:
- 10 g Salbe in einem verschlossenen 25 ml Meßzylinder im siedenden Wasserbad etwa 20 Min. lang erhitzen
- Abkühlen lassen
- Volumen der wäßrigen Phase ablesen.

Das Volumen der wäßrigen Phase beträgt 4,5 bis 5 ml.

Weitere Prüfungen (DAB 9)
In der Apotheke durchführbar: Wassergehalt (azeotrope Destillation).

Teil 1

Xylol (Ph. Eur. I—R, DAB 7)   Xylolum

Löslichkeit: Mischbar mit Ethanol, Ether, Benzol und Chloroform; praktisch nicht mischbar mit Wasser.
Zur Prüfung erforderlich: Identität: 2 ml.
Qualitätssicherung: 121 ml.

Identität

1. Organoleptik:
Klare, farblose, stark lichtbrechende Flüssigkeit; eigentümlicher Geruch; leicht entzündlich.

2. Siedetemperatur:
137° bis 143 °C (je nach dem Anteil der drei isomeren Dimethylbenzole)[1].

3. Relative Dichte:
0,87 bis 0,89.

4. Reaktion:
▶ Etwa 2 ml Substanz in einem Porzellanschälchen entzünden (Vorsicht!).

Die Substanz brennt mit leuchtender, stark rußender Flamme.

Einige Untersuchungen zur Qualitätssicherung
Reinheit

A. Fremder Geruch:
▶ 1 ml Substanz auf ein Filter auftropfen.

Es darf bei oder nach dem Verdunsten kein fremder Geruch auftreten, andernfalls liegen Verunreinigungen vor.

---

[1] Xylol ist meist ein Gemisch aus etwa 10 bis 25 % o-Xylol, etwa 60 % m-Xylol und etwa 10 bis 25 % p-Xylol.

Apothekengerechte Prüfvorschriften 1988, 2. Erg.-Lfg.

Xylol — Teil 1

B. Alkalisch oder sauer reagierende Verunreinigungen:
a) ▸ 10 ml Substanz in einem graduierten Glasstopfenzylinder mit 5 ml aufgekochtem und wieder abgekühltem Wasser schütteln
   ▸ Wäßrige Schicht abtrennen
   ▸ pH-Wert mit Universalindikatorpapier prüfen
b) ▸ Wäßrige Schicht mit 2 Tropfen Methylrot-Lösung (RV) versetzen
   ▸ Ist die Lösung gelb gefärbt, 0,1 ml 0,01 N-Salzsäure zufügen
   ▸ Ist die Lösung nach Methylrot-Zusatz rot gefärbt, 0,1 ml 0,01 N-Natriumhydroxid-Lösung zufügen.

Die Volumina der beiden Schichten müssen unverändert bleiben.
pH-Wert ca. 6,0. Nach Methylrot-Zusatz ist die Lösung entweder gelb oder rot gefärbt. Färbt sich die zunächst gelbe Lösung mit Salzsäure nicht rot, so liegen alkalisch reagierende Verunreinigungen vor. Färbt sich die zunächst rote Lösung mit Natriumhydroxid nicht gelb, so liegen sauer reagierende Verunreinigungen vor.

C. Schwefelverbindungen:
▸ 10 ml Substanz mit 0,5 ml wasserfreiem Ethanol 99,6 % (V/V) versetzen
▸ 1,5 ml alkalische Blei(II)-Salzlösung (DAB 7) (RV) zufügen
▸ 15 Min. lang unter Rückflußkühlung zum Sieden erhitzen.

Die Lösung darf sich nicht verfärben. Es dürfen keine schwarzen Niederschläge auftreten. Andernfalls liegen unzulässige Verunreinigungen durch Schwefelverbindungen vor (Überführung von Schwefelverbindungen in braunes Bleisulfid).

D. Verdampfungsrückstand:
▸ 100 ml Substanz in einer Porzellanschale auf dem Wasserbad eindampfen (Abzug!)
▸ Im Trockenschrank bei 105 °C bis zur Gewichtskonstanz trocknen.

Der Rückstand darf höchstens 2 mg betragen.

Weitere Prüfungen (Ph. Eur. I, DAB 7)
In der Apotheke durchführbar: Verhalten gegen Schwefelsäure, Wasser.

Teil 1

Zinkoxid (DAB 9)

Zinci oxidum
Zincum oxydatum
Zinkweiß

Löslichkeit: Löslich in verdünnten Mineralsäuren unter chemischer Veränderung; praktisch unlöslich in Wasser und Ethanol.
Zur Prüfung erforderlich: Identität: Ca. 0,1 g.
Qualitätssicherung: Ca. 2,5 g.

Identität

1. Organoleptik:
Weiches, weißes oder gelblichweißes amorphes Pulver; frei von körnigen Bestandteilen; geruchlos; geschmacklos.

2. Reaktionen:
A. ▶ Eine Spatelspitze Substanz in der Bunsenflamme erhitzen

▶ Erkalten lassen.

Gelbfärbung, die beim Erkalten wieder verschwindet („Thermochromie").

B. ▶ 40 mg Substanz in 0,5 ml Salzsäure 7 % (G/V) lösen

▶ Mit Wasser zu 2 ml verdünnen

▶ Tropfenweise mit Natriumhydroxid-Lösung 40 % (G/V) versetzen bis sich der gebildete Niederschlag wieder löst

▶ 2 ml Ammoniumchlorid-Lösung 10,7 % (G/V) zusetzen

▶ Tropfenweise mit Natriumsulfid-Lösung (RV) versetzen.

Mit Natriumhydroxid entsteht ein weißer Niederschlag (Zinkhydroxid), der sich im Überschuß wieder löst (Bildung von löslichem Zinkat). Mit Ammoniumchlorid bleibt die Lösung klar. Mit Natriumsulfid flockiger weißer Niederschlag (Zinksulfid).

Einige Untersuchungen zur Qualitätssicherung
Reinheit

A. Alkalisch reagierende Substanzen:
▶ 1,0 g Substanz mit 10 ml heißem Wasser schütteln

▶ 2 Tropfen Phenolphthalein-Lösung (RV) zufügen und filtrieren

▶ Zum Filtrat 0,3 ml 0,1 N-Salzsäure zusetzen.

Nach Zusatz der Salzsäure muß das Filtrat farblos sein. Rotfärbung zeigt alkalisch reagierende Verunreinigungen an.

B. Carbonat und säureunlösliche Substanzen:
▶ 1,0 g Substanz in 15 ml verdünnter Salzsäure 7,3 % (G/V) lösen (Prüflösung)

▶ Lösung in Neßler-Zylindern bei Tageslicht in 4 cm Schichtdicke gegen einen dunklen Untergrund mit Referenzsuspension II (RV) vergleichen (Trübungsvergleich)

▶ Prüflösung in 4 cm Schichtdicke mit Wasser gegen einen weißen Untergrund vergleichen (Farbvergleich).

Die Substanz muß sich ohne Aufbrausen lösen (Carbonat). Die Lösung muß schwächer opaleszieren als die Vergleichslösung. Die Lösung muß farblos sein. Andernfalls liegen Verunreinigungen vor.

Zinkoxid — Teil 1

C. **Blei:**
- ▶ 0,25 g Substanz in 1,5 ml Essigsäure 30% (G/V) lösen und mit Wasser zu 10 ml verdünnen
- ▶ 10 Tropfen Kaliumdichromat-Lösung R1 (0,5% G/V) zugeben und schütteln (Prüflösung)
- ▶ Mit nachstehender Vergleichslösung vergleichen:
- ▶ 18,3 mg Blei(II)-acetat mit 0,3 ml Essigsäure 30% (G/V) versetzen
- ▶ Mit aufgekochtem und wieder abgekühltem Wasser auf 100 ml auffüllen
- ▶ 1 ml dieser Lösung mit 1,5 ml Essigsäure 30% (G/V) versetzen und mit Wasser zu 10 ml verdünnen
- ▶ 10 Tropfen Kaliumdichromat-Lösung R1 (0,5% G/V) zugeben und schütteln (Vergleichslösung).

Die Prüflösung darf nicht stärker getrübt sein als die Vergleichslösung. Andernfalls liegen mehr als 400 ppm Blei vor (AB/DDR 83) (das DAB 9 fordert einen Grenzwert von 50 ppm, bestimmt durch Atomabsorptionsspektroskopie).

D. **Arsen:**
- ▶ 0,20 g Substanz der Grenzprüfung auf Arsen (DAB 9, Methode A), unterwerfen.

Weitere Prüfungen (DAB 9)
In der Apotheke durchführbar: Eisen, Glühverlust, Gehaltsbestimmung.
Des weiteren: Blei (Atomabsorptionsspektroskopie), Cadmium (Atomabsorptionsspektroskopie).

Teil 1

Zinkpaste (DAB 10)
(Standardzulassung 7799.99.99)

Zinci pasta
Pasta Zinci

Herstellung: Zinkoxid   25 Gew.-Teile
                        Weizenstärke   25 Gew.-Teile
                        Weißes Vaselin   50 Gew.-Teile

Das Gemisch aus Zinkoxid und Weizenstärke in dünner Schicht 3 bis 4 Stunden lang bei 40° bis 45 °C trocknen, sofort sieben (Siebnummer 250) und mit dem geschmolzenen Vaselin verreiben.

Zur Prüfung erforderlich: Identität: Ca. 1 g.
                                          Qualitätssicherung: Ca. 1,3 g.

Identität

1. Organoleptik:
Weiße, bei Raumtemperatur streichfähige Paste; fast geruchlos.

2. Dünnschichtchromatographie:
Kieselgel/Kieselgur F_{254} (Folie).
Untersuchungslösung: Ca. 20 mg Substanz in 1 ml Chloroform.
Vergleichslösung: Ca. 10 mg Vaselin in 1 ml Chloroform.
Aufzutragende Menge: Je 1 Tropfen (1 bis 2 µl).
Fließmittel: Petroläther — Ether — Essigsäure (99% G/G) (80+20+1).
Laufhöhe: 7,5 cm.
Laufzeit: Ca. 8 Min.

▶ Abdunsten des Fließmittels

▶ Besprühen mit Molybdatophosphorsäure 10% (RV)

▶ Ca. 4 Min. lang auf 120 °C erhitzen.

Ein blauer Fleck in Höhe der Vergleichssubstanz zeigt Vaselin an; Rf ca. 0,9.

3. Reaktionen:

A. ▶ Eine etwa erbsengroße Substanzprobe auf einem Metallspatel oder einer Magnesiarinne verbrennen und glühen

    ▶ Farbe in der Hitze und Kälte betrachten.

Der Rückstand ist in der Hitze gelb und in der Kälte weiß (Identitätsreaktion für Zinkoxid).

B. ▶ Eine etwa erbsengroße Substanzprobe in 3 ml Chloroform und 3 ml verdünnter Essigsäure (12% G/V) lösen

    ▶ 1 ml 0,05 N-Iod-Lösung hinzufügen.

Blaufärbung zeigt Stärke an.

Einige Untersuchungen zur Qualitätssicherung

1. Reinheit

Fremde Schwermetalle:
- Ca. 1 g Substanz auf dem Wasserbad in einer Porzellanschale schmelzen
- Mit 1,2 ml Thioacetamid-Reagenz (RV) verrühren
- Färbung mit einer gleichbehandelten Mischung von 1 g Substanz mit 1,2 ml Wasser vergleichen.

Eine dunklere Färbung der mit Thioacetamid versetzten Probe zeigt fremde Schwermetalle an (Schwermetallsulfide).

2. Gehaltsbestimmung

- Ca. 0,300 g Substanz, genau gewogen, in einem Erlenmeyerkolben mit 20 ml Chloroform, 10 ml verdünnter Essigsäure (12% G/V), 30 ml Ethanol 96% (V/V) und 20 ml Wasser versetzen
- Bis zur Auflösung der Salbe umschwenken
- 2 Spatelspitzen Methylthymolblau-Indikator (RV) hinzufügen
- Ca. 3 g Natriumacetat zusetzen
- Die tiefblaue Lösung mit 0,1 M-Natriumedetat-Lösung aus einer Feinbürette bis zum Umschlag nach gelb titrieren.

Komplexometrische Zinkbestimmung in einer Zwei-Phasen-Titration.

1 ml 0,1 M-Natriumedetat-Lösung entspricht 8,14 mg Zinkoxid.

Verbrauch bei 0,3000 g Einwaage mindestens 8,66 ml und höchstens 9,77 ml 0,1 M-Natriumedetat-Lösung (F = 1,000).

Entspricht einem Gehalt von 23,5 bis 26,5% Zinkoxid.

Weitere Prüfungen (DAB 10)
In der Apotheke durchführbar: Farbe der Salbengrundlage, Verhalten gegen Schwefelsäure, Gehalt an Vaselin.
Des weiteren: Cadmium, Blei (Atomabsorptionsspektroskopie).

Teil 1

Weiche Zinkpaste (DAB 10)
(Standardzulassung 7699.99.99)

Zinci pasta mollis
Pasta Zinci mollis
Weiche Zinkpaste

Herstellung: Zinkoxid 3 Gew.-Teile
Mittelkettige Triglyceride 2 Gew.-Teile
Wollwachsalkoholsalbe 5 Gew.-Teile

Das gesiebte Zinkoxid (Siebnummer 250) mit den mittelkettigen Triglyceriden zu einer gleichmäßigen Suspension verarbeiten. Die Suspension mit der Wollwachsalkoholsalbe auf dem Wasserbad bis zur vollständigen Schmelze erwärmen und bis zum Erkalten rühren.

Zur Prüfung erforderlich: Identität: Ca. 0,5 g.
Qualitätssicherung: Ca. 2,2 g.

Identität

1. Organoleptik:
Gelblichweiße, weiche Paste; schwacher Geruch nach Wollwachsalkoholen.

2. Dünnschichtchromatographie:
Kieselgel/Kieselgur F_{254} (Folie).
Untersuchungslösung: Ca. 40 mg Substanz in 1 ml Chloroform.
Vergleichslösung: Ca. 40 mg authentische Vergleichssubstanz oder ca. 20 mg Wollwachsalkoholsalbe und ca. 20 mg mittelkettige Triglyceride in 1 ml Chloroform.
Aufzutragende Menge: Je 1 Tropfen (1 bis 2 μl).
Fließmittel: Petroläther — Ether — Essigsäure (99 % G/G) (80+20+1).
Laufhöhe: 8 cm.
Laufzeit: Ca. 8 Min.

▶ Abdunsten des Fließmittels

▶ Besprühen mit Molybdatophosphorsäure 20 % (RV)

▶ Ca. 4 Min. lang auf 160 °C erhitzen.

Die Substanz muß ein mit der Vergleichssubstanz übereinstimmendes Chromatogramm ergeben.

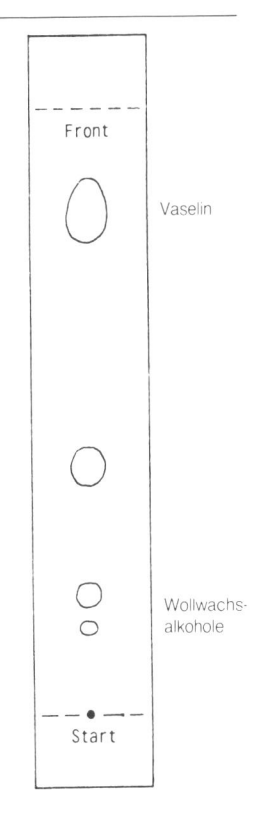

3. Reaktionen:

A. ▸ Eine Substanzprobe auf einem Metallspatel oder einer Magnesiarinne verbrennen und glühen

▸ Farbe in der Hitze und Kälte betrachten.

Der Rückstand ist in der Hitze gelb und in der Kälte weiß (Identitätsreaktion für Zinkoxid).

B. ▸ Eine etwa erbsengroße Substanzprobe in ca. 3 ml Chloroform lösen

▸ 1 ml Acetanhydrid und 0,1 ml Schwefelsäure (96% G/G) zusetzen.

Grünfärbung der Lösung zeigt in den Wollwachsalkoholen enthaltene Cholesterol-Derivate an (Liebermann-Burchard-Reaktion).

Einige Untersuchungen zur Qualitätssicherung

1. Reinheit

Fremde Schwermetalle:

▸ 1 g Substanz in einer Porzellanschale auf dem Wasserbad schmelzen

▸ Mit 1,2 ml Thioacetamid-Reagenz (RV) verrühren

▸ Färbung mit einer gleichbehandelten Mischung von 1 g Substanz mit 1,2 ml Wasser vergleichen.

Eine dunklere Färbung der mit Thioacetamid versetzten Probe zeigt Verunreinigungen durch fremde Schwermetalle an (Schwermetallsulfide).

2. Gehaltsbestimmung

▸ Ca. 0,200 g Substanz, genau gewogen, in einem Erlenmeyerkolben mit 20 ml Chloroform, 10 ml verdünnter Essigsäure (12% G/V), 30 ml Ethanol 96% (V/V) und 20 ml Wasser versetzen

▸ Bis zur Auflösung der Salbe umschwenken

▸ Ca. 3 g Natriumacetat zusetzen

▸ 2 Spatelspitzen Methylthymolblau-Indikator (RV) hinzufügen

▸ Die tiefblaue Mischung mit 0,1 M-Natriumedetat-Lösung aus einer Feinbürette bis zum Umschlag nach gelb titrieren.

Komplexometrische Zinkbestimmung in einer Zwei-Phasen-Titration.

1 ml 0,1 M-Natriumedetat-Lösung entspricht 8,14 mg Zinkoxid.
Verbrauch bei 0,2000 Einwaage mindestens 6,88 ml und höchstens 7,87 ml 0,1 M-Natriumedetat-Lösung (F = 1,000).

Entspricht einem Gehalt von 28 bis 32% Zinkoxid.

Weitere Prüfungen (DAB 10)
In der Apotheke durchführbar: Identitätsreaktion auf Glycerol aus mittelkettigen Triglyceriden.
Des weiteren: Blei, Cadmium (Atomabsorptionsspektroskopie).

Teil 1

Zinksalbe (DAB 10)
(Standardzulassung 7899.99.99)

Zinci unguentum
Unguentum Zinci

Herstellung: Zinkoxid 10 Gew.-Teile
Wollwachsalkoholsalbe 90 Gew.-Teile

Das feingepulverte Zinkoxid (Siebnummer 250) mit etwa 10 Teilen geschmolzener Wollwachsalkoholsalbe gleichmäßig verreiben. Allmählich den Rest der Salbengrundlage hinzufügen und bis zum Erkalten rühren.

Zur Prüfung erforderlich: Identität: Ca. 1 g.
Qualitätssicherung: 2,3 g.

Identität

1. Organoleptik:
Weiße, weiche Salbe mit schwachem Geruch nach Wollwachsalkoholen.

2. Dünnschichtchromatographie:
Kieselgel/Kieselgur F$_{254}$ (Folie).
Untersuchungslösung: Ca. 40 mg Substanz in 1 ml Chloroform.
Vergleichslösung: Ca. 40 mg authentische Vergleichssubstanz oder ca. 30 mg Wollwachsalkoholsalbe in 1 ml Chloroform.
Aufzutragende Menge: Je 1 Tropfen (1 bis 2 µl).
Fließmittel: Petroläther — Ether — Essigsäure (99% G/G) (80+20+1).
Laufhöhe: 8 cm.
Laufzeit: Ca. 8 Min.

▶ Abdunsten des Fließmittels

▶ Besprühen mit Molybdatophosphorsäure 10% (RV)

▶ Ca. 4 Min. lang auf 120 °C erhitzen.

Die Substanz muß ein mit der Vergleichssubstanz übereinstimmendes Chromatogramm ergeben.

Zinksalbe — Teil 1

3. Reaktionen:

A. ▸ Eine etwa erbsengroße Substanzprobe auf einem Metallspatel oder einer Magnesiarinne verbrennen und glühen

▸ Farbe in der Hitze und Kälte betrachten.

Der Rückstand ist in der Hitze gelb und in der Kälte weiß (Identitätsreaktion für Zinkoxid).

B. ▸ Eine etwa erbsengroße Substanzprobe in ca. 3 ml Chloroform lösen

▸ 1 ml Acetanhydrid und 0,1 ml Schwefelsäure (96% G/G) zusetzen.

Grünfärbung zeigt in den Wollwachsalkoholen enthaltene Cholesterol-Derivate an (Liebermann-Burchard-Reaktion).

Einige Untersuchungen zur Qualitätssicherung

1. Reinheit

Fremde Schwermetalle:

▸ 2 g Substanz in einer Porzellanschale nach Zusatz von 2 ml Wasser schmelzen

▸ Mit 1,2 ml Thioacetamid-Reagenz (RV) verrühren

▸ Färbung mit einer gleichbehandelten Mischung von 2 g Salbe mit 3,2 ml Wasser vergleichen.

Eine dunklere Färbung der mit Thioacetamid versetzten Probe zeigt fremde Schwermetalle an.

2. Gehaltsbestimmung:

▸ Ca. 0,300 g Substanz, genau gewogen, in einem Erlenmeyerkolben mit 20 ml Chloroform, 10 ml verdünnter Essigsäure (12% G/V), 30 ml Ethanol 96% (V/V) und 20 ml Wasser versetzen

▸ Bis zur Auflösung der Salbe umschwenken

▸ 2 Spatelspitzen Methylthymolblau-Indikator (RV) hinzufügen, ca. 3 g Natriumacetat zusetzen

▸ Die tiefblaue Lösung mit 0,1 M-Natriumedetat-Lösung aus einer Feinbürette bis zum Umschlag nach gelb titrieren.

Komplexometrische Zinkbestimmung in einer Zwei-Phasen-Titration.

1 ml 0,1 M-Natriumedetat-Lösung entspricht 8,14 mg Zinkoxid.

Verbrauch bei 0,3000 g Einwaage mindestens 3,50 ml und höchstens 3,87 ml 0,1 M-Natriumedetat-Lösung (F = 1,000).

Entspricht einem Gehalt von 9,5 bis 10,5% Zinkoxid.

Weitere Prüfungen (DAB 10)

Blei, Cadmium (Atomabsorptionsspektroskopie) (nicht in der Apotheke durchführbar).

Teil 1

Zinksulfat (DAB 9)

Zinci sulfas[1]
Zincum sulfuricum
Zinkvitriol
Zinksulfat · 7 Wasser

Löslichkeit: Leicht löslich in Wasser; praktisch unlöslich in Ethanol.
Zur Prüfung erforderlich: Identität: 0,1 g.
Qualitätssicherung: 0,7 g.

Identität

1. Organoleptik:
Farblose, durchscheinende Kristalle oder weißes, kristallines Pulver; geruchlos; von zusammenziehendem, metallischem Geschmack. Verwittert.

2. Schmelzpunkt:
Löst sich bei 39 °C im eigenen Kristallwasser.

3. Reaktionen:
A. ▶ 100 mg Substanz in 4 ml Wasser lösen

▶ 1 ml verdünnter Salzsäure (7,3 % G/V) zufügen

▶ 2 ml Lösung tropfenweise mit Kaliumhexacyanoferrat(II)-Lösung (5,3 % G/V) versetzen.

Weißer bis grünlichweißer Niederschlag von Kaliumzink-hexacyanoferrat.

B. ▶ 1 ml Lösung nach A. mit Bariumchlorid R1 (6,1 % G/V) versetzen.

Weißer, in Salzsäure unlöslicher Niederschlag von Bariumsulfat.

Einige Untersuchungen zur Qualitätssicherung

1. Reinheit

A. pH-Wert:
▶ 0,50 g Substanz in Wasser zu 10,0 ml lösen

▶ Mit Spezialindikatorpapier pH-Wert prüfen.

pH-Wert 4,4 bis 5,6.

B. Aussehen der Lösung:
▶ Lösung nach A. in Neßler-Zylindern bei Tageslicht in 4 cm Schichtdicke von oben gegen einen dunklen Untergrund mit Wasser vergleichen (Trübungsvergleich)

▶ Die gleichen Proben in gleicher Weise gegen einen weißen Untergrund vergleichen (Farbvergleich).

Die Lösung muß klar und farblos sein. Trübungen und Färbungen zeigen Verunreinigungen an.

---

[1] Zinksulfat liegt als Heptahydrat vor.

C. Chlorid:
a) ▸ 3,3 ml Lösung nach A. mit Wasser zu 15 ml verdünnen

▸ Mit 1 ml Salpetersäure (12,5 % G/V) versetzen

▸ Mischung auf einmal in einen Neßler-Zylinder gießen, der 1 ml Silbernitrat-Lösung R2 (1,7 % G/V) enthält (Prüflösung)

b) ▸ Gleichzeitig 10 ml Chlorid-Standardlösung (5 ppm Cl) (RV) mit 5 ml Wasser verdünnen

▸ Mit 1 ml Salpetersäure (12,5 % G/V) versetzen

▸ Mischung auf einmal in einen Neßler-Zylinder gießen, der 1 ml Silbernitrat-Lösung R2 (1,7 % G/V) enthält (Vergleichslösung)

▸ Nach 2 Min. Lösung (a) und (b) bei Tageslicht gegen einen dunklen Hintergrund vergleichen.

Die Prüflösung (a) darf nicht stärker getrübt sein als die Vergleichslösung (b). Andernfalls liegen Verunreinigungen durch Chlorid vor (Silberchlorid).

2. Gehaltsbestimmung

▸ Etwa 0,200 g Substanz genau in einen 500 ml Erlenmeyerkolben einwägen

Komplexometrische Titration des Zinks.

▸ In 5 ml verdünnter Essigsäure (12 % G/V) lösen

▸ 200 ml Wasser zufügen

▸ Mit 50 mg Xylenolorange-Indikator (RV) versetzen

▸ Soviel Methenamin zugeben, bis die Lösung rot wird

▸ Weitere 2 g Methenamin zugeben

▸ Mit 0,1 M-Natriumedetat-Lösung bis zum Farbumschlag von Rosa nach Gelb titrieren.

1 ml 0,1 M-Natriumedetat-Lösung entspricht 28,75 mg Zinksulfat-Heptahydrat.
Verbrauch bei 0,2000 g Einwaage mindestens 17,22 ml und höchstens 18,09 ml 0,05 M-Natriumedetat-Lösung (F = 1,000).

Entspricht einem Gehalt von mindestens 99,0 und höchstens 104,0 % Zinksulfat-Heptahydrat.

Weitere Prüfungen (DAB 9)
In der Apotheke durchführbar: Eisen.